Psychopharmaka

Weitere Bände aus der Reihe
«Therapie von Angstzuständen, Depression und Schlafstörungen»:

Pöldinger, W.; Wider, F.
Tranquilizer und Hypnotika (2. Auflage in Vorber.)

Wolfersdorf, M.G.; Witznick, G.
Therapie mit Antidepressiva

Pöldinger, W.; Wider, F.
Neuroleptika (in Vorber.)

Psychopharmaka

Physiologische, pharmakologische
und pharmakokinetische Grundlagen
für ihre klinische Anwendung

Herausgegeben von
Werner P. Koella

Mit Beiträgen von
E. Eichenberger, P.L. Herrling, U. Klotz,
W.P. Koella, D. Loew und W. Schmid-Burgk

46 Abbildungen und 39 Tabellen

Gustav Fischer Verlag
Stuttgart · New York · 1989

Anschriften des Herausgebers und der Autoren

Prof. Dr. med. Werner P. Koella
Buchenstraße 1
CH-4104 Oberwil/Basel

Dr. med. Erwin Eichenberger
Weiherstraße 8
CH-3073 Gümligen/Bern

Dr. med. Paul L. Herrling
Forschungsinstitut Wander AG
Monbijoustraße 115
CH-3001 Bern

Prof. Dr. med. Ulrich Klotz
Dr. Margarete Fischer-Bosch-Institut
für Klinische Pharmakologie
Auerbachstraße 112
D-7000 Stuttgart 50

Dr. med. Dieter Loew
Wissenschaftliche Forschung Sandoz AG
Ch-4002 Basel

Dr. med. Wolfgang Schmid-Burgk
F. Hoffmann- La Roche & Co. AG
Abt. klinische Forschung/Neuropsychiatrie
CH-4002 Basel

Wichtiger Hinweis
Die pharmakotherapeutischen Erkenntnisse in der Medizin unterliegen laufendem Wandel durch Forschung und klinische Erfahrungen. Die Autoren dieses Werkes haben große Sorgfalt darauf verwandt, daß die in diesem Werk gemachten therapeutischen Angaben (insbesondere hinsichtlich Indikation, Dosierung und unerwünschten Wirkungen) dem derzeitigen Wissensstand entsprechen. Das entbindet den Benutzer dieses Werkes aber nicht von der Verpflichtung, anhand der Beipackzettel zu verschreibender Präparate zu überprüfen, ob die dort gemachten Angaben von denen in diesem Buch abweichen und seine Verordnung in eigener Verantwortung zu bestimmen.

CIP-Titelaufnahme der Deutschen Bibliothek

Psychopharmaka : physiologische, pharmakologische und
pharmakokinetische Grundlagen für ihre klinische Anwendung
/ hrsg. von Werner P. Koella. Mit Beitr. von E. Eichenberger
... – Stuttgart ; New York : Fischer 1989
  (Reihe «Therapie von Angstzuständen, Depression und
  Schlafstörungen»)
  ISBN 3-437-11192-2
NE: Koella, Werner P. [Hrsg.]; Eichenberger, Erwin [Mitverf.]

© Gustav Fischer Verlag · Stuttgart · New York 1989
Wollgrasweg 49, D-7000 Stuttgart 70 (Hohenheim)
Das Werk einschließlich aller seiner Teile ist urheberrechtlich geschützt. Jede Verwertung außerhalb der engen Grenzen des Urheberrechtsgesetzes ist ohne Zustimmung des Verlags unzulässig und strafbar. Das gilt insbesondere für Vervielfältigungen, Übersetzungen, Mikroverfilmungen und die Einspeicherung und Verarbeitung in elektronischen Systemen.
Satz: Typobauer, Filmsatz GmbH, Scharnhausen. Druck: Gulde Druck GmbH, Tübingen.
Einband: F.W. Held, Rottenburg am Neckar.

Printed in Germany
ISBN 3-437-11192-2

Vorwort

In den drei schon erschienenen Bänden dieser Serie wurden die klinisch-therapeutischen Aspekte der drei heute vielleicht wichtigsten Gruppen von Psychopharmaka – Antidepressiva, Sedativa/Hypnotika und Neuroleptika – behandelt. Ziel dieser drei Abhandlungen war es, dem Allgemeinpraktiker, dem Psychiater und auch dem in der Klinik tätigen, vielleicht jedoch noch etwas wenig erfahrenen Arzt *Anweisungen* für eine sinnvolle und für den Kranken bestmögliche Therapie mit diesen Medikamenten mit auf den Weg zu geben. Solche Anweisungen sind umso eher angebracht, als die Pharmakotherapie der so mannigfaltigen psychischen Erkrankungen heute mehr denn je ein recht komplexes, schwieriges, aber, wenn richtig gehandhabt, auch sehr dankbares Unterfangen ist.

Im Laufe der letzten etwa zwei Jahrzehnte hat sich unsere Kenntnis um die Natur – Semiologie und Pathogenese – der Psychosen, der affektiven Störungen, der pathologischen Angst, der Neurosen und der Schlafstörungen eklatant ausgeweitet und vertieft. Der Psychiater und der Psychobiologe wurden sich zudem der zahlreichen Überlappungen zwischen den einzelnen Krankheitsbildern bewußt. Im Sinne erhöhter Komplexität im Rahmen des therapeutischen Vorgehens hat sich auch die Tatsache ausgewirkt, daß die Pharmazeutische Industrie dem Psychiater und dem Allgemeinpraktiker in ständig zunehmendem Ausmaße immer neue und neuartige Wirkstoffe zur Verfügung stellt. Und diese Stoffe der zweiten oder dritten Generation unterscheiden sich, wenn auch grob einzelnen Klassen zuteilbar, in ihrem Wirkungsspektrum doch nicht selten wesentlich von jenen der ursprünglichen, damals in ihren Wirkungsmöglichkeiten so revolutionär erscheinenden Psychopharmaka wie etwa Chlorpromazin, Imipramin oder Chlordiazepoxid.

Das Wissen um und das Verständnis für die therapeutischen Möglichkeiten mit den verschiedenen Agentien basiert wohl zum Teil auf eigener und auf der klinischen Erfahrung anderer. Zusätzlich wird aber dieses Verständnis außerordentlich vertieft und gesichert, wenn der Arzt einiges um die grundlegenden Wirkungen, Wirkungsmechanismen, die Pharmakokinetik und die Nebenwirkungen und Toxikologie der von ihm verwendeten Medikamente weiß.

So hat es der Gustav Fischer Verlag für angezeigt befunden, die Serie der oben genannten drei Bände um einen vierten zu erweitern. In diesem «Grundlagen-Band» sollten die üblicherweise dem Arzt weniger vertrauten grundlegenden Eigenschaften der hier interessierenden Psychopharmaka zusammenfassend dargestellt werden. Dem Unterzeichnenden, vom Verlag mit der Herausgabe dieses Bandes beauftragt, ist es gelungen, bestens ausgewiesene Fachleute – Pharmakologen und Nervenärzte – als Autoren für die drei Hauptkapitel – Grundlagen der

Neuroleptika, Antidepressiva und Sedativa/Hypnotika – dieses Buches zu gewinnen.

Allein, in den Gesprächen zwischen den Autoren, Verleger und Herausgeber hat sich bald herausgestellt, daß den drei «speziellen» Kapiteln noch ein weiterer Aufsatz vorangestellt werden sollte. Es ist genügend bekannt, daß die gängigen Psychopharmaka ihre Wirkung sicher teilweise über eine Interaktion mit einem oder mehreren der zahlreichen «nassen» *Neurotransmitter-(NT-)Mechanismen* ausüben. Um zu verhüten, daß die einschlägige Information über diese NT-Mechanismen in jedem der drei Hauptkapitel erneut breit dargestellt werden mußte und so auch zum Teil weitgehenden Überlappungen und Wiederholungen entgegenzuwirken, wurde entschieden, daß in einem einleitenden Kapitel über die Anatomie, Physiologie und Pharmakologie der wichtigsten und im gegenwärtigen Zusammenhang am meisten interessierenden Neurotransmitter-Systeme referiert werden sollte. Der Herausgeber hat sich – nach anfänglichem Zögern – bereit erklärt, dieses einleitende Kapitel abzufassen. Es erhebt keinerlei Anspruch auf auch nur annähernde Vollständigkeit; es wurde gewissermaßen als Lehrbuch-Kapitel konzipiert und ist damit auch nur mit wenigen Literaturhinweisen belastet.

Bei der Lektüre der drei speziellen Kapitel dieses Bandes wird dem Leser auffallen, daß sich die einzelnen Autoren ihrer Aufgabe – hinsichtlich darstellerisches Konzept, aber auch hinsichtlich Tiefe, Breite und Komplexität der dargestellten Information – in eher unterschiedlicher Weise entledigt haben.

Zudem haben sich etwelche Überschneidungen und vielleicht sogar einige gegensätzliche Auffassungen über den einen oder anderen Aspekt gemeinsamer Themata ergeben. Nun, der Herausgeber hat nicht versucht, solche Varianten auszugleichen und mögliche gegensätzliche Auffassungen auszuglätten. In der Tat erachten wir es als anregend und einer möglichen Eintönigkeit des Textes entgegenwirkend, wenn ein Vielmänner-Buch, wie das vorliegende, die verlangte Information über etwas unterschiedliche Wellenlängen aussendet.

Schließlich ist es dem Unterzeichnenden ein Anliegen, den Herren Eichenberger, Herrling, Klotz, Loew und Schmid-Burgk für die vortreffliche Mit- und Zusammenarbeit bei der Abfassung dieses Bandes recht herzlich zu danken. Dank gebührt auch Herrn Heinz Weder, Lektor beim Gustav Fischer Verlag, für die gute Mithilfe bei mancherlei organisatorischen und herausgeberischen Problemen.

Oberwil/Basel, im Dezember 1988   Werner P. Koella

Inhalt

Kapitel 1

Anatomische, physiologische und pharmakologische Aspekte der zentralen Neurotransmitter-Systeme von W. P. Koella

1	Einleitung	1
2	Allgemeine Struktur- und Funktionsprinzipien der Neurotransmitter-(NT-)Systeme	3
2.1	Neurotransmitter-Synthese	3
2.2	Speicherung	4
2.3	Freisetzung (Release)	4
2.4	Die Rezeptoren	5
2.5	Sekundär-Mechanismen	6
2.6	Inaktivierungs-Mechanismen	6
2.7	Möglichkeiten der pharmakologischen Manipulation der NT-Mechanismen	6
3	Einige der wichtigsten Neurotransmitter-Systeme und ihre vermuteten Funktionen	8
3.1	Allgemeines und Systematik	8
3.2	Die aminergen und cholinergen Neurotransmitter-Systeme	10
3.2.1	Noradrenerge und adrenerge Systeme	10
3.2.2	Dopaminerge Systeme	12
3.2.3	Cholinerge Systeme	13
3.2.4	Serotonerge Systeme	15
3.2.5	Histaminerge Systeme	17
3.3	Aminoaziderge Systeme	18
3.3.1	Gammaamino-Buttersäure (GABA)	19
3.3.2	Weitere aminoaziderge Neurotransmitter-Mechanismen	21
3.4	Polypeptiderge Neurotransmitter-Mechanismen	22
4	Epilog	26
	Literatur	27

Kapitel 2

Tranquilizer und Hypnotika von U. Klotz

1	Einleitung	29
1.1	Begriffsbestimmung	29
1.2	Kurze geschichtliche Einführung	29
1.3	Entwicklung der Benzodiazepine	30
1.4	Entdeckung von Benzodiazepin-Rezeptoren	30
2	Chemische Strukturen und Eigenschaften	31
2.1	Meprobamat	31
2.2	Barbiturate	32
2.3	Chloralhydrat	33
2.4	Paraldehyd	33
2.5	Methaqualon	33

2.6	Glutethimid	34
2.7	Methyprylon	34
2.8	Clomethiazol	35
2.9	Zopiclon und Zolpidem	35
2.10	Tryptophan	35
2.11	Hydroxyzin	36
2.12	Buspiron	36
2.13	Neuroleptika und Antidepressiva	36
2.14	β-adrenerge Rezeptorenblocker	37
2.15	Benzodiazepine	37
3	Physiologische Grundlagen	38
3.1	Tiermodelle für Tranquilizer und Hypnotika	38
3.2	Biochemische Modelle für Tranquilizer und Hypnotika	39
3.3	Elektrophysiologische Modelle für Tranquilizer und Hypnotika	40
3.4	Regulation des Schlaf-Wach-Rhythmus	41
3.5	Entstehung von Angst und Spannung	43
4	Pharmakologische Eigenschaften der Tranquilizer und Hypnotika	44
4.1	Meprobamat	44
4.2	Barbiturate	44
4.3	Chloralhydrat	45
4.4	Paraldehyd	45
4.5	Methaqualon	45
4.6	Glutethimid	45
4.7	Methyprylon	46
4.8	Clomethiazol	46
4.9	Zopiclon und Zolpidem	46
4.10	Tryptophan	46
4.11	Hydroxyzin	47
4.12	Buspiron	47
4.13	β-adrenerge Rezeptorenblocker	47
4.14	Benzodiazepine	47
4.15	Benzodiazepinantagonisten	48
5	Wirkungsmechanismen	48
5.1	Hauptangriffsort	48
5.2	Zentrale Neurotransmitter	48
5.3	Rezeptorsysteme und Liganden	50
6	Pharmakokinetik	53
6.1	Allgemeine Prinzipien	53
6.2	Stoffwechsel und aktive Metabolite	55
6.3	Determinanten der Pharmakokinetik	57
6.4	Plasma-Konzentrations-Wirkungs-Beziehungen	62
7	Toxikologische Aspekte	65
7.1	Unerwünschte Arzneimittelwirkungen	65
7.2	Probleme bei der Langzeitanwendung von Hypnotika und Tranquilizer	69
8	Therapeutische Schlußfolgerungen und Ausblick	70
9	Tabellarischer Anhang wichtiger pharmakokinetischer Daten	71
9.1	Zusammenstellung der verfügbaren Benzodiazepine	71
9.2	Neue Substanzen unterschiedlicher Struktur	80
Literatur		81

Kapitel 3

Antidepressiva von W. Schmid-Burgk

1	Begriffsbestimmung	85
2	Einteilung der Antidepressiva	86
3	Historischer Überblick	86
4	Anmerkungen zur Chemie der Antidepressiva	88
5	Entwicklungsgrundlagen	88
6	Wirkungsmechanismen der herkömmlichen Antidepressiva	93
6.1	Noradrenalin	93
6.1.1	Noradrenerge Synapse	93
6.1.2	Beeinflussung der noradrenergen Transmission	95
6.1.3	Experimentell nachgewiesene Wirkungen der Antidepressiva an noradrenergen Synapsen	97
6.2	Serotonin	99
6.2.1	Beeinflussung der serotonergen Transmission	100
6.2.2	Experimentell nachgewiesene Wirkungen der Antidepressiva auf die serotonergen Synapsen	102
6.3	Dopamin	103
6.4	Azetylcholin	105
6.5	andere Transmitter	106
6.5.1	Histamin	106
6.5.2	GABA	106
6.5.3	Neuropeptide	107
6.6	Wirkungen der Antidepressiva auf den Schlaf	107
6.7	Wirkungen von Antidepressiva auf zirkardiane Rhythmen	108
6.8	Wirkungen anderer antidepressiver Behandlungen	109
6.9	Lithium	110
6.10	Versuch einer Synthese der Wirkungsmechanismen	110
7	Anmerkungen zur Pharmakokinetik	115
8	Anmerkungen zu den Nebenwirkungen der Antidepressiva	116
9	Epilog	118
Literatur		103

Kapitel 4

Neuroleptika von E. Eichenberger, P.L. Herrling und D. Loew

1	Einleitung: Definition und historische Entwicklung	124
2	Chemie der Neuroleptika	126
2.1	Trizyklen	126
2.1.1	Phenothiazine	128
2.1.2	Thioxanthene	128
2.1.3	Dibenzo-epine	130
2.2	Butyrophenone	130
2.3	Diphenylbutylpiperidine	132
2.4	Benzamide	133
2.5	Verschiedene	134
3	Physiologische und pharmakologische Grundlagen	135

3.1	Dopamin-(DA-)Rezeptoren	135
3.1.1	D_1-Rezeptoren	136
3.1.2	D_2-Rezeptoren	137
3.1.3	Lokalisation und Funktion der DA-Rezeptoren	139
4	Folgen der Hemmung der dopaminergen Transmission	143
4.1	Wirkung von NL auf die Rezeptorendichte	143
4.2	Wirkung von NL auf die elektrische Aktivität von Neuronen des mesotelenzephalen dopaminergen Systems	144
4.3	Wirkung von NL auf den DA-Umsatz	147
4.4	Endokrinologische Wirkungen von NL	150
4.4.1	Prolaktin	150
4.4.2	Andere endokrine Systeme	150
4.5	Wirkung von NL auf das Verhalten	150
4.5.1	Katalepsie	151
4.5.2	Antiemetische Wirkung	153
4.5.3	Apomorphin-induziertes Klettern	153
4.5.4	Apomorphin- und Amphetiamin-induzierte Hypermotilität und Stereotypien	154
4.5.5	Drehverhalten von Nagern mit einseitiger Läsion des nigrostiären Systems	154
4.5.6	Konditioniertes Verhalten	154
4.5.7	Intrakranielle Selbstreizung	156
5	Wirkung von NL auf die noradrenerge, cholinerge, serotonerge, histaminerge und GABAerge Transmission	156
5.1	Rezeptorbindungen	156
5.2	Wirkung von NL auf den Umsatz von NA, 5-HT, ACH und GABA	159
6	Wirkung von NL auf Neuropeptide	160
7	Wirkung von NL auf elektrographische Parameter	161
7.1	Das spontane EEG	161
7.2	Wirkung auf die Erregbarkeit des Nc. caudatus	161
7.3	Hemmung der elektrographischen Weckreaktion	162
8	Pharmakokinetik	162
8.1	Resorption, Blutspiegel und Verteilung der Neuroleptika	163
8.2	Metabolismus der Neuroleptika	164
8.2.1	Trizyklen	165
8.2.2	Butyrophenone und Diphenylbutylpiperidine	166
8.2.3	Benzamide	167
8.3	Elimination der NL	167
9	Nebenwirkungen von NL	168
9.1	Extrapyramidal-motorische Nebenwirkungnen	168
9.2	Endokrine Nebenwirkungen	169
9.3	Kardiovaskuläre Nebenwirkungen	170
9.4	Anticholinerge Nebenwirkungen	171
9.5	Hyperthermien	171
9.6	Das neuroleptische maligne Syndrom (NMS)	171
9.7	Hämatologische Nebenwirkungen	172
9.8	Störungen der Leberfunktion	172
9.9	EEG-Veränderungen, epileptiforme Anfälle und andere zentrale Nebenwirkungen	172
9.10	Dermatologische und ophthalmologische Störungen	173
10	Rückblick und Ausblick	173
Literatur		175
Sachregister		190

Kapitel 1
Anatomische, physiologische und pharmakologische Aspekte der zentralen Neurotransmitter-Systeme

W.P. KOELLA

1 Einleitung

Unter *Neurotransmittern* (NTn) verstehen wir in (präsynaptischen) Nervenzellen synthetisierte und von diesen an «strategischen» Orten abgegebene biologische Substanzen, die sich ihrerseits an spezifische *Rezeptoren* (meistens an der postsynaptischen, in einzelnen Fällen aber auch an der präsynaptischen Membran) von Effektorzellen binden und durch deren Aktivierung in den Empfängerzellen eine *Reaktion* auslösen. Die NT übernehmen damit als stoffliche Vehikel die Übertragung von Information von einer Nervenzelle auf eine andere, oder – in der Peripherie – auf eine Muskel- Drüsen- oder wiederum Nervenzelle. Diese Reaktion – z.B. Depolarisation oder Hyperpolarisation und, entsprechend, Erregung oder Hemmung der Zelle – ist in vielen Fällen von relativ kurzer (Größenordnung 10^{-3} bis 10^{-1} s), oft aber auch von langer (10^{-1} bis 10^{3} s) Dauer. Im ersten Falle wird angenommen, daß durch das «nasse» Übermittlungsglied ein «bit» von Information an die postsynaptische Membran zur Weiterleitung durch die Empfängerzelle übergeben wird. Im zweiten Falle ist die Wirkung, z.B. eine Änderung des Membranpotentials oder lediglich der Membranpermeabilität, als längerdauernde Änderung der Reaktivität der postsynaptischen Zelle auf zusätzliche Eingangssignale zu interpretieren. Von eher längerer Dauer sind auch die, später noch genauer zu beschreibenden Neurotransmitterwirkungen auf die Rezeptoren an der präsynaptischen Membran. Solche Wirkungen an sogenannten *Autorezeptoren* sind für noradrenerge, dopaminerge und serotonerge Mechanismen festgestellt worden. Ihre Aktivierung durch den entsprechenden Transmitter wirkt sich – je nach Lage und Typ der Rezeptoren – entweder als fördernd oder hemmend auf die (spontane) Aktivität der Zelle, oder dann hemmend oder fördernd auf die Abgabe («Release») des Übertragerstoffes aus.

Viele Autoren sind geneigt, diesen verschiedenen Wirkzeiten Rechnung tragend, zwischen eigentlichen *Neurotransmittern*, mit kurzlebiger «one-bit» Übertragung, und *Neuromodulatoren*, mit langdauernden Bestandseffekten ohne direkte Signalwirkungen, zu unterscheiden. Wir halten aus verschiedenen Gründen, die hier nicht näher diskutiert werden sollen, diese Unterscheidung nicht für sehr glücklich. Wir wollen im Rahmen dieses einleitenden Kapitels die Bezeichnung *Neurotransmitter* für alle «nassen», über kurze Distanzen wirkende Übertragervehikel anwenden – unabhängig davon, ob sie nun kurz- oder langdauernde Umstellungen in den Eigenschaften oder dem «Status» der angezielten Membran hervorrufen.

Das Wesen der «nassen» Impulsübermittlung in der Peripherie, wo es im wesentlichen um neuro-neuronale, neuro-muskuläre und neuro-glanduläre Übertragung geht, ist schon seit geraumer Zeit bekannt. Dort sind es zur Hauptsache Azetylcholin und Noradrenalin, neben zusätzlichen möglichen Stoffen wie Adrenalin, Dopamin, Serotonin und einzelnen Polypeptiden, die die Impulsübermittlung bewerkstelligen. Neueren Datums ist die – allerdings noch recht lückenhafte – Kenntnis über Neurotransmitter-Systeme im Zentralnervensystem (ZNS). Die heute schon bekannten sehr zahlreichen zentralen NT, die die eben genannten peripheren Agentien miteinbeziehen, haben in der Tat das ursprüngliche Konzept der rein «trockenen» Signalübermittlung im ZNS bis auf wenige Ausnahmen weitgehend verdrängt. Wir können damit rechnen, daß in der überwiegenden Mehrzahl der Fälle – grobe Schätzungen nehmen an die 99% an – die Signale von einem (zentralnervösen) Neuron auf das nächste stofflich, mittels einem (oder 2 und mehr) der heute schon an die 50 bekannten Neurotransmitter-Substanzen erfolgt. Und die Liste ist noch lange nicht vollständig. Die Entwicklung in Richtung multipler Neurotransmitter-Systeme läßt sich auch hinunter zu primitiveren Organismen, wie z.B. den Seehasen *(Aplysia Californica)* verfolgen. Diese Multiplizität bringt auch die Frage auf, ob damit zu rechnen ist, daß die durch die verschiedenen Neurotransmitter produzierten postsynaptischen Reaktionen sich in der Tat auch qualitativ unterscheiden. Ob, mit andern Worten, die verschiedenen NT, abgesehen von ihren primär bahnenden oder hemmenden Effekten, auch z.B. metabolisch grundlegend verschiedene Wirkungen in den Empfängerzellen zu produzieren imstande sind. Die andere Möglichkeit wäre die, daß die Spezifität der (postsynaptischen) Reaktion oder generell der Verhaltenswirkung der Aktivierung eines gegebenen NT-Systems, einzig von der funktionellen Rolle des innervierten Systems (z.B. motorische Aktivität oder höhere Funktionen, wie kognitive Mechanismen) abhängt und sich das Spektrum der postsynaptischen Wirkungen der verschiedenen NT auf nur wenige – z.B. kurze oder lange, fördernde oder hemmende Reaktionen beschränkt. Wie sich später in diesem Kapitel herausstellen wird, ist diese Frage noch keineswegs gelöst.

Wir wollen im Rahmen dieser Einführung in die Neurotransmitter-Wissenschaft zunächst einige der wichtigsten allgemeinen *Funktionsprinzipien* der «nassen» Signalübermittlung, wie sie hauptsächlich im ZNS anzutreffen sind, beschreiben. Des weiteren sollen dann, nach einer ersten groben Klassifizierung, einzelne der besser bekannten spezifischen Vertreter der verschiedenen NT-Klassen nach chemischer Struktur, Wirkungsweise, Wirkungsort und Effekt auf verschiedene Verhaltensweisen besprochen werden. Es ist dabei nicht unsere Absicht, die Thematik erschöpfend zu behandeln. Den in mehr Details interessierten Leser verweisen wir auf die Aufsätze und Übersichtsartikel, die am Schluß dieses Kapitels aufgeführt sind.

2 Allgemeine Struktur- und Funktionsprinzipien der Neurotransmitter-Systeme

Die «nasse» Signalübermittlung von einem Neuron auf eine Nerven-, Muskel- oder Drüsenzelle kann in ihren prinzipiellen Aspekten auf eine Kette von Einzelmechanismen (mit Seitengliedern) reduziert werden:
Synthese des NTs im präsynaptischen Neuron;
Speicherung des NTs in den Terminalen und – wenn vorhanden – den Varikositäten des präsynaptischen Neurons; spezifische Vesikeln im Plasmaraum der Zellen stellen die («geschützten») Speicherorte dar;
Freisetzung (Release) des NTs in den extrazellulären Raum als Antwort, meistens, auf ein elektrisches Signal, das den Ort der Speicherung entsprechend den Prinzipien der «trockenen» physikalischen Impulsleitung erreicht.
Bindung des NTs an, und damit Aktivierung der spezifischen Rezeptoren in der Membran der postsynaptischen Empfängerzelle, die sehr nahe an der freisetzenden Membran oder in deren mittelbarer Umgebung liegen mag;
Post-Rezeptor-Kopplungs-Mechanismen, die die Aktivierung des Rezeptors in eine von der Natur des Transmitters, vom Rezeptor und von der Natur – dem funktionellen Armamentarium – der Empfängerzelle abhängige Reaktion umsetzen.
Inaktivierung des NTs nach «getaner Arbeit».
Im Falle von Rückwirkung von NTn auf das präsynaptische (freisetzende) Neuron ist mit prinzipiell identischen Funktionsgliedern zu rechnen. Die entsprechenden *Autorezeptoren* sind sowohl an der Soma-Dentriten-Membran, als auch an den (freisetzenden) Terminalen- und Varikositäten-Membran lokalisiert. Entsprechend wirkt sich, wie erwähnt, ihre Aktivierung als Bahnung oder Hemmung der spontanen Aktivität des (präsynaptischen) Zellkörpers selbst, oder dann als Hemmung oder Förderung des NT-Release aus.

Eine gewisse Komplikation der Verhältnisse, wie sie eben dargestellt worden sind, ergibt sich durch die Tatsache, daß einzelne, möglicherweise sogar die Mehrzahl der Neurone nicht nur einen, sondern zwei oder noch mehr NT zu synthetisieren und, auf ein adäquates Signal hin, freizusetzen imstande sind. Wir sprechen dann von NT-Koexistenz oder Mehrfach-NT-Funktion. Um Komplikationen zu vermeiden wird auf diese Mehrfach-Funktion hier nicht im Detail eingegangen. Es sollen aber im folgenden die sechs oben erwähnten Teilmechanismen der typischen Neurotransmission näher betrachtet werden.

2.1 Neurotransmitter-Synthese

Für die Synthese der verschiedenen Neurotransmitter stehen verschiedene Mechanismen zur Verfügung. Für die Synthese der aminergen Transmitter – z.B. Noradrenalin (NA), Adrenalin (A), Dopamin (DA) und Serotonin (5-HT) – wird im allgemeinen ein z.B. in der Leber aufgebauter oder via Nahrung aufgenommener Vorläufer in Form der entsprechenden Aminosäure in die Neurotransmitterzelle eingeschleust und dort, z.B. via Dekarboxylierung, zum Amin umgebaut. Auch die aminosäureartigen Neurotransmitter-Substanzen – z.B. die Gammaamino-Buttersäure (GABA), oder Glutaminsäure (GL) – werden, ausgehend von entsprechenden Vorstufen in der spezifischen NT-Zelle, zum Transmitter umgebaut. Im Falle von polypeptidergen Transmittern wird wohl zumeist ein großes Molekül – z.B. ACTH – in die Zelle aufgenommen, dort in kleinere, aber aktive Bruchstücke – z.B. ACTH-4-10 – abgebaut, um dann als eigentlicher Transmitter zur Verfügung zu stehen. Von Wichtigkeit im Rahmen der Synthese-Mechanismen ist die heute bestens belegte Tatsache, daß die Aktivität der für die mannigfachen Auf-, Um- und Abbauvorgänge verantwortlichen intrazellulären Enzyme in hohem Maße von der Aktivität der Zelle abhängt; das Neuron kann die Synthese-Rate «seines» Transmitters gewissermaßen selbst einregulieren.

2.2 Speicherung

Die Speicherung zum mindesten der niedermolekulären NT – NA, DA, A, ACH, 5-HT, GABA, GL etc. – erfolgt in den sogenannten *Vesikeln*, die hauptsächlich dort, wo das Axon mittels Terminalen oder Varikositäten einen mehr oder weniger intimen Kontakt mit postsynaptischen Membranen aufnimmt, angereichert sind. Wahrscheinlich unter dem Einfluß von Tubulin bewegen sich die Vesikeln gegen und binden sich an die intrazelluläre Seite der präsynaptischen Membran.

2.3 Freisetzung (Release)

Die Abgabe des Transmitters in den extrazellulären Raum erfolgt, wie es für die meisten «klassischen» NT angenommen wird, nach Fusion der Vesikeln mit der Membran und Öffnung deren Lumina nach außen. Die Öffnung ist abhängig vom Einstrom von Ca^{++} durch «erweiterte» Ca^{++}-Kanäle in der präsynaptischen Membran. Es bestehen Hinweise, daß Calmodulin als «messenger» der Ca^{++}-Wirkung funktioniert. Ein Großteil unserer Kenntnis über die präsynaptischen Mechanismen, die zur Speicherung und den Release von Azetylcholin (ACH) in der Peripherie führen, stammt von Experimenten am elektrischen Organ des «elektrischen» Fisches, *Torpedo*. Man muß aber annehmen, daß der Abgabe-Mechanismus und die Release-Charakteristika vieler anderer peripherer cholinerger und katecholaminerger Synapsen und – fast sicher – praktisch aller zentralen NT-Synapsen mäßig bis stark vom Torpedo-Modell abweichen. Wichtig und wohl allgemeingültig (zum mindesten für die aminergen und aminoazidergen NT-Systeme) ist die Tatsache, daß der Transmitter immer in Paketen oder *Quanten* freigesetzt wird. Oft ist es nur eines, oft sind es aber mehrere bis viele, die aufs Mal in den extrazellulären Raum abgegeben werden.

2.4 Die Rezeptoren

Die Neurotransmitter-Rezeptoren, mit den NTn als spezifische Liganden, stellen das erste Glied in der Kette von «chemischen» Funktionselementen dar, deren Aktivität das *Signal* des NTs in die verschiedenen Antworten der Empfängerzelle (im ZNS praktisch immer Neurone, in der Peripherie Neurone, Muskel- und Drüsenzellen) umsetzt. Die NT-Rezeptoren sind immer Makromoleküle – gewöhnlich Proteine – die Bindungs- oder «Erkennungs-Stellen» (recognition sites) aufweisen, welche selektiv auf die Bindung von spezifischen chemischen Signal-Substanzen – den Liganden – ausgerichtet sind. Die Affinität der Rezeptoren zu einem gegebenen Liganden ist im allgemeinen genügend hoch, so daß diese auf die Konzentration des Liganden im synaptischen Spalt oder Interzellulär-Raum adäquat ansprechen und so eine Aktivierung des Rezeptoren-Komplexes einleiten können. Die Rezeptoren sind gewöhnlich an der Außenseite der Membran (der Empfängerzelle), nicht selten aber auch in der Membran selbst oder sogar innerhalb der Zelle lokalisiert. Externe, intramembranöse, zytoplasmatische und nukleäre Rezeptoren erlauben Selektivität und Spezifität im Hinblick auf enge funktionelle Verbindung zwischen (spezifischem) Signal und (spezifischer) Zellreaktion.

Durch ihre Spezifität hinsichtlich Affinität zu gegebenen Liganden und dank ihrer Kopplung an spezifische Post-Rezeptor-Mechanismen, sind die Rezeptoren, wenn aktiviert, befähigt, spezifische Zell-Reaktionen zu induzieren. Dank der Differenzierung der Rezeptoren in verschiedene *Subtypen* ist es aber auch möglich, daß ein gegebener Ligand in der Empfänger-Zelle, je nach Bereitschaftsgrad der Bindungsstelle und nach Grad der Besetzung der Membran mit verschiedenen Subtypen, verschiedene Reaktionen in der Empfängerzelle induzieren kann. Wir kennen z.B. innerhalb des Typs *adrenerge Rezeptoren* die Subtypen α_1, α_2, β_1 und β_2, wobei die Subtypen «2», präferentiell – aber nicht ausschließlich – an den präsynaptischen Membranen lokalisiert zu sein scheinen. Innerhalb der Klasse der cholinergen Rezeptoren unterscheiden wir die (sowohl zentral wie auch peripher vorkommenden) *muskarinischen* M_1-, M_2- und M_x-Rezeptoren und die *nikotinischen* Rezeptoren. Auch die der neuromuskulären Übertragung dienenden Rezeptoren der Endplatten sind zu den nikotinischen Rezeptoren zu rechnen. Innerhalb der Klasse der serotonergen Rezeptoren kennen wir die Subtypen $5\text{-}HT_{1A}$, $5\text{-}HT_{1B}$, $5\text{-}HT_{1C}$ und $5\text{-}HT_2$. Subtypen D_1 und D_2 sind in der Klasse der dopaminergen Rezeptoren bekannt. Bei den histaminergen Rezeptoren kennen wir die H_1- und H_2-Subtypen und schließlich ist bekannt, daß innerhalb der Klasse der Opiat-Rezeptoren die μ-, κ-, und δ-Subtypen vorkommen. In einzelnen Fällen ist zudem festgestellt worden, daß verschiedene dieser Subtypen über verschiedene «second messenger»-Mechanismen verfügen. So weiß man heute, daß z.B. Aktivierung von α_1-Rezeptoren via Öffnung der entsprechenden Kanäle direkt zu erhöhter intrazellulärer Ca^{++}-Konzentration führt; daß Aktivierung der α_2-Rezeptoren die Adenylzyklase-Aktivität hemmt; und daß Aktivierung von β_1- oder β_2-Rezeptoren die Aktivität der Adenylzyklase fördert. Diese Beispiele zeigen, daß ein einziger Ligand – hier NA oder A – eine Vielzahl von zellulären Effekten in der Empfängerzelle induzieren kann.

2.5 Sekundär-Mechanismen

Die Antwort der Zelle auf ein an den Rezeptoren angreifendes Signal beruht auf einem von mehreren möglichen funktionellen Verbindungen – «second messenger mechanisms» – zwischen Rezeptor und Zell-Chemismus. Einzelne Klassen von Rezeptoren, z.B. die GABA- und die α_1-Rezeptoren, sind intim und direkt mit transmembranären Ionenkanälen verbunden, so daß ihre Aktivierung z.B. zu deren Öffnung, damit zu einem Fluß der entsprechenden Ionen entlang des elektrochemischen Gefälles und so zu einer Änderung des Membranpotentials führt. Andere – z.B. beta-adrenerge – Rezeptoren sind an ein komplexes Enzym-Kaskaden-System gekoppelt. Durch diese wird der intrazelluläre und membranäre Metabolismus modifiziert. Und schließlich ist bekannt, daß einzelne und wiederum spezifische intrazelluläre Rezeptoren z.B. die Aktivität des Zellkerns zu ändern imstande sind.

2.6 Inaktivierungs-Mechanismen

Die Inaktivierung der verschiedenen Liganden erfolgt nach grundsätzlich drei verschiedenen Prinzipien: 1. *Diffusion* des Liganden aus dem synaptischen und parasynaptischen Spalt in den umliegenden (extra-synaptischen) Interzellulär-Raum und von dort (im ZNS) in den Liquor-Raum; 2. *Wiederaufnahme* (re-uptake) in das präsynaptische Kompartement der abgebenden Zelle; und 3. Metabolisierung. Aminerge Transmitter werden wohl zumeist durch Diffusion und re-uptake, aber wahrscheinlich weniger durch Abbau inaktiviert. Azetylcholin (an sich auch ein Amin) wird im synaptischen Spalt zunächst in Cholin und Essigsäure gespalten; das Cholin wird dann «zur Wiederverwendung» in die präsynaptische Terminale aufgenommen. Aminoazidierge Transmitter werden sowohl durch Wiederaufnahme als auch durch Metabolisierung inaktiviert. Zahlreiche Transmittersubstanzen werden auch intrazellulär – im Falle von aminergen NTn – durch die Enzyme Mono- und Diaminooxydasen (MAO und DAO) metabolisiert. Über die Inaktivierungsmechanismen der polypeptidergen NT weiß man doch wenig.

2.7 Möglichkeiten der pharmakologischen Manipulation der Neurotransmitter-Mechanismen

Wenn man eine Geisteskrankheit oder eine Fehlfunktion überhaupt mit einem (oder mehreren) Pharmakon(ka) behandelt, versucht man die dem Leiden zugrunde liegenden abwegig arbeitenden Mechanismen – die *Pathophysiologie* – mittels pharmakologisch aktiver Substanzen zu normalisieren. Für den Großteil der Geisteskrankheiten bedeutet dies, wie heute fast allgemein angenommen wird, eine Beeinflussung des einen oder anderen NT-Mechanismus. Dabei versucht man durch Senkung der Aktivität die vermutliche Überaktivität eines gegebenen NTs, oder durch Anheben der Aktivität die Unteraktivität eines gegebenen NTs aufzuheben. Zudem kann auch in Betracht gezogen werden, durch «Auf- oder Ab-Regulation» eines an sich auf normaler Ebene arbeitenden NT-Mechanismus für die Über-, respektive Unterfunktion seines («kranken») Antagonisten zu kompensieren. Es ist somit nicht überflüssig, für das bessere Verständnis der der Pharmakotherapie zugrunde liegenden Mechanismen die Möglichkeiten der pharmakologischen Beeinflussung der verschiedenen NT-Klassen zu diskutieren.

Zur *Unterdrückung* oder lediglich «quantitativen» Verminderung der Aktivität in einem gegebenen NT-System kann man an verschiedenen Stellen der funktionellen Ketten angreifen. Fürs erste läßt sich die *Synthese des NTs hemmen*. Die Synthese-Rate des Dopamins, Noradrenalins und Adrenalins läßt sich zum Beispiel mittels Alpha-Methyl-p-Tyrosin (AMT) senken. Eine ähnliche Wirkung wird erzielt, wenn man den «Nachschub» des Vorläufers einer gegebenen NT-Substanz unterbindet; im Falle von Serotonin läßt sich dies mittels Unterbindung des Nachschubes von L-Tryptophan bewerkstelligen. Eine Reduktion des zur Verfügung stehenden NTs erzielt man auch durch Hemmung der Speicherung (z.B. im Falle der Amine durch Reserpin) in den Vesikeln; der vorhandene NT – z.B. ein Monoamin – ist dann schutzlos der abbauenden Wirkung von MAO ausgesetzt. Des weiteren läßt sich die «nasse» Signalübermittlung durch Hemmung der NT-Freisetzung aus den Terminalen oder Varikositäten der NT-Axone reduzieren. Diese Freisetzung kann pharmakologisch z.B. in den adrenergen Synapsen durch Aktivierung der (präsynaptischen) α_2-Rezeptoren (mittels eines typischen α_2-Agonisten, z.B. Clonidin) zurückgedämmt werden (z.B. BAUMANN und KOELLA 1980). Auf der postsynaptischen Seite läßt sich die Signalübermittlung durch (mehr oder weniger) spezifische Rezeptoren-Blocker bremsen. Alpha- und/oder β-adrenerge Blocker dienen der Unterbrechung adrenerger Übermittlung. Cyproheptadin, aber z.T. auch LSD-25 sind typische (aber doch nicht ganz «lupenreine») Serotonin-Antagonisten. Mit den meisten Neuroleptika läßt sich die dopaminerge, und mit Atropin oder Tubokurarin die muskarinische, respektive nikotinische cholinerge Übermittlung blockieren. Schließlich kann erwähnt werden, daß sich die Signalübermittlung auch mittels Angriff an den «second messenger-Mechanismen», z.B. durch Hemmung einzelner Enzyme, beeinflußt werden kann.

Eine *Verstärkung* der humoralen Signalübermittlung läßt sich zunächst auf präsynaptischer Seite durch eine Bahnung der NT-Synthese erwirken. Eine Zugabe von L-Tryptophan wird die (intrazellulären) Reserven des Serotonins, eine solche von L-DOPA die Bereitstellung von Dopamin, Noradrenalin und Adrenalin erhöhen, respektive bahnen. Verstärkte Freigabe – d.h. größere NT-Mengen als Antwort auf ein Aktionspotential – kann man durch Blockierung der präsynaptischen α_2-Rezeptoren mit Yohimbin oder Piperoxan, erzwingen. Höhere NT-Konzentrationen im synaptischen Spalt für verlängerte Zeitdauern können durch Hemmung des einen oder anderen der verschiedenen Inaktivierungs-Mechanismen erwirkt werden. Von besonderer Wichtigkeit hier ist die *Hemmung der Wiederaufnahme* der monoaminergen Transmitter – NA, 5-HT, DA – durch fast alle tri- und tetrazyklischen, aber auch einige der atypischen Antidepressiva. Monoaminoxydase-Hemmer (MAO-Hemmer) verlangsamen den (intrazellulären) Abbau der monoaminergen NT. Die Verstärkung GABAerger Aktivität mittels Benzodiazepin-artiger Substanzen stellt einen Sonderfall dar; er beruht auf der Kombination eines GABA- mit einem Benzodiazepin-Rezeptor. Wir werden später auf diesen Spezialfall noch näher einzugehen haben.

Der Experimentator und der Kliniker haben es somit in der Hand, für einzelne der angezielten NT-Systeme mittels geeigneter Wirkstoffe mehr oder weniger spezifische Wirkungen zu produzieren. Gewisse Schwierigkeiten, mit denen aber alle zu «kämpfen» haben, liegen darin begründet, daß die meisten, wenn nicht alle der heute zur Verfügung stehenden Wirkstoffe «schmutzig» sind; neben ihrem Haupteffekt, z.B. Blockade der adrenergen Rezeptoren vom α_1-Subtyp, zeitigen sie auch Wirkungen von größerer oder kleinerer Stärke auf andere «Zielobjekte». So können «typische» α_1-Rezeptoren Antagonisten im konkreten Falle auch an α_2-, an β- und gar an 5-HT- oder DA-Rezeptoren angreifen. Als weitere Schwierigkeit kommt hinzu, daß für viele NT-Systeme noch keine, oder dann nur wenig spezifische Pharmaka zur Verfügung stehen, mit welchen die eine oder andere der oben genannten pharmakologischen Wirkungen mehr oder weniger spezifisch erzielt werden können. Umgekehrt beschränkt sich unsere Kenntnis hinsichtlich der möglichen Bedeutung von abwegig arbeitenden NT-Mechanismen für die Pathogenese von Geisteskrankheiten auf vorläufig nur wenige – adrenerge, serotonerge, dopaminerge, möglicherweise cholinerge, histaminerge und vielleicht auch polypeptiderge – solcher NT-Systeme. Und es dürfte vorerst eine der wichtigsten Aufgaben der psychiatrischen und neurobiologischen Forschung bleiben, die Gehirne von psychisch Kranken auf zusätzliche aberrierende NT-Systeme zu untersuchen und diese, wie auch die schon heute bekannten «kranken» NT-Systeme noch besser hinsichtlich Lokalisation und Zielfunktion zu kennzeichnen.

3 Einige der wichtigen Neurotransmitter-Systeme und ihre (vermuteten) Funktionen

3.1 Allgemeines und Systematik

Die heute bekannten NT-Systeme bedienen sich einer Reihe von chemisch verwandten, z.T. aber auch grundlegend verschiedener Überträger-Substanzen. Aufgrund der chemischen Struktur der Übermittler-Substanz können mehrere Klassen von «NT-Systemen» unterschieden werden. Es ist aber sicher kein Zufall, daß die einzelnen, nach chemischen Kriterien abgegrenzten NT-Systeme oder -Klassen sich auch nach Struktur – Ausgangspunkt, Projektionsfeld(er), Maß der Divergenz der tragenden Fasersysteme – und, wo bekannt, mit großer Wahrscheinlichkeit auch nach ihrer funktionellen Rolle unterscheiden. Wir wollen hier zunächst auf eine physiologische Systematik verzichten und eine «chemische» Klassifizierung vornehmen. Eine gewisse «Unordnung» resultiert lediglich daraus, daß, wie schon weiter oben erwähnt, in einzelnen zunächst als «spezifisch» interpretierten NT-Systemen zusätzliche Überträger-Substanzen – z.B. Polypeptide – abgegeben werden, die sich gewissermaßen in den Komplex der Übertragermechanismen «einmischen». Um größere Komplikationen zu vermeiden, wollen wir uns in der folgenden Übersicht auf die «klassische» Klassifizierung beschränken und Doppel- und Dreifach-Release, nur wo indiziert, als Ausnahmen anführen (für Details siehe z.B. COSTA 1983). Ebenfalls im Sinne der Vereinfachung werden wir uns nur auf die nähere Beschreibung der besser bekannten NT-Systeme beschränken und andere, meistens ohnehin lediglich «vermutete» Systeme nur am Rande, wenn überhaupt, erwähnen.

Die *aminergen Neurotransmitter-Systeme* sind die wohl am besten untersuchten. Die hier wichtigsten Überträger-Substanzen sind die biogenen Amine Noradrenalin (NA), Dopamin (DA), Serotonin (5-HT); dazu kommen das Adrenalin (A), das Histamin (H, das einzige Diamin in dieser Klasse) und, wesentlich weniger gut als Überträger-Substanz abgesichert, das Oktopamin und einzelne sogenannte Spurenamine wie z.B. das Phenyläthylamin, das Tyramin und das Tryptamin.

Die *cholinergen NT-Systeme* verwenden, wie der Name ausdrückt, Azetylcholin (ACH) als Überträger-Substanz. Logischerweise könnten die cholinergen Systeme in die Klasse der aminergen Mechanismen einbezogen werden, da das ACH ebenfalls ein Amin ist. In der Tat werden wir auch das ACH zusammen mit den Aminen besprechen, aber listen es hier, lediglich traditionellen Usanzen folgend, speziell auf.

Die *aminoazidergen NT-Systeme* verwenden Aminosäuren – z.B. Glutaminsäure (GLU), Asparaginsäure (ASP), Glyzin (GLY), Gammaamino-Buttersäure (GABA) und Taurin (TAU) – als Überträger-Substanzen. Im Gegensatz zur Situation in den aminergen (und cholinergen) Systemen, wo die Somata fast ausschließlich in gut definierten «Kernen» des Hirnstammes und des basalen Vorderhirnes liegen, sind die aminoazidergen Zellkörper praktisch ubiquitär, im ganzen ZNS verteilt zu finden. Die von diesen Somata entspringenden Axone sind, mit wenigen Ausnahmen, kurz und verzweigen sich nur wenig.

In den *polypeptidergen NT-Systemen* agieren Polypeptide (PPs) als Überträger-Substanzen. Typische Vertreter sind Substanz-P (SP), die verschiedenen natürlichen Opiate wie Met- und Leu-Enkephalin und Beta-Endorphin (ENK respektive END), das vasoaktive intestinale Peptid (VIP), das Somatostatin (SST), die «releasing-factors» für das luteinisierende und das thyreotrope Hormon (LHRH, respektive TRH), Fragmente des ACTH und, weniger bekannt, Neurotensin (NTS) und Calcitonin (CTN). Der Ausdruck «System» ist bei den meisten dieser polypeptidergen Übermittler-Mechanismen (noch) nicht angebracht, da unsere Kenntnis über spezifische PP-tragende Faserfaszikeln noch recht rudimentär ist. Überdies ist es sehr wahrscheinlich, wie schon erwähnt, daß einzelne dieser PPs als Ko-Transmitter im Rahmen aminerger und aminoazidergen Übermittler-Systeme dienen. Zudem bestehen auch Anhaltspunkte, daß ein gegebenes Neuron mehrere PPs als Transmitter in «Koexistenz» für wahrscheinlich verschiedene Funktionen abgeben kann. Im übrigen erkennt der Leser hier die fließenden Übergänge zwischen Neurotransmitter- und Hormon-Systemen.

Neben den drei bis anhin erwähnten, im allgemeinen chemisch gut differenzierbaren und mehr oder weniger gut belegten Neurotransmitter-System-Klassen, könnten noch mehrere andere, *vermutlich* als Übermittler-Substanzen agierende Wirkstoffe erwähnt werden; z.B. Vertreter der Prostaglandin-Klasse, und verschiedene Ionen. Da unsere Kenntnis hier aber noch eher sehr unvollständig ist, wollen wir im Rahmen dieser «Einführung» von einer unnötigen Ausweitung und Komplizierung der Darstellung absehen; im folgenden werden die besser bekannten – und im Rahmen dieses Buches wichtigen – NT-Systeme der drei erstgenannten Klassen hinsichtlich Strukturen und Funktionen detailliert beschrieben.

3.2 Die aminergen und cholinergen NT-Systeme

3.2.1 Noradrenerge und adrenerge Systeme

Anatomie

Die meistens längeren noradrenergen und adrenergen – wie übrigens auch die dopaminergen – Nervenfasern entspringen Somata, die in mehr oder weniger deutlich erkennbaren Zell-Ansammlungen, den sogenannten *A-Kernen* des Hirnstammes, liegen. Die wesentlichen anatomischen Befunde gehen auf DAHLSTRÖM und FUXE (1964), ANDÉN und Mitarbeiter (1966) und UNGERSTEDT (1971) zurück; sie fußen zumeist auf Beobachtungen an Ratten, weniger an Katzen und Primaten.

Fasern aus Kern A_6 (der locus coeruleus) und Kern A_7 (Teil der Subcoeruleus-Region) in der dorsalen pontinen Retikulärformation liegend, bilden das *dorsale aszendierende noradrenerge Bündel*. Dieses verläuft via lateraler Hypothalamus (das sogenannte mediale Vorhirnbündel) ins Vorderhirn, um praktisch den gesamten Neokortex, den Zingulär-Kortex, die Amygdala, den Hippokampus, das Septum und den piriformen Kortex sehr breit divergierend zu versorgen. Ein deszendierender Teil dieses dorsalen Bündels projiziert auf den Kleinhirn-Kortex und hinunter ins Rückenmark. In letzterem endigen diese NA-Fasern im Vorderhorn, d.h. im Areal der Alpha- und Gamma-Motoneuron-Somata. Der hauptsächlich adrenerge Kern A_1 und die noradrenergen Kerne A_2 und A_3 (alle in der Medulla), sowie Kerne A_5 und Teil des Kerns A_7 *sind Ausgangspunkt von Fasern, die das ventrale aszendierende Bündel* bilden. Es innerviert die verschiedenen Teile des hinteren Hirnstammes (inklusive die «serotonergen» Raphé-Kerne) und, sehr dicht, den Hypothalamus. Von Somata in Kernen A_1, A_2 und A_5 gehen Fasern ab, die auf Höhe des Thorakalmarks und oberen Lumbalmarks den intermediolateralen Kern (Ausgangspunkt der cholinergen präganglionären sympathischen Fasern) und zudem auch das Hinterhorn erreichen. Kern A_8 ist «gemischter» Natur; er enthält sowohl noradrenerge, als auch dopaminerge Elemente. Erstere beteiligen sich mit großer Wahrscheinlichkeit ebenfalls an der Innervation des Hirnstammes.

Funktion

Hinsichtlich ihrer lokalen, an Einzelzellen beobachteten Wirkung, kann erwähnt werden, daß noradrenerge, wie auch adrenerge Signale oft kurze, meistens aber lange dauernde Effekte zeitigen. Depolarisation wie auch Hyperpolarisation der postsynaptischen Membranen wurden beobachtet. In der größten Zahl der beobachteten Zellen produziert NA (wie auch A) lange dauernde Hemmung der Spontanaktivität. Im Neokortex, limbischen Kortex, Hippokampus und Kleinhirn wurde gezeigt, daß die Zellen unter dem Einfluß von NA wohl ihre Spontanaktivität senken, daß sie aber auf zusätzliche «Seiteneingänge» (z.B. via GABA oder Glutamat) stärker reagieren.

Entsprechend ihrer im allgemeinen außerordentlich großen Divergenz – einzelne NA-Somata können mit ihren sich weit verzweigenden Fasern und multiplen Varikositäten Kontakt mit bis 10^6 und mehr Empfängerzellen aufnehmen – sind die noradrenergen (und adrenergen) Fasersysteme denkbar schlecht für eine

«Punkt-zu-Punkt»-Informationsübermittlung geeignet. Sie sind aber offenbar bestens befähigt, mit ihrer Transmitter-Substanz die *Reaktivität* in den von ihnen umfassend beeinflußten, z.T. recht großen und weitreichenden neuronalen Netzwerken zu kontrollieren. Diese Kontroll-Effekte, als Antwort auf eine kurze «NA-Salve», sind auch relativ lange (d.h. bis mehrere Sekunden und länger) anhaltend, wie elektrische Ableitungen von Neuronen unter dem Einfluß von NA-Stößen dargetan haben.

In der Tat bestehen zahlreiche experimentelle Anhaltspunkte, die uns annehmen lassen, daß die Fasern des dorsalen aszendierenden Bündels zum guten Teil die *Reaktivität* – die funktionelle Bereitschaft – jener kortikalen und limbischen neuronalen Netzwerke positiv zu beeinflussen imstande sind, welchen die Organisation *höherer Funktionen* (höheres «inneres Verhalten») obliegt. Dieser, zur Hauptsache via β-Rezeptoren vermittelte Einfluß ist eindeutig im Sinne erhöhter Ansprechbarkeit dieser Neuronetzwerke und damit erhöhter *Vigilanz* in den von diesen Netzwerken versorgten Verhaltenssystemen zu interpretieren. Es ist somit zu erwarten, und auch experimentell festgestellt worden, daß während des Wachseins mit seinen zahlreichen Tätigkeiten im Rahmen höherer Funktionen die Aktivität der (hauptsächlich aszendierenden) NA-Systeme sehr hoch ist. Es ist aber auch verständlich, wenn man eine zum mindesten mäßig hohe und breite NA-Aktivität im ZNS auch während des REM-Schlafes, mit seinen charakteristischen hoch-vigilanten höheren Funktionen, vorfindet. Es ist damit auch verständlich, wenn man feststellen kann, daß eine geringe Einschränkung der zentralen NA-Aktivität eine mäßige Sedation verursacht und den REM-Schlaf zu bahnen vermag, während starke Beeinträchtigung der zentralen NA-Aktivität die höheren Funktionszeichen des REM-Schlafs unterdrückt und zudem starke Sedation bis Somnolenz und «Entwachen» produziert. Für Details und Literaturhinweise betreffs dieser Belange dürfen wir auf einige unserer eigenen Arbeiten hinweisen (KOELLA 1982a, 1984, 1988).

NA- und A-Fasern, die via ventrales Bündel den Hypothalamus erreichen, sind – unter anderem – an der Regulierung der Körpertemperatur und an der Kontrolle von Hunger, Sättigung und Futteraufnahme beteiligt. Aszendierende NA-Fasern sind wahrscheinlich auch wichtige Komponenten des «Reward-Systems»; eine Maschinerie, die ursprünglich mittels intrazerebraler Selbstreizung untersucht worden ist (siehe z.B. OLDS und MILLNER 1954; GERMAN und BOWDEN 1974).

Die NA-Fasern, die den Kleinhirnkortex erreichen, üben eine Hemmwirkung auf die spontane Aktivität der Purkinje-Zellen aus, wobei allerdings, wie schon kurz angedeutet, gleichzeitig deren Reaktivität auf zusätzliche glutaminerge oder GABAerge Eingänge erhöht wird (siehe z.B. MOISES et al. 1979). Offenbar spielt der noradrenerge Eingang wiederum als Reaktivitäts-erhöhender Faktor im Rahmen der (hauptsächlich) motorischen Funktionen des Kleinhirns eine ausschlaggebende Rolle. Eine Rolle innerhalb der motorischen Funktionen kommt sicher auch den aus A_6 (locus coeruleus) absteigenden, auf die Vorderhorn-Motoneurone projizierenden NA-Fasern zu. NA-Aktivität, wie sie sich z.B. durch chemische Reizung des Locus coeruleus produzieren läßt, führt an den Alpha-Motoneuronen zu ausgesprochener Hemmung und Abnahme der Reaktivität, wie aus der Abnahme des Tonus in den entsprechenden Muskeln geschlossen werden kann (siehe z.B. COMMISSIONG 1981).

Die auf das Hinterhorn des Rückenmarks projizierenden, aus den Kernen A_1, A_2 und A_5 absteigenden A- und NA-Fasern sind offensichtlich am «gating» im Rahmen der nozizeptiven Afferenzen beteiligt. Von den zahlreichen Befunden, die diese These unterstützen, sei nur derjenige von FIELDS und BASBAUM (1978) erwähnt. Diese Autoren haben gezeigt, daß sich bei der Ratte mittels elektrischer Reizung des locus coeruleus eine deutliche Analgesie erzeugen läßt.

Schließlich kann noch erwähnt werden, daß die zum Intermediärkern des Rückenmarks absteigenden NA- und A-Fasern sicherlich mit der Bereitstellung der Aktivität und Reaktivität der präganglionären (cholinergen) Sympathikusfasern und damit der Regulation der verschiedenen vegetativen Funktionen (Kreislauf, Atmung, Temperaturregulierung, Ausscheidung, Verdauung) zu tun haben (siehe z.B. LOEWY und NEIL 1981).

3.2.2 Dopaminerge Systeme

Anatomie

Kern A_8 ist, wie erwähnt, ein gemischt noradrenerger/dopaminerger Kern, mit eher unsicheren Projektionstendenzen. Hingegen sind die Kerne A_9 und A_{10} – Substantia nigra, respektive ventrales Tegmentalfeld – die dopaminergen Ursprungsorte par excellence. Der erstere (im wesentlichen seine pars compacta) ist Ausgangspunkt des bestens untersuchten und charakterisierten dopaminergen *Nigro-Striatum-Systems*; der andere ist Ausgangspunkt des fast so gut bekannten *mesolimbischen Systems*. Letzterer projiziert hauptsächlich auf den Nc. accumbens, das tuberculum olfactorium und den Bettkern der stria terminalis. Überschneidungen zwischen den beiden Systemen sind aber die Regel. Kern A_{11} ist im paraventrikulären Areal des Hypothalamus, also nahe an A_9 und A_{10}, gelegen. Er entsendet (hauptsächlich) dopaminerge Fasern hinunter ins Rückenmark, wo sie im Vorderhorn endigen. Kerne A_{12}, A_{13} und A_{14} liegen im Hypothalamus; sie sind z.T. Ausgangspunkt von DA-Fasern in die mediane Eminenz. Daneben innervieren sie auch, via mediales Vorhirnbündel, den Kortex. A_{13} und A_{11} entsenden, ähnlich wie Kern A_{11}, absteigende dopaminerge Fasern ins Rückenmark.

Funktion

Auf zellulärer Ebene beobachtet man auf lokale (z.B. mikroiontophoretische) Applikation von Dopamin meistens eine Hyperpolarisation, d.h. Hemmung der Neurone. Solch postsynaptische Effekte dürften zur Hauptsache Resultat einer Aktivierung von (postsynaptischen) D_1-Rezeptoren sein. Aktivierung von (wahrscheinlich präferentiell präsynaptisch angeordneten) D_2-Rezeptoren führt, ähnlich wie die Aktivierung von (präsynaptischen) α_2-Rezeptoren im Falle von adrenerger Transmission, zu einer Hemmung des Transmitter-(i.e. DA-)Release.

Was Verhaltensaspekte anbelangt, so kann fürs erste erwähnt werden, daß das nigro-striäre System, mit seiner starken Projektion auf den Nucleus caudatus und das Putamen, wohl eine Hauptrolle im Rahmen motorischer Funktionen spielt. Ausschaltung dieser dopaminergen Projektion bringt eine drastische Verminderung der «motorischen Initiative» (JONES et al. 1973), oder, in unserer Terminologie, der motorischen Vigilanz. Ausfall der nigro-striären Fasern ist bekanntlich auch die der Parkinson'schen Krankheit zugrunde liegende Pathogenese. Einseitige Aktivierung der dopaminergen nigro-striären Fasern (z.B. durch elektrische Reizung) verursacht Drehbewegungen der Versuchstiere zur Gegenseite; ein Effekt der offenbar auf einer Hemmwirkung auf intrastriäre Interneurone beruht. Daneben bestehen Anhaltspunkte dafür, daß das nigro-striäre System auch für den Erfolg intrakranieller Selbstreizung – d.h. «reward» – wie auch für korrektes Ablaufen gewisser Gedächtnisfunktionen (z.B. Retention) von Wichtigkeit ist.

Auch das mesolimbische System ist möglicherweise «motorisch» aktiv. Daneben spielt es auch eine Rolle im Rahmen der intrakraniellen Selbstreizung. Überaktivität im meso-limbischen System verursacht bei Ratten sogenanntes stereotypes Verhalten; solche Verhaltensweisen können beim Versuchstier mit Amphetamin oder Apomorphin (ein DA-Rezeptoren-Agonist) produziert werden. Hier sind immer wieder – und wohl zurecht – Beziehungen zur Pathogenese der Schizophrenie vermutet worden (siehe z.B. STEVENS 1973). In diesem Zusammenhang kann auch erwähnt werden, daß das offensichtlich erregte, aber immobile Verhalten der Katze, mit kortikalem Arousal-Muster (alles auf gespannte Aufmerksamkeit hindeutend) wahrscheinlich mit auf einer Aktivierung kortikopetaler dopaminerger Fasern beruht (MONTARON et al. 1982).

Die zum Vorderhorn des Rückenmarks absteigenden Fasern aus Kernen A_9, A_{11} und A_{13} haben höchstwahrscheinlich ebenfalls eine motorische Funktion; mit ihrem Einfluß auf hauptsächlich die Gamma-Motoneurone unterstützen sie und erweitern die Funktion des nigro-striären (und vielleicht auch des meso-limbischen) Systems.

Die in die eminentia mediana absteigenden DA-Fasern (aus A_{12} und A_{13}) sind wichtige regulatorische Instrumente für die Abgabe von verschiedenen Hormonen des Hypophysen-Vorderlappens (z.B. Prolaktin). – Mehr über die Funktion und das Funktionieren der DA-Systeme ist im Kapitel 4 Neuroleptika zu lesen.

3.2.3 Cholinerge Systeme

Anatomie

Hinsichtlich anatomischer Belange der (zentralen) cholinergen Systeme können wir uns im wesentlichen auf die vor gut 20 Jahren erhobenen, aber immer noch gültigen Befunde von SHUTE und LEWIS (1967) stützen. Diese Beobachtungen basierten auf Studien mit (histochemischer) Bestimmung der Cholinesterase. Neuere Information findet man bei KIMURA et al. (1981).

Ein Teil der cholinergen Fasersysteme nimmt seinen Ausgang hauptsächlich vom nucleus cuneiformis des Mittelhirn-Tegmentums. Diese Fasern, zusammenfassend als *dorsales tegmentales Bündel* bezeichnet, innervieren die hinteren corpora quadrigemina des Tectums, die Prätektalkerne, die beiden Kniehöcker und, im Thalamus, die Intralaminärkerne sowie einzelne «spezifische» (Relais-)Kerne. Das *ventrale tegmentale Bündel*, ausgehend vom ventralen Tegmental-Areal und der Substantia nigra (!), innerviert das Kleinhirn, die Augenmuskelkerne, die Mammillärkörper, den Entopedunkulärkern, den Globus pallidus, große Teile des Hypothalamus und das laterale präoptische Areal; dazu, wohl indirekt, den oberen und lateralen Neokortex, den Nc. accumbens, das Striatum (Caudatum und Putamen) und das Septum. Neben diesen beiden Tegmentaltrackts sind noch die (im momentanen Zusammenhang außerordentlich wichtigen) cholinergen Septohippocampalen Verbindungen, der Habenulo-Interpeduliculär-Trakt und die lokalen («intrinsic») cholinergen Verbindungen im Striatum erwähnenswert. Auch der für die Schlafregulation wichtige gigantozelluläre Tegmentalkern ist hauptsächlich cholinerger Natur. Von Interesse für diese (an sich noch eher lückenhaften) Zusammenstellung ist der Befund, daß cholinerge Faserverbindungen außerordentlich weitschweifend, fast ubiquitär vorkommen. Dazu kommt noch die Tatsache, daß cholinerge Zellagglomerationen – also Ursprünge von cholinergen Faserbündeln – oft in enger topographischer Nachbarschaft mit Kernstrukturen anderer NT-Systeme gefunden werden. So findet man ACH-Zellen in den an sich typischen dopaminergen Arealen, wie Substantia nigra und ventrales Tegmentalareal. Zu erwähnen ist schließlich, daß die cholinerge Informations-Übermittlung (auf postsynaptische Elemente) sowohl über muskarinische als auch über nikotinische Rezeptoren erfolgt. Und es kann erwähnt werden, daß mit größter Wahrscheinlichkeit auch ins Rückenmark absteigende cholinerge Fasern vorkommen. Schließlich sei festgestellt, daß in dieser Zusammenstellung die cholinergen zentrifugelen α-Motoneurone und die präganglionären sympathischen und parasympathischen Fasern nicht weiter berücksichtigt werden sollen.

Funktion

Entsprechend der großen Zahl der schon an sich sehr breit projizierenden und divergierenden cholinergen Verbindungen innerhalb des ZNS ist zu erwarten, daß auch die zentralnervösen Funktionen dieser cholinergen Fasersysteme sehr vielgestaltig sind. Fürs erste sei hier erwähnt, daß insbesondere die auf den Neokortex und auf das limbische System projizierenden Fasern einen Teil – vielleicht den wichtigsten – des «klassischen» aszendierenden retikulären «Arousal-Systems» verkörpern. Aktivierung dieser langen und stark divergierenden Fasern führt zum typischen Aktivierungsmuster – Beta-Aktivität – im kortikalen EEG und zum Auftreten des typischen Theta-Musters im hippokampalen Elektrogramm. Daneben bestehen ausgezeichnete Hinweise, daß cholinerge kortiko- und limbopetale Aktivierung zu einer Reaktivitätserhöhung in kortikalen und limbischen neuronalen Netzwerken und damit zur Erhöhung der Vigilanz in den hauptsächlich von diesen Netzwerken getragenen höheren Funktionen – assoziative, kognitive und Gedächtnis-Mechanismen – führt. Insbesondere steht praktisch fest, daß ein normales Funktionieren der verschiedenen Gedächtnismechanismen ohne adäquate cholinerge Aktivität nicht möglich ist ; offenbar ist die notwendige hohe Vigilanz in den Systemen der Gedächtnisfunktionen zum guten Teil Sache positiver cholinerger Kontrolle. Dies soll aber nicht besagen, daß die für den Ablauf der verschiedenen Gedächtnisprozesse verantwortliche «Detail-Arbeit» auf neuronaler Ebene auch ausschließlich, wenn überhaupt, auf cholinerger Informationsübermittlung beruht. Es muß in der Tat eher angenommen werden, daß diese neuronale Detail-Arbeit durch aminoazidergen, vielleicht auch polypeptidergen und möglicherweise auch «trockene» Informationsübermittlung erledigt wird.

Mit dieser auf Einstellung einer adäquaten Vigilanz in höheren Funktionsarealen ausgerichteten Rolle der cholinergen kortiko- und limbopetalen Fasern, versteht es sich, daß diese Transmissionsleitungen während des Wachseins *und* während des REM-Schlafes – mit dem sprichwörtlichen bewußten Erleben und «Erlernen» der Träume – hoch aktiv sein müssen. Die Tatsache, daß Atropin (bei Mensch und Tier) während des Wachseins ein eklatantes Deltamuster im kortikalen EEG induziert, den Ablauf der höheren Funktionsprozesse erheblich stört und zudem das Auftreten höherer Funktionszeichen des REM-Schlafes unterdrückt, weist eindrücklich darauf hin, daß die genannten cholinergen Wirkungen auf Aktivierung hauptsächlich von muskarinischen Rezeptoren beruhen.

Ferner ist bekannt, daß verschiedene afferente Systeme unter dem modulierenden Einfluß von cholinergen Mechanismen stehen. Zudem ist bekannt, daß die Prozesse, die (beim Versuchstier) dem aggressiven Verhalten zugrunde liegen, ebenfalls unter (zumeist bahnenden) Kontrolle cholinerger Informationsträger stehen; den über den Fornix laufenden septo-hippokampalen Fasern scheint hier eine wichtige Rolle zuzukommen. Die intrastriären cholinergen Interneurone spielen wahrscheinlich eine wichtige Rolle im Rahmen der Organisation der Motorik; sie unterstehen einem dämpfenden Einfluß von (nigro-striären) DA-Neuronen. auch die zerebellopetale cholinerge Innervation dürfte zur Hauptsache im Dienste der Organisation der Motorik stehen; Sicheres ist allerdings noch nicht bekannt. Und schließlich kann vermutet werden, daß die zahlreichen sich zumeist auf den Hirnstamm und die basalen Vorderhirnstrukturen beschränkenden cholinergen Verbindungen im Dienste der Organisation einer Reihe von niedrigen und vegetativen Funktionen – Temperatur-Regulierung, Kreislauf-Regulierung, Sexualfunktionen u.a.m. – stehen. Für weitere Details dürfen wir auf WAUQUIER und CLINCKE (1984) verweisen.

3.2.4 Serotonerge Systeme

Anatomie

Die meisten, wahrscheinlich alle, aszendierenden und deszendierenden serotonergen (oder 5-HT-)Fasern nehmen ihren Ausgang von den *Raphé-Kernen* des mittleren und hinteren Hirnstammes (DAHLSTRÖM und FUXE 1964; UNGERSTEDT 1971). Von diesen sogenannten B-Kernen sind im gegenwärtigen Zusammenhang die nuclei raphé dorsalis (B_7) und medianus (B_8) die wohl wichtigsten; sie sind Ausgangspunkt der stark ausgebildeten aszendierenden 5-HT-Verbindungen. Die aus B_7 und B_8 stammenden Fasern ziehen entlang dem Nc. interpeduncularis, via mediales Vorhirn-Bündel (dessen ventraler Aspekt) zum Septum, zum limbischen Vorhirn und zum cingulum. Kern B_7 scheint die wesentliche Quelle der striären 5-HT-Innervation zu sein. B_8 versorgt den Hippokampus. Sowohl B_7 und B_8 projizieren (serotonerg) zum Hypothalamus und Kortex. Kerne B_1, B_2 und B_3 sind Ausgangspunkt für die ins Rückenmark absteigenden serotonergen Fasersysteme. Dort innervieren sie das Vorderhorn, das Hinterhorn, sowie den Intermediolateralkern. Wohl alle genannten Kerne, inklusive B_{4-6} senden auch direkte, dichte Fasergruppen zu Zellagglomerationen im ganzen hinteren und mittleren Hirnstamm (Medulla, Pons, Mittelhirn) sowie zum Infundibulum.

Funktion

Was den Effekt von Serotonin auf Einzelzellen anbelangt, so kann erwähnt werden, daß dieser für die Empfängerzellen in einer Hemmung der (spontanen) Zellaktivität besteht. Als Komplikation im Rahmen der Beobachtungen von Effekten mit (lokal) appliziertem 5-HT muß berücksichtigt werden, daß 5-HT, wohl via Wirkung auf präsynaptische 5-HT_{1B}-Rezeptoren, die Abgabe des Indolamins von den Terminalen zu hemmen imstande ist. Wir sehen hier Verhältnisse, wie wir sie schon bei noradrenergen Fasern angetroffen haben; dort ist es, wie erwähnt, die Aktivierung der (präsynaptischen) α_2-Rezeptoren, die den release des Liganden hemmt.

Die im gegenwärtigen Zusammenhang wohl wichtigste Wirkung serotonerger Aktivität ist die Dämpfung, wenn nicht eigentliche Unterdrückung der Verhaltensaktivität. Erhöhte (lokale) serotonerge Aktivität (produziert z.B. durch elektrische Reizung der vorderen Raphé-Kerne) führt zu deutlicher Verlangsamung des kortikalen EEG mit Auftreten von markanten Delta-Wellen. Dieser Wechsel im Elektroenzephalogramm kann zwangslos als Ausdruck einer Herabsetzung der Reaktivität in den an der Organisation höherer Funktionen beteiligten (kortikalen) neuronalen Netzwerken, und damit einer Herabsetzung der Vigilanz in den entsprechenden Verhaltenssystemen, interpretiert werden. Es kann auch angenommen werden, daß sich serotonerge Hemmwirkungen auf motorische Systeme im Sinne einer (aktiven) Erniedrigung der motorischen Funktionsbereitschaft (Vigilanz) ausdehnt. Nach neueren Erkenntnissen (z.B. KOELLA 1988) scheint der serotonerg induzierten Vigilanz-Dämpfung eine wichtige Rolle während des Wachseins zuzukommen; mit solchen Mechanismen hat es der Organismus in der Hand, die Vigilanz in den an einer momentan vorherrschenden Verhaltensaktivität nicht beteiligten (Verhaltens-) Systemen aktiv und selektiv herabzusetzen und so der Gefahr der Generalisierung entgegenzutreten. Zudem erlaubt es die so erzielte Unterdrückung der Bereitschaft einzelner Verhaltens-Systeme, «*Vigilanz-Energie*» – im Sinne einer Ökonomisierung – zu sparen. Eine mehr allgemeine, serotonerg induzierte Vigilanzverminderung in den Systemen höherer, niedriger und, möglicherweise, psychomotorischer Funktionen ist aber auch von ausschlaggebender Bedeutung – wohl eine conditio sine qua non – für die Erstellung der Bereitschaft zum Schlaf, insbesondere zum durch den praktisch kompletten Ausfall höherer und niedriger Funktionen charakterisierten (tiefen) NREM-Schlaf. In der Tat konnte in zahlreichen Experimenten nachgewiesen werden, daß Erniedrigung des zur Verfügung stehenden (zentralen) 5-HT, oder Unterbrechung der serotonergen Informationsübermittlung bei verschiedensten Spezies zu einer Verminderung bis kompletten Elimination des Schlafes führt. L-Tryptophan und 5-hydroxy-Tryptophan kehren diese Insomnie um.

Allein, den zentralen serotonergen Mechanismen kommt offenbar noch eine Reihe anderer Funktionen zu. Im Zusammenhang mit dem eben Gesagten kann erwähnt werden, daß 5-HT eine (wohl hemmende) Rolle bei der Organisation von Konflikt-, Aggressiv- und operantem Verhalten spielt. Überdies ist 5-HT von Wichtigkeit bei der Steuerung von Freß- und Trink-Verhalten. Zudem ist es involviert in der gesamten Organisation und Integration der vegetativen Funktionen; wahrscheinlich funktioniert es als ausschlaggebender Faktor in der Verschiebung der «vegetativen Vigilanz» von der ergotropen zur trophotrop-endophylaktischen Funktionslage. Serotonin ist zudem an der Einregulierung der Körpertemperatur maßgeblich beteiligt. Dazu kommen noch Einflüsse auf die hypophysären Funktionen, z.B. Steuerung (oder Mitbeteiligung an der Steuerung) der ACTH-Abgabe ins Blut, u.a.m.

Schließlich kann erwähnt werden, daß absteigende serotonerge Fasern im Rahmen von verschiedenen über das Rückenmark organisierten Funktionen beteiligt sind. Hier ist vor allem der wichtige Einfluß auf die in der afferenten Schmerzleitung eingeschalteten Hinterhorn-Neurone zu nennen. Zusätzlich müssen aber auch Funktionen im Rahmen anderer sensorischer Modalitäten und im Rahmen der Spinal-Motorik genannt werden.

3.2.5 Histaminerge Systeme

Anatomie

Neuere Befunde machen es deutlich, daß dieses Diamin offenbar auch in die Klasse der (zentralen) Neurotransmitter-Substanzen zu rechnen ist. Entsprechend wurden auch histaminerge (H-)Nervenfasern mit ihren Zellkörpern gefunden; als beste Methode hat sich dabei – während eine Technik zur direkten Darstellung des Amins in histochemischen Präparaten noch fehlt – die fluoreszenz-immunhistochemische Bestimmung der Histidin-Dekarboxylase als «Marker» erwiesen. Solche Untersuchungen haben ergeben, daß die Histamin-haltigen Zellkörper fast ausnahmslos im hinteren Hypothalamus und möglicherweise auch zum kleinsten Teil im vorderen Mittelhirn liegen. Diese histaminergen Somata projizieren mit ihren Axonen auf das Dienzephalon; zudem auch – via mediales Vorhirn-Bündel – zum Kortex, zur Amygdala, zum limbischen Vorderhirn, zum Hippokampus und – absteigend – zum zentralen Höhlengrau des Mittelhirns, zur Pons, zu den auditiv-vestibulären Kernkomplexen, zum Nc. tractus solitarius und zum Nc. raphé dorsalis (siehe z.B. WATANABE et al. 1984).

Als «Empfänger» für histaminerge Signale auf postsynaptischen Elementen stehen wahrscheinlich zwei Rezeptoren-Typen – H_1 und H_2 – zur Verfügung, wobei die verschiedenen Effekte auf postsynaptische Membranen auf eine verschieden starke Belegung dieser Elemente mit dem einen oder anderen der beiden Rezeptoren beruhen.

Funktion

Was zelluläre Effekte histaminerger Signale anbelangt, so können wir uns – als Beispiel – auf die Angaben von HAAS (1984) beschränken. Dieser Autor zeigte, daß Histamin in lebend gehaltenen Schnitten aus dem Hippokampus von Ratten die Kalzium-abhängige Bahnung des Kalium-Stroms hemmt, damit die Hyperpolarisation der Neurone (CA_1-Areal) blockiert und so zur Erhöhung deren Reaktivität auf exzitatorische Signale führt. Dieser Effekt scheint nach allem auf einer Aktivierung von H_2-Rezeptoren zu beruhen.

Hinsichtlich Verhaltenseffekten (im weitesten Sinne) kann erwähnt werden, daß intrahypothalamische Applikation von Histamin die Schwelle für intrakranielle

Selbstreizung erhöht, d.h. also das «Reward-System» hemmt. Dieser Effekt scheint von Aktivierung von H_1-Rezeptoren abzuhängen. Nach intraventrikulärer Gabe von Histamin soll es zu Desynchronisierung des kortikalen EEGs kommen, also offenbar Aktivierung eines Teils des aszendierenden «Arousal-Systems». Umgekehrt ist bekannt, daß typische H_1-Rezeptoren-Antagonisten sedative Wirkung haben. Einzelne Autoren sind bereit anzunehmen, daß histaminerge Fasersysteme, als permissive Elemente, an der Organisation des Schlafes mitbeteiligt sind.

Aktivierung von (zentralen) H_2-Rezeptoren (mittels 4-Methylhistidin) verstärkt das aggressive Kampfverhalten von Ratten-Paaren, während Aktivierung der H_1-Rezeptoren dieses eher abschwächt. Nach intraventrikulärer Applikation von Histamin kommt es zu Blutdruck-Anstieg, Tachykardie und (leichter) Hypothermie. Für weitere Einzelheiten verweisen wir auf die zusammenfassende Darstellung von SCHWARTZ (1977).

3.3 Aminoaziderge Systeme

Im Zusammenhang mit aminoazidergen Mechanismen von «Systemen» zu sprechen ist vielleicht nicht ganz angebracht. Im Gegensatz zu den aminergen Fasern, die von Somata in meistens gut umschriebenen Zellanhäufungen im Hirnstamm ausgehen und eigentliche Fasersysteme bilden, finden wir die die Aminosäuren bildenden und freisetzenden Somata respektive Axone weitverbreitet, fast ubiquitär im gesamten ZNS. Weitere Unterschiede zwischen aminergen und aminoazidergen Elementen sind darin zu sehen, daß erstere oft sehr lange (z.B. von Kern A_6 bis zur Konvexität des Kortex reichend) und meist stark verzweigte (10^4 und mehr) Axone aufweisen, während die letzteren mit wenigen Ausnahmen sehr kurz sind und innerhalb umschriebener Netzwerke «Punkt-zu-Punkt-» oder dann nur wenig verzweigte Verbindungen herstellen. Ferner ist es von Wichtigkeit, sich zu vergegenwärtigen, daß die aminergen (transsynaptischen) Signale meistens, aber nicht ausschließlich, nur langdauernde Änderungen (Größenordnung bis 10^3 s) in postsynaptischen Membranen verursachen, während die aminoazidergen Signale meistens, aber wiederum nicht ausschließlich, nur relativ kurzdauernde Zustandsänderungen (bis 10^2 ms) verursachen. Schließlich kann festgestellt werden, daß die aminergen Signale via eine Vielzahl von Rezeptoren eine Vielzahl von (post- und präsynaptischen) Reaktionsformen in der Empfängerzelle zu produzieren imstande sind, während die aminoazidergen Signale nur über einen, im besten Falle zwei, Rezeptoren verfügen, und so nur ein kleines Spektrum von (postsynaptischen) Reaktionsformen, oft nur eine «stereotype» Reaktion produzieren.

Wie schon unter 3.1 erwähnt, kennen wir innerhalb der Aminosäuren-Transmitter (oder vermuteten Transmitter) vor allem die Gammaamino-Buttersäure (GABA) und dann auch das Glyzin (GLY). Beides sind offensichtliche Hemmstoffe. Dazu kommen das Glutamat (GLU) und die Asparaginsäure (ASP), beides wohl ausschließlich Exzitations-Stoffe. Betreffs Taurin (TAU) wie auch noch weitere als Transmitter vorgeschlagene Aminosäuren, ist unsere Kenntnis noch sehr rudimentär. Von den vier erstgenannten aminoazidergen Transmittern ist das GABA, hinsichtlich Wirkungsart, Biochemie, Pharmakologie, Rezeptoreigenschaften und der für die Charakterisierung so eminent wichtigen Antagonisten und

(GABA-ähnlichen) Agonisten die mit Abstand am besten ausgearbeitete und verstandene Transmitter-Substanz. Weil dem GABA eine ausschlaggebende Rolle im Wirkungsmechanismus der Anxiolytika spielt und zudem der im ZNS wohl am weitesten verbreitete Transmitter schlechthin ist, wollen wir ihn im folgenden eher detailliert, und GLY, GLU und ASP dann weniger ausführlich behandeln. Taurin soll nur am Rande erwähnt werden.

3.3.1 Gammaamino-Buttersäure (GABA)

Anatomie

GABAerge Signalübermittlung kann praktisch überall im ZNS (einschließlich das Rückenmark) gefunden werden. Einige der besser bekannten GABA-Neuron-Ansammlungen sollen speziell erwähnt werden. Im *cortex cerebri* finden sich GABA-Zellen als Interneurone, speziell auch als Zwischenglieder der von den Pyramidenfasern abgehenden rückläufigen Hemm-Schlaufen. Im *Kleinhirn-Kortex* sind die als Interneurone dienenden Korb-, Stern- und Golgi-Zellen ebenfalls GABAerger Natur. Ihre Axone sind meistens sehr kurz; reichen im Maximum über wenige Millimeter, meist weniger. Auch die Purkinje-Zellen des Kleinhirn-Kortex brauchen GABA als Transmitter-Substanz. Die Axone, die auf die Kleinhirn- und Vestibular-Kerne projizieren, sind wahrscheinlich die einzige Ausnahme insofern, als sie (z.B. bei der Katze) Längen bis 15 mm erreichen. Im *Hippokampus* sind die rekurrenten Interneurone ebenfalls GABAerger Natur. Zudem dürften auch andere Interneurone in dieser rindenartigen Struktur GABA als Überträgerstoff verwenden. GABA wurde auch in allen übrigen Teilen des *limbischen Systems* gefunden, wenn auch systematisch gelagerte Nervenzellen als Träger dieses Transmitters noch nicht identifiziert worden sind. Rückkopplungsbahnen vom *Striatum* zur Nigra und vom *limbischen Vorderhirn* (z.B. Nc. accumbens) zum ventralen Tegmental-Areal sind ebenfalls, wenigstens über einen Teil der Strecke, GABAerger Natur. Des weiteren ist das Vorkommen von GABA und von GABA-Rezeptoren auch in praktisch allen Teilen des *Hirnstammes* inklusive Hypothalamus, Thalamus und Retikulärformation gesichert. GABAerge Interneurone finden sich ferner im *Rückenmark*. Von besonderer Bedeutung sind hier die (GABAergen) Zwischenneurone, die via axo-axonischer Synapse Kontakt mit den Terminalen der (afferenten) IA- IB- und II-Fasern aus den Muskel- und Sehnenspindeln aufnehmen. Ähnliche Verhältnisse liegen wahrscheinlich auch in den im oberen Halsmark liegenden Hinterstrang-Kernen vor.

Funktion

Die Funktion der GABAergen Eingänge ist wohl prinzipiell immer *Hemmung*; aber es ist von Wichtigkeit, sich zu vergegenwärtigen, daß die Hemmung, und damit Verschlechterung der interneuronalen Signalübermittlung, auf zwei grundsätzlich verschiedene Arten, mit grundsätzlich verschiedener Auswirkung im Rahmen der integrierten Tätigkeit eines neuronalen Netzwerkes verwirklicht werden kann. Wenn GABAerge Endigungen direkten Kontakt mit der postsynaptischen Membran aufnehmen, führt die GABA-Freigabe in den synaptischen Raum, und damit Aktivierung der *GABA-Rezeptoren* zu einer Öffnung der Membrankanäle für das Chlorion (Cl⁻), und so zur *Hyperpolarisation*, d.h. Hemmung der Zelle. In diesem Falle spricht man von *direkter* oder *postsynaptischer Hemmung*. Dabei wird die Empfänger-Zelle *nicht-selektiv* gegenüber allen Eingängen hyporeaktiv. Im Falle, wo die GABAergen Interneurone an den Terminalen, z.B. eines IA-Neurons, also präsynaptisch ansetzen, führt GABA-Freisetzung, wiederum via Öffnung von Cl⁻-Kanälen (in der präsynaptischen Membran) zu *Depolarisation* dieser Terminale. Dies führt zu einer Reduktion des die Terminale erreichenden elektrischen Potentials, und damit zu einer Verminderung des auf dieses Potential hin freigesetzten Transmitterpakets (z.B. Glutamat). Das die postsynaptische Membran erreichende (chemische) Signal ist damit kleiner und es wird die (exzitatorische) Reaktion der postsynaptischen Zelle damit vermindert, oder sie fällt gänzlich aus. Mit dieser *indirekten* oder *präsynaptischen* Hemmung wird demnach nicht die Reaktivität der Empfänger-Zelle, sondern diejenige einzelner Afferenzen geschmälert; d.h. es können selektiv einzelne Eingänge zur Empfänger-Zelle «abgeschaltet» werden. Die indirekte, präsynaptische Hemmung ist im Rahmen der Rückenmarks-Reflexmotorik und wahrscheinlich auch im Dienste einer Signal-Selektion in den Hinterstrang-Kernen eingesetzt. Über ähnliche Arrangements auf supraspinaler Ebene ist noch wenig bekannt. Es ist aber zu erwarten, daß beide Formen GABAerg vermittelter Hemmung in praktisch allen Teilen des Gehirns realisiert sind.

Was den Einsatz – die Aktivierung – GABAerger Elemente anbelangt, so kann fürs erste *nicht* erwartet werden, daß dieser, quasi «unisono», in allen Systemen und Arealen zur gleichen Zeit und in gleichem Ausmaß erfolgt. Viel eher muß postuliert werden, daß in jedem einzelnen Netzwerk einzelne Signalwege in Abhängigkeit von der Situation durch GABAerge Aktivität unterbrochen, andere durch Verminderung der GABAergen Aktivität enthemmt werden. Daraus resultiert dann ein nach Raum, Intensität und Zeit ausgerichtetes neuronales Aktivitätsmuster, das schließlich das angezielte Verhalten – sei es nun ein motorischer Akt, eine vegetative Reaktion oder ein «inneres» Verhalten – zu realisieren imstande ist. GABAerge Neurone sind entsprechend auf keinen Fall als Modulatoren, sondern viel eher als eigentliche Schaltelemente zu betrachten.

Wird die Aktivität dieser GABAergen Schaltelemente generell im ganzen ZNS erhöht, wie es z.B. mit Benzodiazepinen möglich ist (s. z.B. RICHARDS et al. 1986), so muß erwartet werden, daß die Hemmeinflüsse in allen Netzwerken überhand nehmen, und es kommt zu einer allgemeinen Dämpfung. Diese wird sich auf Ebene der «inneren» Verhaltensaktivitäten (z.B. psychische Funktionen wie Assoziieren, Sich-Erinnern etc.), wie auch auf Ebene der niedrigen Funktion als *Sedation* äußern. Im Rahmen der Motorik sind die Zeichen der Dämpfung typischerweise ein *Nachlassen der Muskelaktivität* im allgemeinen und eine *Senkung des Muskeltonus*. Eine allgemeine Dämpfung dürfte auch, als permissiver Faktor, den Eintritt des Schlafes erleichtern.

3.3.2 Weitere aminoazidergene Neurotransmitter-Mechanismen

Das *Glyzin* ist ebenfalls ein Hemm-Transmitter. Über dessen Einsatz ist noch relativ wenig bekannt. Wohl wissen wir, daß zahlreiche Neurone in den verschiedensten supraspinalen und spinalen Arealen des ZNS durch lokale, d.h. meistens mikroiontophoretische Applikation von Glyzin in ihrer spontanen Aktivität für relativ kurze Zeit gehemmt werden, wobei eine Hyperpolarisation der Empfängerzellen sicher die Basis der Hemmung ist. Offenbar verfügen alle diese Zellen (und zahlreiche andere) über Glyzin-Rezeptoren. Zudem sind wir im Besitze zum mindesten eines effektvollen Glyzin-Rezeptoren-Blockers; das Strychnin. Durch dessen lokale Applikation (und damit lokale Elimination des glyzinergen Hemmeffektes) lassen sich Enthemmungs-, d.h. exzitatorische Phänomene auslösen. Diese äußern sich, in Abhängigkeit von Dosierung und räumlicher Ausdehnung des Blocker-Einflusses, als lokale Zeichen erhöhter Zellaktivität und als in die Projektionsareale der enthemmten Zellen fortgeleitete Erregung. Letzteres Phänomen wurde in den «klassischen» Zeiten der Neuroanatomie und -physiologie als willkommene Methode – die Neuronographie – zur Darstellung von neuronalen Verbindungen angewendet. Im Extremfall zeigen sich, als Folge von Strychnin-Applikation lokale und generalisierte epileptiforme Entladungen. Aber trotz vieler solcher Befunde wissen wir noch wenig über die Lage und Orientierung der glyzinergen Verbindungen, die eigentlichen Glyzin-synthetisierenden und -freisetzenden Interneurone. Einzig von der sogenannten Renshaw-Schleife, eine von den α-Motoneuronen des Rückenmarks ausgehende Rückkopplungsschleife, weiß man, daß sie ein glyzinerges Glied beinhaltet.

Das *Glutamat* (GLU) ist, im Gegensatz zu GABA und GLY, ein ausgesprochener Exzitations-Stoff. Dies geht eindeutig aus Versuchen hervor, in denen es sich ausnahmslos zeigte, daß mikroiontophoretische Applikation von GLU an zahlreichen verschiedenen Spezies von Neuronen in praktisch allen Arealen des ZNS zu Erregung – Zunahme der spontanen Entladungen – führt. Auch dieses Phänomen findet seine praktische experimentelle Anwendung, indem in speziell angezielten Arealen (z.B. locus coeruleus) relativ kleine Zellgruppen «physiologisch» aktiviert werden können; der Aktivierungserfolg kann dann fernab im Projektionsgebiet dieser Zellen beobachtet werden. Auch die glutaminergen Reizerfolge sind, wie die GABAergen und glyzinergen, von relativ kurzer Dauer. Wiederum können wir annehmen, daß alle auf GLU empfindlichen Zellen mit GLU-Rezeptoren ausgestattet sind. Aber – wie schon hinsichtlich GLY festgestellt – wir wissen noch sehr wenig über Lage und Funktion von GLU-Neuronen.

Ähnliches gilt – mutatis mutandis – für die *Asparaginsäure*, der offensichtliche exzitatorische Partner von Glutaminsäure.

Abschließend läßt sich noch feststellen, daß, abgesehen von GABA, die Aminosäuren vorläufig nur bedingt als Neurotransmitter zu betrachten sind. Die Tatsache, daß offenbar entsprechende Rezeptoren vorhanden sind, würde jedoch im positiven Sinne sprechen.

3.4 Polypeptiderge Neurotransmitter Mechanismen

Die polypeptidergen Neurotransmitter, oder allgemein einfach die Neuropeptide, sind die mit ihrer Formenvielfalt und ihrer weiten Verbreitung wahrscheinlich interessantesten, gleichzeitig aber auch die hinsichtlich intimer Wirkungsmechanismen und -orte und Funktion am wenigsten verstandenen «nassen» Informationsüberträger. Mehrere der hier interessierenden Polypeptide wurden primär im ZNS, oder gleichzeitig im ZNS und in peripheren Lokalitäten, z.B. im Darm, entdeckt. Mehrere dieser Polypeptide wurden zuerst als sogenannte hypothalamische «*releasing hormones*» oder «factors», verantwortlich für die Bahnung der Abgabe von Hypophysen-Vorderlappen-Hormonen, gefunden und charakterisiert. Erst später hat man sie auch im Gehirn und Rückenmark in weit verbreiteten Nervenzell-Somata und -Fasern festgestellt. Einzelne dieser Neuropeptide waren lang, bevor sie im Parenchym des Gehirns gefunden wurden, schon als vom Hypothalamus abgesonderte Hypophysenhinterlappen-Hormone bekannt. Auf ihnen basierte die These der sekretorischen Tätigkeit von Nervenzellen (z.B. Scharrer). Eines der Neuropeptide war, bevor es weitverbreitet im ZNS entdeckt wurde, bekannt als ein hypothalamisches, die Abgabe von Wachstumshormon (growth hormone oder GH) hemmenden Prinzips entdeckt worden. Schließlich ist von Interesse zu erfahren, daß zwei der hier besprochenen Polypeptide – das Met- und das Leu-Enkephalin – erst gesucht und gefunden wurden, nachdem man zunächst ihre Rezeptoren charakterisiert und lokalisiert hatte.

Die Vielfalt dieser Neuropeptide und ihre erstaunlich weite Verbreitung ist deutliches Indiz dafür, daß diesen Stoffen eine ebenso große Vielfalt an Funktionen zukommen muß. Und es darf an dieser Stelle schon erwähnt werden, daß die Funktion dieser Polypeptide – auch wenn man fürs erste und vereinfachend anzunehmen bereit ist, daß sie lediglich Nerven-Zellen entweder zu exitieren oder zu hemmen imstande sind – letztlich durch die Funktion der von ihnen versorgten («innervierten») neuronalen Netzwerke bestimmt wird. Die Spezifität der Funktion und Wirkung dieser Neuropeptide ist so in der Spezifität der Verbindungen zwischen (möglicherweise) steuernden und gesteuerten Substraten begründet. Schließlich bleibt noch zu betonen, daß einzelne der Neuropeptide offenbar in Koexistenz z.B. mit aminergen Transmittersubstanzen in gemeinsamen neuronalen Elementen vorkommen und von diesen freigesetzt werden; dazu ist bekannt, daß gelegentlich gar drei Polypeptide – z.B. das AVP, ANG und CRH – zusammen in ein und demselben Neuron auftreten und offenbar von diesem abgegeben werden.

Von den vielen – heute wohl schon an die vierzig – möglicherweise als Transmitter agierenden Neuropeptiden wollen wir hier nur einige wenige, in ihrer Funktion schon etwas besser bekannten Vertreter behandeln. Es sind dies:
- das Gonadotropin-Releasing-Hormon (LHRH)
- das Thyreotropin-Releasing-Hormon (TRH)
- das Somatostatin, d.h. das GH-Abgabe-hemmende Hormon (SST)
- das Kortikotropin und dessen Fragmente (ACTH und, z.B. das 4-10-ACTH)
- das Angiotensin II (ANG)
- das Arginin-Vasopressin (AVP)
- die Substanz-P (SP)
- das Met-Enkephalin (MET-ENK)

- das LEU-Enkephalin (LEU-ENK)
- das vasoaktive intestinale Peptid (VIP)
- das Cholezystokinin (CCK) und
- zwei polypeptidische sogenannte Schlaffaktoren (DSIP und FS)

Und von diesen wenigen Vertretern können und wollen wir uns auf nur wenige Angaben beschränken, die im Rahmen des vorliegenden Bandes von einigem Interesse sein dürften. Für eine wesentlich weitere, und in ihrer Konzeption hervorragende Darstellung der «Sprache der Neuropeptide» und dieses Forschungsgebietes im allgemeinen, dürfen wir auf GUILLEMINS Artikel (1985) verweisen.

Anatomische Verteilung Peptid-haltiger Neurone im ZNS

Peptidtragende Neurone können durch verschiedene immunhistochemische oder radioimmunologische Methoden im histologischen Bild sichtbar gemacht und so recht genau lokalisiert werden. Die folgende recht vereinfachte Übersicht basiert zur Hauptsache auf einer Arbeit von HÖKFELT und Mitarbeitern (1978). Die meisten der in der genannten Liste erwähnten Polypeptide sind weiterum im ZNS (inklusive Rückenmark) als Bestandteile von Nervenfasern und Somata gefunden worden. Die wichtigsten, eigentlich fast allgemeinen Lokalisationen sind der Hypothalamus (mit eminentia mediana, EM), der hintere Hirnstamm und – mit Ausnahme von LHRH und VIP – das Rückenmark. Somatostatin, Substanz-P, Enkephalin und Vasopressin sind auch im Thalamus zu finden. Praktisch alle genannten Polypeptide kommen in Nervenfasern des Amygdala-Komplexes vor. Hingegen findet man in den übrigen Arealen des limbischen Systems nur Somatostatin, Substanz P, Enkephaline, VIP und auch Vasopressin (AVP). SST- und VIP-haltige Neurone wurden zudem auch in Neuronen des Neokortex entdeckt.

Von speziellem Interesse im Zusammenhang mit der im nächsten Abschnitt erörterten Funktion der ZNS-Peptide sind auch einige Hinweise über detaillierte Lokalisationen von PP-haltigen Neuronen und PP-Rezeptoren. So ist z.B. bekannt, daß vasopressinerge Fasern in den ventralen Hippokampus laufen und daselbst an den Dendriten der hippokampalen Pyramidenzellen endigen.

Substanz-P findet sich, auf Rückenmarkshöhe, in den Terminalen von afferenten nozizeptiven (d.h. III- und IV-) Fasern; also am Übergang vom ersten auf das zweite Neuron der Schmerzbahn. Enkephaline sind neben höheren Strukturen, auch im zentralen Höhlengrau des Hirnstammes und im Hinterhorn des Rückenmarks angereichert. Vom vasoaktiven intestinalen Peptid (VIP) ist bekannt, daß es neben seinem Vorkommen in zahlreichen Arealen des Hirnstammes, des limbischen Systems und des Neokortex, in hohen Konzentrationen im nucleus suprachiasmaticus (SCN) auftritt. Vom Cholezystokinin ist bekannt, daß es in Fasern, die in den Hippokampus unter der Pyramidenschicht einlaufen, vorkommt.

Was Peptid-Rezeptoren anbelangt, so scheinen wir einzig hinsichtlich der enkephalinischen Übertragermechanismen einigermaßen gut informiert zu sein. Bekanntermaßen müssen wir betreffend Bindungsstellen für natürliche (und synthetische) Opiate mit (mindestens) drei Typen – μ- κ-, und δ- – von Rezeptoren rechnen. Von diesen Opiat-Rezeptoren wissen wir wiederum, daß sie in ihrem Verteilungsmuster dem Verteilungsmuster der Enkephaline entsprechen. Über Rezeptoren für alle anderen hier berücksichtigten peptidischen Liganden wissen wir noch relativ wenig, mit Ausnahme des Vasopressins, für das ein Rezeptor an der Blutplättchen-Membran gefunden wurde. Auch fehlen uns zum großen Teil die für eine Abklärung der entsprechenden Transmissionsmechanismen so wichtigen Rezeptor-Antagonisten und -Agonisten. Wenig ist auch bekannt über Ursprungs- und Wirkungsort der verschiedenen Schlaffaktoren, z.B. Faktor-S oder DSIP.

Funktion

Für einige der hier besprochenen peptidergen Neurotransmitter-Mechanismen haben wir aber doch einige Kenntnis hinsichtlich einer oder mehrerer ihrer sicher multiplen Funktionen. Was lokale zelluläre Wirkungen der erwähnten PPe anbelangt, so können wir uns damit begnügen, die Resultate aus GÄHWILERS Übersichtsartikel (1983) als Quelle für einige Beispiele von solchen Wirkungen im Hippokampus zu benützen. Nach diesem Autor haben alle von ihm erwähnten Polypeptide außer Somatostatin eine exzitatorische Wirkung auf die Pyramidenzellen des Hippokampus. Und auch die erregende Wirkung der verschiedenen Substanzen scheint auf recht unterschiedliche Art produziert zu werden. VIP und Cholezystokinin exitieren Pyramidenzellen mittels direkter (postsynaptischer) Depolarisation. Angiotensin produziert seine erregende Wirkung indirekt, via Unterdrückung von Hemmeinflüssen. Ähnliches gilt auch für Enkephalin. Vasopressin hat ebenfalls eine erregende Wirkung auf diese Zellen; aber der Mechanismus ist nach GÄHWILER noch wenig bekannt. Mit Somatostatin wurden sowohl erregende, als auch hemmende Wirkungen nach lokaler Applikation erzielt. Möglicherweise sind Unterschiede in der Dosierung für solch verschiedene Effekte verantwortlich; aber die grundlegenden Mechanismen sind weder im einen noch im anderen Falle klar.

Alle genannten Polypeptide zeitigen, wenn systemisch oder noch mehr wenn intrazerebral appliziert, zum Teil ausgesprochen markante und Substanz-spezifische Effekte auf die verschiedenen Funktions- respektive Verhaltens-Systeme. Für eine ausgezeichnete Zusammenfassung verweisen wir auf: «The Neuroscience of Mental Health» (1984). Die wohl am besten untersuchten und, in funktioneller Hinsicht, auch am besten verstandenen Stoffe sind *Met-Enkephalin* und *Leu-Enkephalin*. Am klarsten ist deren Rolle im Rahmen endogener analgetischer Mechanismen. Nach Injektion von Enkephalin ins zentrale Höhlengrau des Hirnstammes oder in den subduralen Raum des Rückenmarks kommt es bei verschiedensten Spezies zu ausgesprochener *Analgesie*. Dieser Effekt kann durch Applikation von Morphium an den gleichen Stellen imitiert werden (s. z.B. YAKSH 1979). Naloxon, der heute gebräuchlichste Opiat-Rezeptoren-Antagonist, blockiert sowohl den Enkephalin- als auch den Morphium-Effekt. Zum mindesten was die Effekte auf Rückenmarkshöhe anbelangt, ist man heute geneigt anzunehmen, daß *enkephalinerge Zwischenneurone* (vielleicht durch absteigende NA- und/oder 5-HT-Neurone aktiviert) präsynaptisch auf Terminalen von afferenten nozizeptiven Fasern endigen. Bei Freisetzung von Enkephalin und dessen Bindung an terminale Opiat-Rezeptoren kommt es zu Unterdrückung von Substanz-P-Abgabe und damit zur Bremsung der nozizeptiven Afferenzen.

Auf supraspinaler Ebene stehen die enkephalinergen Mechanismen in der Ge-

gend des zentralen Höhlengraus ebenfalls im Dienste endogener analgetischer Funktionen. Hingegen läßt sich durch Met-Enkephalin-Injektion in das ventrale Tegmental-Areal (Kern A_{10}) bei Ratten eine Zunahme der allgemeinen motorischen und auch der Orientierungs-Aktivität erzielen. Man vermutet zudem, daß die *euphorisierende Wirkung* der natürlichen Opiate (die diese mit dem Morphium teilen) über «opierge» Mechanismen in der Amygdala produziert wird. Dabei ist vielleicht auch an einen Zusammenhang mit dem schon früher erwähnten «Reward-System» (intrakranielle Selbstreizung) zu denken. Substanz-P hat auf supraspinaler Ebene einen hauptsächlich aktivierenden Einfluß, ohne daß allerdings Einzelheiten betreffend Spezifität der aktivierten Systeme bekannt wären. Diese aktivierende Wirkung hat im übrigen die Substanz-P gemeinsam mit dem TRH und dem GHRH (Thyreotropin- respektive Wachstumshormon-Releasing Hormone). Beide letztgenannten Substanzen antagonisieren, wenn systemisch oder intrazerebral appliziert, die sedierende Wirkung von Phenobarbital.

Cholezystokinin (CCK) bewirkt, wenn intrazerebral injiziert, eine Abnahme der Futtereinnahme, d.h. wohl eine Zunahme des Sättigungsgefühls und Abnahme des Hungers. Umgekehrt läßt sich mittels intrazerebraler Injektion von Angiotensin II (ANG) bei verschiedenen Spezies Trinken induzieren.

Das *Arginin-Vasopressin* (AVP), das bekanntlich peripher (d.h. via Niere) Wasser-sparend wirkt, soll via zentralem Angriffspunkt Gedächtnis-fördernd wirken. Ähnliches gilt auch für das 4-10-Fragment des ACTH (siehe z.B. DeWied 1980). In einer erst kürzlich erschienenen Übersichtsarbeit (Born et al. 1986) wurde aufgrund einer großen Literaturzusammenstellung geschlossen, daß ACTH und seine Fragmente im wesentlichen Habituations-Prozesse hemmen und zudem auch die selektive Aufmerksamkeit (unsere «lokale Vigilanz» in sensorischen Systemen, Koella 1982a) verschlechtern. Hingegen scheinen die ACTH-Fragmente nach diesen Autoren – und entgegen der DeWiedschen Auffassung – keinen Einfluß auf die Gedächtnisfunktionen auszuüben.

Das *Gonadotropin-Releasing Hormon* (LHRH) hat, neben seiner Wirkung auf den Hypophysen-Vorderlappen, auch eine offensichtliche zentrale Wirkung. Wenn intrazerebral appliziert, induziert es – selbst bei hypophysektomierten Tieren – markantes Sexualverhalten. Diese Effekte scheinen nach allem, was wir über die Organisation von Sexualverhalten wissen, hauptsächlich über Angriffspunkte in limbischen Strukturen, wie Amygdala, Septum und präoptisches Areal zu verlaufen (siehe dazu z.B. Koella 1982b).

Was das *vasoaktive intestinale Peptid* (VIP) anbelangt, so kann vermutet werden, daß es wichtige – bislang aber unbekannte – (neo-) kortikale Funktionen zu haben scheint. Wie erwähnt, kommt es dort in eher großen Mengen vor. Zum andern ist bekannt, daß dieses Peptid auch hoch konzentriert im nucleus suprachiasmaticus, also in den neuronalen Netzwerken der circadianen «Inneren Uhr» vorkommt. So liegt die Vermutung nahe, daß VIP die wichtige Verbindung zwischen diesem Zeitgeber und einer (zunächst postulierten) Schlaf-organisierenden Zentrale herstellt (dazu Koella 1984, 1988).

Damit haben wir auch die logische Verbindung zu zwei weiteren, hier zu besprechenden Peptiden – den sogenannten *Schlaf-Faktoren* – hergestellt. Von diesen wollen wir, zwecks Abrundung des Themas, nur deren zwei erwähnen und kurz charakterisieren: Factor-S von Pappenheimer und Krueger (siehe z.B.

PAPPENHEIMER 1982) und das Delta-Sleep Inducing Peptide von MONNIER und SCHOENENBERGER (siehe z.B. SCHOENENBERGER und SCHNEIDER-HELMERT 1983). Das erste ist ein Muramyl-Peptid, das letztere ein Nonapeptid von ebenfalls gut erarbeiteter Aminosäuren-Sequenz. Beide Peptide sollen bei intrazerebraler wie auch bei peripherer Applikation Schlaf oder schlafähnliche Zustände induzieren. Für eine detailliertere Darstellung solcher Effekte dürfen wir auf unsere zusammenfassende Darstellung (KOELLA 1988) verweisen. Über Ursprung und exakten Wirkungsort und -mechanismus beider Substanzen wissen wir aber noch wenig. Es kann aber vermutet werden, daß das eine und/oder andere dieser Peptide als Rückkopplungsglieder zwischen «arbeitendem» Hirngewebe und Schlafzentrum eingeschaltet ist. Ihre Aufgabe wäre es dann, die Schlafzentrale über den momentanen Zustand und über die «jüngste Geschichte» (Art der Aktivität, Menge von Schlaf) in den zerebralen neuronalen Netzwerken zu informieren und so entsprechend den «Schlafdruck» zu regulieren (für solche Modell-Vorstellungen siehe KOELLA 1984, 1988).

Von den übrigen hier erwähnten, sogenannten aktivierenden Peptiden (SP, TRH, GHRH) möchten wir vermuten, daß sie als lokale Verstärker oder Modulatoren z.B. der Reaktivitäts-fördernden Amine in den spezifischen Systemen dienen. Dabei sei es offen gelassen, ob diese Peptide diese Rolle im «Alleingang», oder dann via Ko-Release, z.B. aus primär aminergen Fasern bewältigen.

4 Epilog

Wir haben mit dieser Einführung versucht, für die folgenden drei «speziellen» Kapitel über pharmakologische, pharmakokinetische und toxikologische Aspekte der Antidepressiva, Sedativa/Hypnotika und Neuroleptika eine Basis zu errichten – gewissermaßen für die «Grundlagen-Kapitel» dieses Bandes eine weitere vorbereitende Grundlage zu schaffen. Wir sind uns bewußt – und wir haben es im Vorwort schon angemeldet –, daß dieses einleitende Kapitel in manchen Aspekten recht lückenhaft ist. Allein, eine detaillierte Behandlung der Thematik mit Einschluß aller neuen Beobachtungen würde an sich eine Ausweitung auf mehrere hundert (wenn nicht wesentlich mehr) Seiten bedeuten, und es konnte nicht das Anliegen sein, dieses als Einführung dienende Kapitel mit einer großen Zahl von Einzelheiten – die zu verstehen zum Teil erhebliche Grundkenntnisse in chemischen, biochemischen und molekularbiologischen Belangen voraussetzt – zu belasten. Vielmehr war es unsere Absicht, mit unseren Ausführungen dem Leser den Anschluß an und das Verständnis für die drei «speziellen» Kapitel etwas zu erleichtern; und wir hoffen, daß uns dies trotz wesentlicher Abkürzungen und Vereinfachungen auch gelungen ist. Im übrigen wird der Leser bemerken, daß die Autoren der drei folgenden Kapitel mancherorts – wo unbedingt notwendig – unsere Ausführungen mit Hinweisen auf detaillierte Aspekte trefflich ergänzt haben.

Literatur

ANDÉN, N.-E.; DAHLSTRÖM, A.; FUXE, K.; LARSSON, K.; OLSON, L.; UNGERSTEDT, U.: Ascending monoamine neurons to the telencephalon and diencephalon. Acta physiol. scand. 67, 313–326 (1966).

BAUMANN, P.; KOELLA, W.P.: Feedback control of noradrenaline release as a function of noradrenaline concentration in the synaptic cleft in cortical slices of the rat. Brain Research 189, 437–448 (1980).

BORN, J.; FEHM, H.L.; VOIGT, K.H.: ACTH and attention in humans: a review. Neuropsychobiology 15, 165–186 (1986).

COMMISSIONG, J.W.: Spinal monoaminergic systems: an aspect of somatic motor function. Fed.Proc. 40, 2771–2777 (1981).

COSTA, E.: Symposium Chairman: Coexistence of neuromodulators: biochemical and pharmacological consequences. Fed.Proc. 42, 2910–2952 (1983).

DAHLSTRÖM, A.; FUXE, K.: Evidence for the existence of monoamine neurons in the central nervous systems. I. Demonstration of monoamines in the cell bodies of brain stem neurons. Acta physiol.scand.Suppl. 232, 1–55 (1964).

DEWIED, D.: Behavioral actions of neurohypophysial peptides. Proc.R.Soc.London, Ser.B 210, 183–195 (1980).

FIELDS, H.L. BASBAUM, A.I.: Brain stem control of spinal pain transmission neurons. Ann.Rev.Physiol. 40, 217–248 (1978).

GÄHWILER, B.H.: The action of neuropeptides on the bioelectric activity of hippocampal neurons. In: Seifert, N. (ed.), Neurobiology of the hippocampus, 157–174. London, Academic Press 1983.

GERMAN, D.C.; BOWDEN, D.M.: Catecholamine systems as the neural substrate for intracranial self-stimulation: a hypothesis. Brain Research 73, 381–419 (1974).

GUILLEMIN, R.: The language of polypeptides and the wisdom of the body. The Physiologist 28, 391–396 (1985).

HAAS, H.L.: Histamine potentiates neuronal excitation by blocking a calcium-dependent potassium conductance. Agents and Actions 14, 534–537 (1984).

HÖKFELT, T.; ELDE, R.; JOHANNSON, O.; LJUNGDAHL, A.; SCHULTZBERG, M.; FUXE, K.; GOLDSTEIN, M.; NILSSEN, G.; PERNOW, B.; TERENIUS, L.; GANTEN, D.; JEFFCOATE, S.L.; REHFELD, J.; SAID, S.: Distribution of peptide-containing neurons. In: LIPTON, M.A.; DiMASCIO, A.; KILLIAM, K.F. (eds.), Psychopharmacology: a Generation of Progress, 39–66, New York, Raven Press 1978.

JONES, B.; BOBILLIER, P.; PIN, C.; JOUVET, M.: The effect of lesions of catecholamine-containing neurons upon monoamine content of the brain and EEG and behavioral waking in the cat. Brain Research 58, 157–177 (1973).

KIMURA, R.; McGEER, P.L.; PENG, J.H.; McGEER, E.G.: The central cholinergic system studied by choline acetyltransferase immunohistochemistry in the cat. J. comp, Neurol. 200, 151–201 (1981).

KOELLA, W.P.: A modern neurobiological concept of vigilance. Experientia 38, 1426–1437 (1982a).

–: The functions of the limbic system – evidence from animal experimentation. Adv.biol. Psychiatry 8, 12–39 (1982b).

–: The organization and regulation of sleep; a review of the experimental evidence and a novel integrated model of the organizing and regulating apparatus. Experientia 40, 309–338 (1984).

–: Die Physiologie des Schlafes – eine Einführung. Stuttgart, New York: Gustav Fischer 1988.

LOEWY, A.D.; NEIL, J.J.: The role of descending monoaminergic systems in central control of blood pressure. Fed.Proc. 40, 2778–2785 (1981).

MOISES, H.C.; WOODWARD, D.J.; HOFFER, B.J.; FREEDMAN, R.: Interaction of norepinephrine with Purkinje cell responses to putative amino acid neurotransmitters applied by microiontophoresis. Exp. Neurology 64, 493–515 (1979).

MONTARON, M.F.; BOUYER, J.-J.; ROUGEUL, A.; BUSER, A.: Ventral mesencephalic tegmentum controls electrocortical beta rhythms and associated attentive behaviour in the cat Behavioural Brain Research 6, 129–145 (1982).

NIH: The Neuroscience of mental health. A report on neuroscience research. US National Institute of Mental Health, 1984.

OLDS, J.; MILNER, P.M.: Positive reinforcement produced by electrical stimulation of the septal area and other regions of the rat brain. J. comp. Psychol. 47, 419–427 (1954).

PAPPENHEIMER, J.R.: Sleep factor in CSF, brain and urine. Front. Horm. Res. 9, 173–178 (1982).

RICHARDS, J.G.; SCHOCH, P.; MÖHLER, H.; HAEFELY, W.: Benzodiazepine receptors resolved. Experientia 42, 121–126 (1986).

SCHNEIDER-HELMERT, D.: Influence of DSIP on sleep and waking behavior in man: In: KOELLA, W.P. (ed.), Sleep 1982. Proc. Eur. Congress of Sleep Research, 117–120. Basel: Karger 1983.

SCHWARTZ, J.-C.: Histaminergic mechanisms in brain. Ann. Rev. Pharmacol. Toxicol. 17, 325–339 (1977).

SHUTE, C.C.D.; LEWIS, P.R.: The ascending cholinergic reticular system: neocortical, olfactory, and subcortical projections. Brain 90, 497–519 (1967).

STEVENS, J.R.: Psychomotor epilepsy and schizophrenia: a common anatomy. In: BRAZIER, M. (ed.), Epilepsy, its phenomena in man, 189–214, New York: Academic Press 1983.

UNGERSTEDT, U.: Stereotaxic mapping of monoamine pathways in the rat brain. Acta physiol. scand. Suppl. 367, 1–29 (1971).

WATANABE, T.; TAGUCHI, Y.; SHIOSAKA, S.; TANAKA, J.; KUBOTA, H.; TERANO, Y.; TOHYAMA, M.; WADA, H.: Distribution of histaminergic neuron systems in the central nervous system of rats: a fluorescent immunohistochemical analysis with histidine decarboxylase as a marker. Brain Research 295, 13–25 (1984).

WAUQUIER, A.; CLINCKE, G.H.C.: Functions of central cholinergic systems in brain-behavior. Chapter 3, in: SINGH, M.M.; WARBURTON, D.M. (eds.), Central cholinergic mechanisms and adaptive dysfunction, 63–103. New York: Plenum Publishing Corp. 1984.

YAKSH, T.L.: Direct evidence that spinal serotonin and noradrenaline terminals mediate the spinal antinociceptive effects of morphine in the periaqueductal grey. Brain Research 160, 180–185 (1978).

Kapitel 2
Tranquilizer und Hypnotika

U. KLOTZ

1 Einleitung

1.1 Begriffsbestimmung

Hypnotika (Schlafmittel) verursachen Müdigkeit und erleichtern den Eintritt und die Erhaltung eines Schlafzustandes, der in seiner EEG- und Verhaltens- Charakteristik mit dem natürlichen Schlaf möglichst identisch sein sollte und aus dem der Patient jederzeit leicht erweckbar ist. Meistens ist die gesamte ZNS-Aktivität mehr oder weniger spezifisch herabgesetzt, so daß verschiedene Substanzen dieser Gruppe auch als Antikonvulsiva, Muskelrelaxantien oder Injektionsnarkotika eingesetzt werden. *Tranquilizer* (Tranquillantien, Anxiolytika) sollen Spannungen, Mißempfindungen sowie akute und/oder chronische Angstzustände (symptomatisch) abschwächen bzw. verhindern. Dabei sind die dosis- respektive konzentrationsabhängigen sedativ-hypnotischen Begleitwirkungen nicht klar abgrenzbar.

1.2 Kurze geschichtliche Einführung

Schon seit der Antike wurden Substanzen zur Induktion von Schlaf angewendet, dabei erfreuten sich alkoholische Getränke, sowohl als Hypnotikum als auch als Tranquilizer, besonderer Beliebtheit. 1864 wurde Bromid als das erste spezifische Hypnotikum eingesetzt, danach folgten Chloralhydrat und Paraldehyd. Zu Beginn des 20. Jahrhunderts setzte mit Barbital (1903) und Phenobarbital (1912) der «Siegeszug» der Barbiturate (über 2500 Substanzen bzw. etwa 50 verschiedene Präparate) ein, welche als Schlafmittel ab Mitte der sechziger Jahre durch die Benzodiazepine abgelöst wurden.

Als der erste «spezifische» Tranquilizer wurde 1955 Meprobamat eingeführt, das ursprünglich als ein potentielles Muskelrelaxans synthetisiert worden war. Auch für diese Indikation haben in der Zwischenzeit die Benzodiazepine neben einigen anderen neuen Wirkstoffen eine führende und beherrschende Position eingenommen.

1.3 Entwicklung der Benzodiazepine

Die Entdeckung der Benzodiazepine könnte man fast als zufällig ansehen. Als der aus Krakau stammende Chemiker STERNBACH, der eine Schwäche für schön auskristallisierte Lösungen hatte, wieder einmal seine überfüllten Labortische aufräumen mußte, entging diesem «Entrümpelungsprozeß» eine auffällige Kristallsuspension, deren chemische Aufklärung sich wenig später als die völlig neue Substanzgruppe der Benzodiazepine herausstellen sollte. Die erste isolierte Substanz, das Chlordiazepoxid, wurde sogleich dem Pharmakologen Randall zum üblichen «screening» weitergereicht, der wegen der geringen Toxizität und dem überraschenden Wirkspektrum sofort den Wert dieser neuen Verbindung erkannte; sie wurde dann 1961 in die klinische Medizin eingeführt. In der Folgezeit wurden mehr als 10000 verschiedene Substanzen synthetisiert und pharmakologisch getestet (STERNBACH 1971). Bereits 1963 wurde als wesentlicher Fortschritt Diazepam zugelassen, das auch heute noch als die Standardsubstanz angesehen werden muß. 1965 folgte mit Oxazepam der erste biologische aktive Metabolit. In der Zwischenzeit sind in Europa mehr als 30 verschiedene Benzodiazepine mit fast identischem Wirkspektrum im Handel (siehe tabellarische Zusammenstellung im Abschnitt 9) und mit weiteren chemischen Molekül-Modifikationen muß gerechnet werden. Durch die Entdeckung der Benzodiazepin-Rezeptoren (siehe nächster Abschnitt) wurde es auch möglich, etwas gezielter Substanzen mit unterschiedlichen pharmakologischen Eigenschaften (z.B. Antagonisten, gemischte Agonisten/Antagonisten) zu entwickeln.

1.4 Entdeckung von Benzodiazepin-Rezeptoren

In den letzten Jahren wurden für die Benzodiazepine verschiedene Bindungsstellen charakterisiert. Im Plasma haften sie mehr oder weniger fest an den Bindungsstellen II des Albumins (sogenannte Indol-spezifische Bindungsstellen), was die Pharmakokinetik (Verteilung und Elimination) der Benzodiazepine beeinflußt (MÜLLER und WOLLERT 1979). Benzodiazepine mit einer Nitrogruppe werden an der Oberfläche von Schistosomen gebunden. Dies könnte ihre antiparasitäre Wirksamkeit erklären (BENNETT 1980). In verschiedenen peripheren Geweben und freien Zellen (z.B. Niere, Leber, Lunge, Nebennierenrinde, Herz, Hoden, Erythrozyten, Lymphozyten, Blutplättchen, Mastzellen, glatte und Skelettmuskulatur) wurden «nicht-neuronale» Bindungsstellen für Benzodiazepine nachgewiesen, die nicht mit dem GABA-Rezeptor gekoppelt sind und deren physiologische Bedeutung bis heute ungeklärt ist (PATEL und MARANGOS 1982).

Für die Vermittlung der pharmakologischen bzw. klinischen Wirkungen sind jedoch spezifische Bindungsstellen auf den Membranen zentraler Neurone vorhanden. Stereoselektiv und mit hoher Affinität (im nanomolaren Konzentrationsbereich) werden Benzodiazepine an einem tetrameren Glykoproteinkomplex (Molekulargewicht 220000 D, Untereinheiten 50–60000 D) gebunden («Erkennungsstellen» bzw. «recognition sites»), der auch GABA-Rezeptoren und einen transmembranären Chloridkanal einschließt. Die Existenz dieses Benzodiazepin-GABA-Cl-Ionophor-Rezeptorkomplexes wurde erstmals 1977 durch biochemische in vitro Bindungsexperimente nachgewiesen (BRAESTRUP und SQUIRES 1977; MÖHLER und OKADA 1977). Mit Hilfe der histologischen Autoradiographie konnte die Verteilung der Benzodiazepin-Rezeptoren im ZNS sichtbar gemacht werden. Dabei wurden neben markierten Benzodiazepinen auch die spezifischen Marker Muscimol und Bicucullin eingesetzt. Eine schärfere Lokalisierung der Benzodiazepin-Rezeptoren wurde durch immun-histochemische Methoden erreicht. Neulich gelang es mit Hilfe des aus Rinderhirn isolierten und gereinigten Rezeptor-Komplexes monoclonale Antikörper herzustellen und damit durch immunologische Präzipitation die Untereinheiten dieses Rezeptorkomplexes genauer zu charakterisieren und zu folgern, daß die meisten, wenn nicht alle Benzodiazepin-Rezeptoren, Teil des $GABA_A$-Rezeptor-Komplexes sind. Es konnte auch gezeigt werden, daß zumindest in der substantia nigra der Ratte der Rezeptor-Komplex nicht nur postsynaptisch, sondern auch präsynaptisch vorhanden ist. Es wird noch diskutiert, ob eventuell zwei Untergruppen von Benzodiazepin-Rezeptoren existieren (RICHARDS et al. 1986).

Tomographische Untersuchungen mit Positronen emittierenden Isotopen (z.B. ^{11}C-Flunitrazepam, ^{11}C-Ro 15-1788) gestatteten es kürzlich, in vivo beim Menschen die Verteilung der Benzodiazepin-Bindungsstellen im Gehirn sichtbar zu machen (MAZIÈRE et al. 1985).

2 Chemische Strukturen und Eigenschaften

2.1 Meprobamat

Bei der Suche nach Stabilisatoren für Penicillinzubereitungen wurde aus Glykolderivaten das Sedativum Meprobamat entwickelt, welches einen bis-Carbamatester darstellt (Abb. 1). Es schmeckt bitter und löst sich schlecht in Wasser (0,34% bei 20 °C). In organischen Lösungsmitteln ist es jedoch gut löslich. Wässerige Lösungen reagieren neutral. In verdünnten sauren und alkalischen Medien, z.B. Magen- und Intestinalsaft ist die Substanz stabil.

Seit der Einführung der Benzodiazepine kommt dem Meprobamat keine klinische Bedeutung mehr zu.

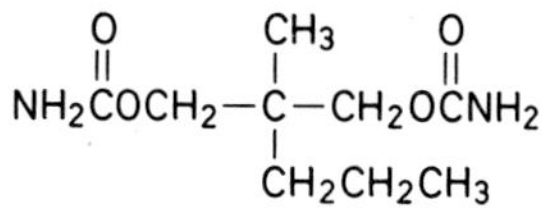

$$NH_2COCH_2-\underset{\underset{CH_2CH_2CH_3}{|}}{\overset{\overset{CH_3}{|}}{C}}-CH_2OCNH_2$$

Abb. 1: Meprobamat

2.2 Barbiturate

Seit der Einführung der weniger toxischen Benzodiazepine haben auch die Barbiturate sehr stark an Bedeutung verloren. Chemisch gesehen stellen sie 2,4,6-Trioxohexahydropyrimidine dar (Abb. 2).

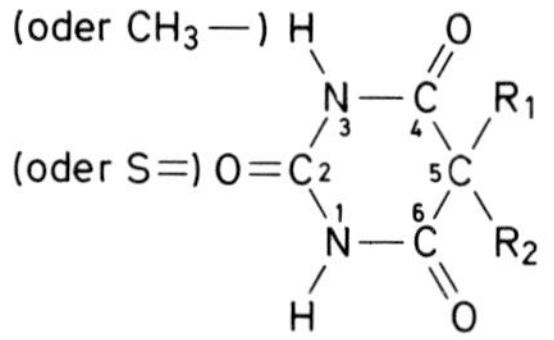

$$\text{(oder CH}_3-\text{) H} \quad \text{O}$$
$$\text{N}-\text{C} \quad R_1$$
$$\text{(oder S=) O=C}_2 \quad \text{C}$$
$$\text{N}-\text{C} \quad R_2$$
$$\text{H} \quad \text{O}$$

Abb. 2: Barbituratgerüst

Bei den Thio-Barbituraten ist der Sauerstoff an C^2 durch Schwefel ersetzt (z.B. Thiamylal, Thiopental). Mephobarbital, Metharbital und Methohexital tragen ausnahmsweise an N^3 eine Methylgruppe. An C^5 sind eine Reihe verschiedener Substituenten möglich, z.B.:

Barbiturat	R_1	R_2
Amobarbital	Äthyl-	Isopentyl-
Aprobarbital	Allyl-	Isopropyl-
Butabarbital	Äthyl-	sec.-Butyl-
Butalbital	Allyl-	Isobutyl-
Mephobarbital	Äthyl-	Phenyl-
Metharbital	Äthyl-	Äthyl-
Methohexital	Allyl-	1-Methyl-2-Pentinyl-
Pentobarbital	Äthyl-	1-Methylbutyl-
Phenobarbital	Äthyl-	Phenyl-
Secobarbital	Allyl-	1-Methylbutyl-
Talbutal	Allyl-	sec.-Butyl-
Thiamylal	Allyl-	1-Methylbutyl-
Thiopental	Äthyl-	1-Methylbutyl-

Die Carbonylgruppe an Position 2 hat wegen der Keto/Enol-Tautomerisierung Säurecharakter. Die Barbitursäure-Derivate sind schlecht wasserlöslich – aber gut löslich in nicht-polaren Lösungsmitteln. Thio-Barbiturate sind dabei besser lipidlöslich als die entsprechenden Oxy-Barbiturate. Die Na-Salze lösen sich gut in Wasser, wo sie alkalische und oft instabile Lösungen bilden. Normalerweise nimmt durch Substituenten, welche die Lipidlöslichkeit erhöhen, die Wirkdauer ab, beschleunigen sich Wirkungseintritt sowie hepatischer Abbau und es wird die hypnotische Potenz verstärkt.

Viele Barbiturate sind optisch aktiv. Sie werden jedoch als Racemate verabreicht, obwohl die Enantiomeren z.T. ein unterschiedliches Wirkprofil aufweisen.

2.3 Chloralhydrat

Chloral (2,2,2-Trichloracetaldehyd) stellt ein instabiles und übel riechendes Öl dar, das deshalb in Form seines Hydrates als Schlafmittel in die Medizin eingeführt wurde (Abb. 3).

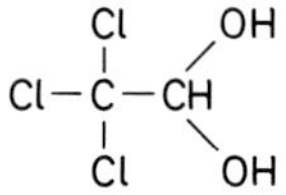

$$Cl-\underset{\underset{Cl}{|}}{\overset{\overset{Cl}{|}}{C}}-CH\overset{OH}{\underset{OH}{\diagdown}}$$

Abb. 3: Chloralhydrat

Dieses wird zu Trichloräthanol metabolisiert (siehe S. 55), welches auch hypnotisch wirkt. Es hat einen unangenehmen Geruch und Geschmack. An der Luft verflüchtigt sich Chloralhydrat langsam. Es löst sich gut in Wasser (6,6 g in 1 ml Wasser bei 20 °C) und in einigen organischen Lösungsmitteln (z.B. Aceton, Methyläthylketon).

2.4 Paraldehyd

Paraldehyd stellt das zyklische Trimere des Acetaldehyd (Polyäther) dar (Abb. 4). Die aromatisch riechende Flüssigkeit hat einen unangenehmen Geschmack. Sie ist mit Alkohol, Chloroform oder Äther mischbar und kann mit physiologischer Kochsalzlösung verdünnt werden. Paraldehyd sollte als Hypnotikum heute nicht mehr verwendet werden.

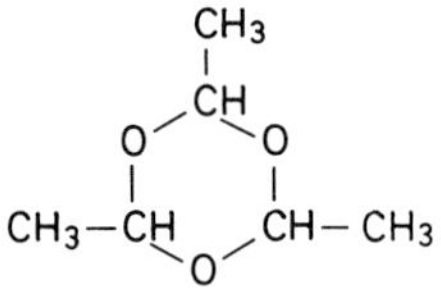

Abb. 4: Paraldehyd

2.5 Methaqualon

Methaqualon, welches in den USA vom Markt genommen wurde, stellt ein disubstituiertes Quinazolin dar (Abb. 5). Das geruchlose, weiße Pulver schmeckt bitter und ist in Wasser unlöslich. Methaqualon ist optisch inaktiv und sollte vor Licht

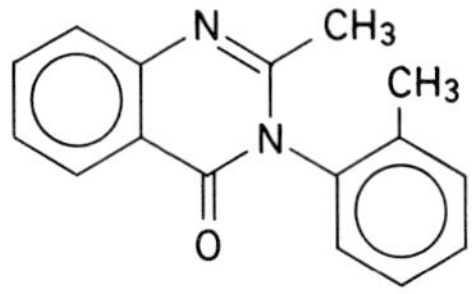

Abb. 5: Methaqualon

geschützt aufbewahrt werden. Aufgrund seiner Nebenwirkungen und des hohen Abhängigkeitspotentials (gilt in der BRD seit 1981 als Betäubungsmittel) sollte Methaqualon nicht mehr verordnet werden.

2.6 Glutethimid

Glutethimid wurde als Alternative zu den Barbituraten entwickelt und ist chemisch gesehen ein Piperidinderivat (Abb. 6).

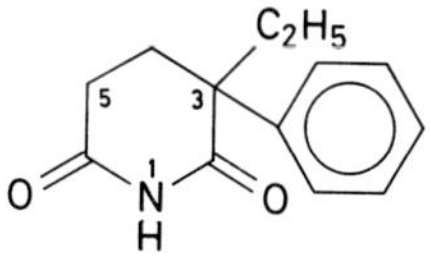

Abb. 6: Glutethimid

Das geruchlose, bitter schmeckende, weiße Pulver ist als Racemat im Handel, obwohl das (+)-Isomer 2–3mal hypnotisch aktiver als das (−)-Isomer ist. Während die Substanz in Wasser praktisch unlöslich ist, löst sie sich gut in organischen Lösungsmitteln. Im alkalischen Milieu ist Glutethimid nicht stabil. Es sollte vor Licht geschützt aufbewahrt werden.

Aufgrund der selbst Barbituraten gegenüber toxikologischen Nachteile und seines beträchtlichen Mißbrauchspotentials ist die therapeutische Anwendung von Glutethimid heute kaum mehr zu rechtfertigen.

2.7 Methyprylon

Von der chemischen Struktur (Piperidinderivat) und der Indikation (möglicher Ersatz für die hypnotischen Barbiturate) weist Methyprylon Ähnlichkeiten mit Glutethimid auf (Abb. 7). Methyprylon schmeckt bitter und ist in Wasser, Alkohol, Benzol und Chloroform löslich.

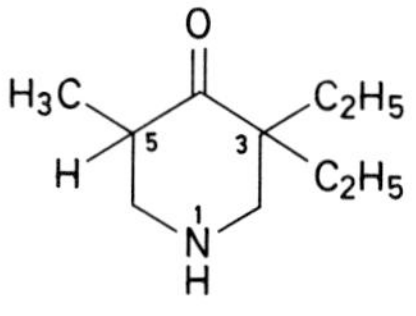

Abb. 7: Methyprylon

2.8 Clomethiazol

Während Clomethiazol in den USA nicht zugelassen ist, erfreut es sich bei uns besonders bei älteren Patienten als «Hypnotikum» einer gewissen Beliebtheit, obwohl es nur zur Behandlung extremer Erregungszustände (z.B. Alkohol- und andere Delirien) eingesetzt werden sollte. Chemisch stellt es als Thiazol-Derivat ein chloriertes Bruchstück des Thiamin (Vit. B_1) dar (Abb. 8).

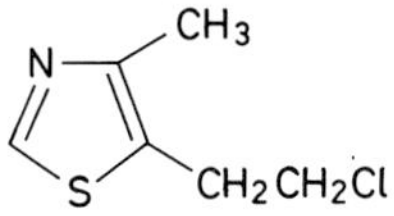

Abb. 8: Clomethiazol

2.9 Zopiclon und Zolpidem

Beide Substanzen stellen neue Hypnotika dar, deren Strukturformeln in der tabellarischen Übersicht (siehe S. 80) aufgeführt sind.

2.10 Tryptophan

Die essentielle Aminosäure L-Tryptophan (Try) stellt eine Vorstufe von Serotonin (5-Hydroxytryptamin) dar (Abb. 9) und wird bei uns – basierend auf der «Amin-Hypothese» (siehe S. 46) – als «biologisches» Schlafmittel propagiert (in USA und vielen anderen Ländern nicht zugelassen!). Mit der Nahrung nehmen wir täglich 0,5 bis 2 g L-Try auf, und der therapeutische Nutzen einer zusätzlichen Gabe ist bisher nicht widerspruchsfrei dokumentiert.

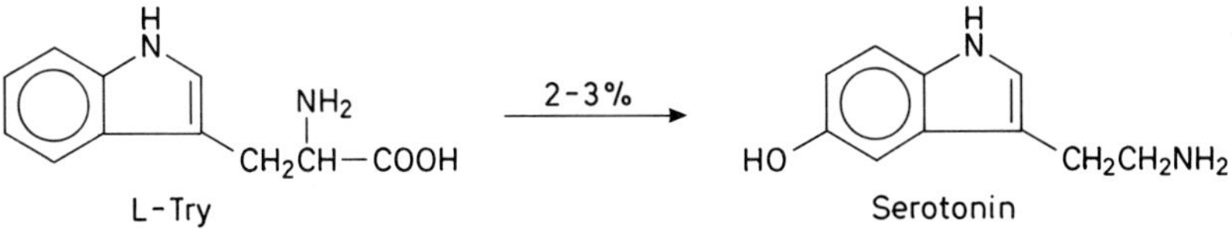

Abb. 9: Tryptophan/Serotonin

2.11 Hydroxyzin

Das Antihistaminikum Hydroxyzin wird gelegentlich auch als Tranquilizer eingesetzt. Chemisch gesehen stellt es ein Diphenylmethan-Derivat dar (Abb. 10). Es löst sich gut in Wasser und hat einen bitteren Geschmack.

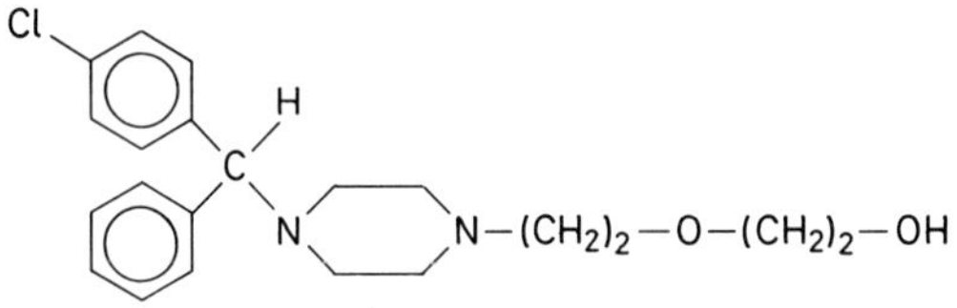

Abb. 10: Hydroxyzin

2.12 Buspiron

Buspiron stellt ein neuartiges Anxiolytikum aus der Reihe der Azaspirodecandione dar (Abb. 11). Zu dem Neuroleptikum Azaperon, das als Veterinärtranquilizer (Suicalm^R) eingesetzt wird, besteht eine gewisse strukturelle Verwandtschaft (Abb. 12).

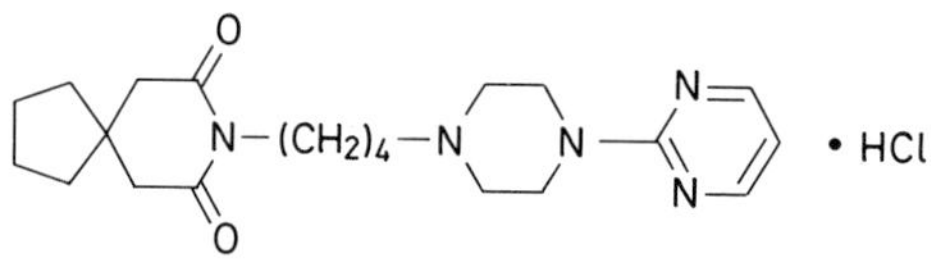

Abb. 11: Buspiron

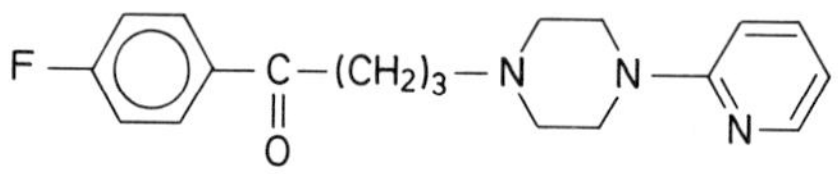

Abb. 12: Azaperon

2.13 Neuroleptika und Antidepressiva

Diese sollen nur der Vollständigkeit wegen hier kurz erwähnt werden (siehe Teil 3 und Teil 4), da sie gelegentlich, eventuell in niedriger Dosierung, als Tranquilizer bzw. Anxiolytika eingesetzt werden. Sie stellen evtl. bei Suchtgefährdeten eine Alternative zu den Benzodiazepinen dar (MÖLLER 1986). In Frage kämen z.B. die in Abbildung 13 gezeigten Substanzen.

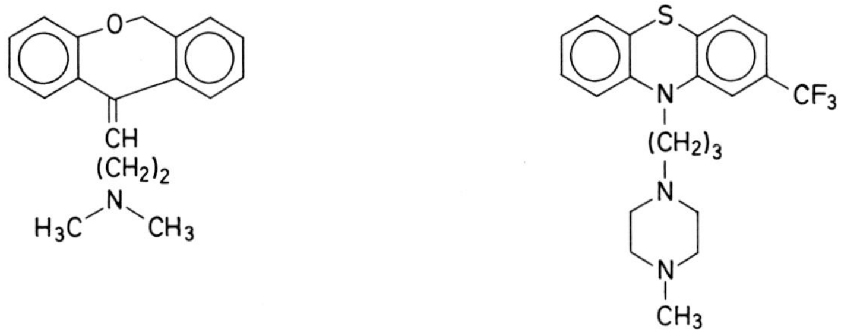

Abb. 13: Links: Doxepin (Antidepressivum). – Rechts: Trifluoperazin (Neuroleptikum)

2.14 β-adrenerge Rezeptorenblocker

Gewisse Angstsymptome und Streßreaktionen (z.B. Lampenfieber, phobische Angstzustände und Panikanfälle) können durch β-Blocker bekämpft werden. Die Substituenten am aromatischen Ring determinieren die Agonisten/Antagonisten-Aktivität sowie die Kardioselektivität. Als Prototypen eines nicht-selektiven und eines relativ kardio-spezifischen β-Blockers sind die Strukturformeln von Propranolol und Metoprolol angegeben (Abb. 14).

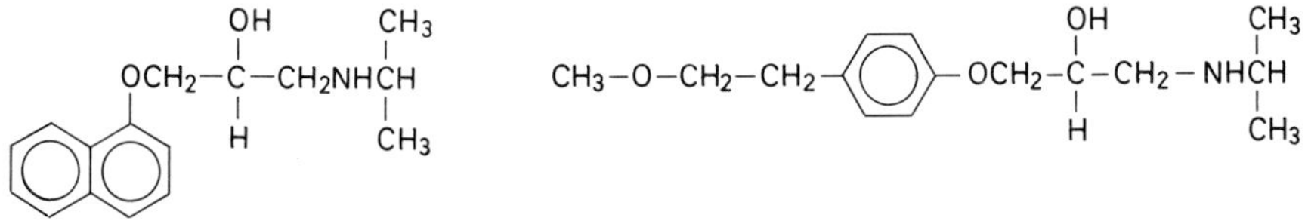

Abb. 14: Links: Propranolol. – Rechts: Metoprolol

2.15 Benzodiazepine

Diesen kommt sowohl als Hypnotika als auch Tranquilizer eine überragende Bedeutung zu. Das heterozyklische Grundgerüst (Abb. 15) wurde im Laufe der letzten Jahre vielfältigen Modifikationen unterworfen, die zu den verschiedensten Arzneistoffen bis hin zu den Benzodiazepin-Antagonisten (z.B. Flumazenil = Ro 15-1788) führten. Trotz der beinahe grenzenlos scheinenden Vielfalt der Substanzen kann aber nach wie vor Diazepam als die Standardsubstanz angesehen werden. Für das Wirkspektrum ist der Substituent R_1 von entscheidender Bedeutung, welcher z.B. in Form eines Halogens (Cl, Br) bzw. einer NO_2-Gruppe elektronenaffin sein muß. Die biologische Aktivität kann durch Hinzufügen einer Methylgruppe als R_2 (z.B. beim Diazepam) verstärkt werden, während größere Substituenten, z.B. eine tertiäre Butylgruppe, fast zur Wirkungslosigkeit führen.

Die hypnotische Potenz kann durch weitere Halogenatome (Cl, F) als R_3 verstärkt werden (z.B. Flurazepam, Lorazepam, Midazolam).

Die Substitution an R_2 kann auch zu einem weiteren Ringschluß führen (z.B. Midazolam, Triazolam), was in der Regel die hypnotische Wirkung verstärkt und zu einer schnelleren Metabolisierung führt. Normalerweise nehmen die beiden Stickstoffatome im Ring B die Position 1 und 4 ein; jedoch sind auch 1,5-Benzodiazepine (z.B. Clobazam) bekannt; ebenso kann Ring C heterozyklisch sein (z.B. Bromazepam) oder Ring A stellt einen ungesättigten Fünfring dar (z.B. Brotizolam, Clotiazepam). Als Substituent R_4 kann eine Hydroxylgruppe fungieren (z.B. Lorazepam, Lormetazepam, Oxazepam, Temazepam), welche oft auch erst während der Metabolisierung entsteht. Bei R_5 ist häufig eine Carbonylfunktion anzutreffen (z.B. Clonazepam, Diazepam, Nitrazepam). Die Strukturformeln der einzelnen Substanzen sind im tabellarischen Anhang (siehe S. 71) zusammengefaßt.

Benzodiazepine stellen gut fettlösliche Substanzen dar und das Ausmaß der Lipophilie bestimmen Wirkungseintritt sowie die Verteilungsgeschwindigkeit in die verschiedenen Gewebe und Organe (Übersicht bei KLOTZ 1984).

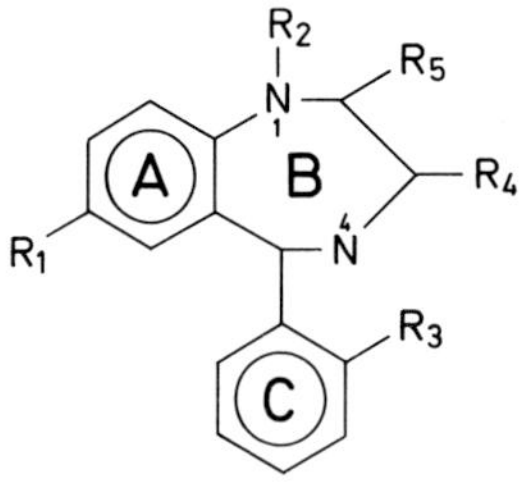

Abb. 15: Benzodiazepin-Grundgerüst

3 Physiologische Grundlagen

3.1 Tiermodelle für Tranquilizer und Hypnotika

Besonders die überaus zahlreichen Barbiturat- und Benzodiazepin-Derivate werden zur Abklärung ihres potentiellen Wirkspektrums verschiedenen experimentellen Testen unterworfen, wobei Mäuse, Ratten, Kaninchen und Katzen bevorzugte species darstellen. Da beide Substanzgruppen auch eine ausgeprägte antikonvulsive Aktivität besitzen, werden an verschiedenen Epilepsiemodellen, wie Elektroschock, kindling Epilepsie, audiogene Reflexepilepsie und pharmakainduzierte Krampfanfälle (z.B. durch Strychnin, Bicucullin, Pentetrazol, Picrotoxin, l-Glutamat, Cephaloridin, β-Phenyläthylamin, Penizillin) die neuropharmakologischen Wirkungen abgeklärt. Die sedativ-hypnotischen Effekte werden durch überwachende Messungen des Schlaf-Wach-Zyklus erfaßt. Neben einfachen Schlafzeitmessungen, Erfassung der motorischen Koordination (Laufen der Tiere auf einem festen oder rotierenden horizontalen Stab; horizontaler Draht-Test: Mäuse hängen mit den Vorderpfoten an einem Draht und versuchen, sich mit den Hinterläufen auf das Seil zu hieven) und Verhaltensbeobachtungen (z.B. Explorationsverhalten in speziellen beleuchteten bzw. dunklen Käfigen oder Kompartimenten) kommen den EEG-Ableitungen und deren Auswertung eine entscheidende Bedeutung zu. An verschiedenen Katzenmodellen («encephale isolè»; «midpontine pretrigeminal»; «cerveau isolè») werden EEG-Muster z.B. Schlaf-Spindel-Aktivität fortlaufend aufgezeichnet. Die Reizschwelle für Weckreaktionen kann auch zur Charakterisierung von Hypnotika herangezogen werden.

Zur Erfassung der anxiolytischen Wirkung der Tranquilizer (z.B. Benzodiazepine) werden verschiedene Verhaltenstestе angewendet. Diese Teste beruhen im Prinzip darauf, daß naiven oder trainierten Tieren (meistens Ratten) für eine bestimmte Zeit Trinkwasser bzw. Futter entzogen wurde. Beim Trinken (Fressen) erhalten dann die durstigen (hungrigen) Ratten beim Lecken an der Trinkflasche (beim Drücken einer Taste für die Futterfreigabe) in definierten oder unregelmäßigen Zeitabständen einen kurzfristigen elektrischen Schock (bei Katzen wird ein Luftstrom ins Gesicht geblasen), wodurch eine Konfliktsituation bzw. «Neurose» erzeugt wird. Durch Gabe von anxiolytisch wirksamen Substanzen werden pro Zeiteinheit mehr und/oder stärkere «bestrafende» Reize toleriert, bzw. wird mehr Wasser (Futter) aufgenommen. Ratten, die durch einen Stachel in ihrem Käfigboden geschockt werden, wühlen zur Abwehr das Einstreumaterial über diesen «Reizort». Dieses konditionierte Abwehrverhalten (induzierte Angst) kann durch Pharmaka verändert werden.

Beim sogenannten sozialen Interaktionstest werden Ratten paarweise 4 unterschiedlichen Aufenthaltsbedingungen – unbekannte/bekannte Umgebung (Käfig) bei geringer bzw. sehr heller Beleuchtung – ausgesetzt. Das soziale Verhalten («social interaction»), d.h. der passive Körperkontakt der beiden Tiere und ihre motorische Aktivität werden durch Infrarot-Photozellen gemessen. Soziales (Abwehr-) Verhalten und Aggression kann erfaßt werden, wenn zu einer bestimmten Tierkolonie eine einzelne Ratte bzw. Maus aus einer anderen Kolonie hinzugesetzt wird und das Kampf- und Abwehrgeschehen beobachtet wird, welches durch Benzodiazepine modifizierbar ist. Mit trainierten Ratten, die gelernt haben, zwischen Benzodiazepinen und physiologischer Kochsalzlösung zu unterscheiden, kann durch Applikation anderer Substanzen (z.B. GABA-Mimetika, Benzodiazepin-Antagonisten) auch Einsicht in Wirkungsmechanismen gewonnen werden. Lernverhalten und Gedächtnisleistung kann an Ratten überprüft werden, die zwischen 2 Drucktasten mit und ohne Futterbelohnung wählen können (Übersicht bei HAEFELY 1985 a).

3.2 Biochemische Modelle für Tranquilizer und Hypnotika

Biochemische Bindungsteste werden häufig zur Abklärung von pharmakologischen Effekten bzw. Wirkungsmechanismen herangezogen. Als Bindungsproteine für die in-vitro Teste werden aus verschiedenen Regionen von Rattengehirnen (z.B. Kleinhirn, Hippocampus, zerebraler Kortex) synaptosomale Membranen isoliert und diese in Ab- oder Anwesenheit von GABA mit radioaktiven Liganden (z.B. ^{14}C- oder ^{3}H-Flunitrazepam, ^{3}H-Diazepam) markiert. Durch Zugabe von unmarkierten Testsubstanzen in das Inkubationsmedium wird je nach Konzentration und Spezifität der Testsubstanz die gebundene Radioaktivität kompetitiv von

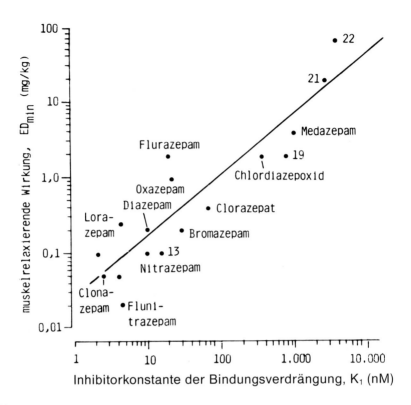

Abb. 16

den Bindungsstellen verdrängt. Durch Trennung und Messung der freien bzw. gebundenen Radioaktivitäten kann die Affinität der Testsubstanzen für den Benzodiazepin-Rezeptor berechnet werden. In vielen vergleichenden Studien konnte gezeigt werden, daß die pharmakologischen Wirkungen der Benzodiazepine sehr gut mit diesen Affinitäts- bzw. Bindungsinhibitor-Konstanten korrelieren (siehe Abb. 16). Es wurde jedoch auch deutlich, daß in vivo nur etwa zwischen 25 und 70% der Benzodiazepin-Rezeptoren besetzt sind, wenn die pharmakologischen (klinischen) Effekte voll ausgeprägt sind (PETERSEN et al. 1986).

3.3 Elektrophysiologische Modelle für Tranquilizer und Hypnotika

Die Erregbarkeit von Nervenzellen und ihre Kommunikation untereinander kann durch die Aufzeichnung von zeitlichen Potentialveränderungen beschrieben werden. Erstmals wurde diese elektrophysiologische Methodik für Benzodiazepine am Rückenmark der Katze angewendet, als man nach Reizimpulsen an den afferenten Neuronen der Hinterpfote (mit und ohne Diazepamapplikation) das Potential am Dorsalhorn ableitete. Dieses sogenannte «dorsal root potential» wird in seiner Amplitude und/oder Dauer durch Benzodiazepine vergrößert. Bei anästhesierten Tieren kann durch Ableitung über Mikroelektroden die elektrische Aktivität von spezifischen Hirnregionen unter Pharmakaeinfluß und/oder gleichzeitiger elektrischer bzw. chemischer Reizung beschrieben werden. Ebenso ist es möglich, die neuronale Aktivität und ihre pharmakologische Beeinflußbarkeit an isolierten Neuronen bzw. an einzelnen Neuronen, die aus Zellkulturen (z.B. Hypothalamus- oder Spinalneurone) gewonnen wurden, durch Ableitung der Membranpotentiale zu erfassen. Diese Membranströme können dabei auch nach der sogenannten «voltage clamp» Technik (Membranpotential wird zwischen 2 Elektroden auf −70 mV konstant gehalten) gemessen werden (Übersicht bei HAEFELY 1985 a).

3.4 Regulation des Schlaf-Wach-Rhythmus

Vom Einzeller bis zum Menschen unterliegen physiologische Funktionen periodischen Veränderungen. Diese Oszillationen weisen eine Periode von etwa 24 bis 25 Stunden auf und werden daher als zirkadianer Rhythmus bezeichnet. Der 24-stündige (Sonnen-)Tagesrhythmus ist auch der wesentliche Zeitgeber für das Schlaf-Wach-Verhalten. Fällt dieser externe Synchronisator weg, läuft der Schlaf-Wach-Rhythmus mit einer veränderten Frequenz (Schwankungsbreite 18–34 Stunden) weiter. Solchen Rhythmen kommt auch eine Bedeutung zu, wenn Lebensgewohnheiten umgestellt werden (z.B. bei Schichtarbeitern, Flug über mehrere Zeitzonen). Neueste Experimente mit Hamstern weisen darauf hin, daß in solchen Situationen durch zeitgerechte Applikation von Benzodiazepinen eine Resynchronisation rascher erreicht werden kann (TUREK und LOSEE-OLSEN 1986).

Schlafverhalten und Vigilanz werden durch einen aus verschiedenen funktionellen Elementen bestehenden Apparat reguliert. Dabei kommt mehreren Neurotransmitter-Systemen (z.B. noradrenerge, cholinerge, dopaminerge, serotonerge, GABAerge Mechanismen) eine vermittelnde Rolle zu und verschiedene Peptide (z.B. DSIP = «delta sleep inducing peptide»; SPS = «sleep promoting substance»; Vasotocin) werden als Vigilanz-Regulatoren diskutiert, wobei die verschiedenen Schlafstadien/-phasen (siehe z.B. KOELLA 1984) als ein Ausdruck unterschiedlicher (vom ZNS kontrollierter) Vigilanz betrachtet werden.

Neben diesen biochemischen Modulatoren werden Antrieb und Affektivität auch von psychogenen bzw. psychoreaktiven Faktoren beeinflußt. Das «Wach-System» in der Formatio reticularis wird durch Emotionen aktiviert und über die zum Teil am limbischen System angreifenden Benzodiazepine kann es gedämpft werden und somit können «überschießende Reaktionen» verhindert werden. Der Schlaf-Wachzustand bzw. Aktivitätszustand (Vigilanz) wird durch mehrere Gehirnareale gesteuert:

1. Der rostrale aszendierende Teil der Formatio reticularis («Wach-System»), von dem aus Neurone der Hirnrinde aktiviert werden, wodurch ihre Erregbarkeit für den sensorischen Impulseinstrom aus der Peripherie erhöht wird (Zunahme der Vigilanz). Durch elektrische Reizung dieses Areals über eine implantierte Elektrode können Versuchstiere geweckt werden. Nach Zerstörung der Neurone in der Formatio reticularis resultiert eine Art «Dauerschlaf», bei dem auch starke Weckreize wirkungslos sind.

2. Das limbische System, von dem aus bei erhöhter emotionaler Aktivität der aszendierende Teil der Formatio reticularis aktiviert wird.
3. Die Raphé nuclei («Schlaf-System») – auch beteiligt an der «Schmerzverarbeitung» – von denen aus dem zirkadianen Rhythmus entsprechend die Aktivität des aszendierenden Anteils der Formatio reticularis gehemmt wird; nach Ausschaltung dieses Areals resultiert ein permanenter schlafloser Zustand. Die Neurone der Raphé nuclei sind reich an 5-Hydroxytryptamin (Serotonin). Experimentell erzeugte Verarmung an dieser Überträgersubstanz infolge Hemmung seiner Synthese führt zur Schlaflosigkeit. Neurone des in der lateralen pontinen Formatio reticularis gelegenen locus coeruleus sind reich an Noradrenalin. Die Zerstörung der loci coerulei beiderseits hat den völligen Ausfall des REM-Schlafes («Rapid Eye Movement») aber auch des adaequaten Wachseins zur Folge.

Während des Wachseins und des Schlafes sind im EEG charakteristische Veränderungen zu erkennen: das Wach-EEG ist durch Vorherrschen von β-Wellen (Frequenz 15–35 Hz; Amplitude $\sim$ 20 µV) und α-Wellen (Frequenz 8–12 Hz; Amplitude $\leq$ 50 µV) gekennzeichnet. Das Wellenmuster ist desynchronisiert. Ruhezustand, Schläfrigkeit und Schlaf gehen mit zunehmender Synchronisation einher, und δ-Wellen (Frequenz 1–4 Hz; Amplitude > 150 µV) treten in Erscheinung.

Bei der Registrierung der Hirnstromkurve über den Verlauf einer ganzen Nacht ist in vier bis fünf (bis sechs) aufeinanderfolgenden Zyklen jeweils eine Phase zu beobachten, in der das typische Schlaf-EEG-Muster durch Desynchronisation unterbrochen wird: die δ-Wellen verschwinden eine Zeitlang und werden durch frequentere Wellen mit kleinerer Amplitude ersetzt. Zur gleichen Zeit werden die Augäpfel bei geschlossenen Lidern schnell hin- und herbewegt (REM-Schlaf). Während im Elektro-Okulogramm Aktionspotentiale nachweisbar sind, ist die elektrische Aktivität der übrigen Skelettmuskulatur (außer der Atmungsmuskulatur) in der REM-Phase eines Schlafzyklus stärker herabgesetzt als während des Tiefschlafs (NREM = nicht-REM-Schlaf). Im Gegensatz zu der verminderten motorischen Aktivität sind im REM-Schlaf andere Körperfunktionen (z.B. Herzfrequenz, Blutdruck, Gehirndurchblutung) gesteigert, was eher den Verhältnissen im Wachzustand entspricht. Der Grad der Erholung durch den Schlaf ist abhängig von einem ungestörten Ablauf dieser vier bis fünf Zyklen sowie einer optimalen Relation der beiden Schlafphasen zueinander. Unterdrückung der REM-Phasen durch chronische Gabe von Pharmaka (z.B. bestimmte Schlafmittel wie Barbiturate, oder Antidepressiva) verursacht eine Störung des Allgemeinbefindens. Verschwindet nach längerer Suppression des REM-Schlafes die auslösende Noxe, stellt sich das «rebound-Phänomen» als Ausdruck eines Nachholbedarfes für REM-Schlaf ein, d.h. Frequenz bzw. Dauer des REM-Schlafes sind über Tage bei unruhigem Schlafen vermehrt bzw. verlängert; dabei treten oft Alpträume auf.

Bei über 80 Prozent der Schlafstörungen ist eine von der Hirnrinde und/oder dem limbischen System ausgehende, abnorm intensive und anhaltende Stimulierung des «Wach-Systems» die Ursache. Sorgen, Angst, Streß, depressive Stimmungslage können Schlaflosigkeit auslösen. Auch aus der Peripherie eintreffende Impulse (Schmerzen, Husten, Atembeschwerden, Lärm) verursachen Schlafstörungen. Spätes Abendessen, zu viel Coffein und/oder Nikotin zählen mit zu den häufigsten Ursachen. Medikamentös bedingte Schlafstörungen können durch die

Einnahme indirekt wirkender Sympathomimetika (z.B. in Appetitzüglern, in Nasentropfen zur Abschwellung der Nasenschleimhaut und in Präparaten zur Behandlung von Asthma bronchiale), von Theophyllin, von trizyclischen Antidepressiva und bestimmten Antiepileptika (z.B. Ethosuximid) entstehen.

3.5 Entstehung von Angst und Spannung

Angst (Anxiety) ist ein überall vorkommendes Phänomen des Alltagslebens. Sie ist begrifflich und methodisch jedoch schwer zu fassen. Angst wird erlebt und stellt einen natürlichen Schutzmechanismus dar. Sie tritt situativ bzw. zeitabhängig auf und wird durch angstfördernde Stimuli ausgelöst. Die normale Angst wird in eine State-Anxiety (vorübergehender, in der Stärke variabler, zeitlich definierter Angstzustand aufgrund von Angststimuli) und eine Trait-Anxiety (individuelle Grundängstlichkeit; latentes Persönlichkeitsmerkmal) unterteilt.

Angst wird dann als pathologisch angesehen, wenn sie häufiger, stärker, oder anhaltender erlebt wird als bei anderen Individuen in vergleichbarer Situation. Sie erhält auch dann Krankheitswert, wenn sie sich gegen Situationen/Objekte richtet, die «üblicherweise» nicht als angsterregend betrachtet werden. Daraus wird ersichtlich, daß es keine scharfen Grenzen zwischen normaler und pathologischer Angst gibt. Im Rahmen einer Psychose kann Angst streng objekt- bzw. situationsbezogen sein (Phobie) oder sie kann ohne erkennbaren Objektbezug frei flottieren.

Furcht ist ein Sonderfall der Angst, wobei eine reale Gefahr deutlich erkennbar ist, jedoch werden im Alltagsgebrauch beide Begriffe häufig synonym gebraucht. Schreck stellt eine Reaktion auf etwas plötzlich Wahrgenommenes oder Vorgestelltes dar. Dabei manifestieren sich deutliche physiologische Erscheinungen (Erblassen, Schweißausbruch).

Psychische Spannungen werden häufig durch Streß hervorgerufen. Dabei sollte der Begriff «Streß», um eine Begriffsverwirrung zu vermeiden, besser durch die *Stressoren* (auslösende körperliche und/oder psychische Reize) und die *Streßreaktion* (Reizantwort mit psychophysiologischen Mechanismen) ersetzt werden. Streßreaktionen müssen nicht notwendigerweise mit subjektiven Angstzuständen gekoppelt sein. Mediator dieser «Notfallreaktionen» ist das sympathische Nervensystem mit der Ausschüttung von Katecholaminen, wobei es z.B. zur Steigerung von Pulsfrequenz, Herzminutenvolumen, systolischem Blutdruck, Gehirn- und Muskeldurchblutung kommt. Weiterhin werden Blutzucker und freie Fettsäuren erhöht. Diese physische Energiemobilisierung kann aber z.B. bei Prüfungssituationen als unzweckmäßig und «unphysiologisch» angesehen werden. Deshalb versucht man diese überschießenden Reaktionen durch Verabreichung eines nicht sedierenden Anxiolytikums zu dämpfen («Streßabschirmung»), wozu β-Rezeptorenblocker geeignet sind (siehe S. 47).

Eine Angst-induzierte ZNS-Erregung führt über eine β-adrenerge Vermittlung peripher zu physiologischen Erscheinungen, wie Tachykardie, Tremor, Schwitzen, wobei letzteres Symptom peripher cholinerg vermittelt ist. Die Wahrnehmung dieser körperlichen Erscheinungen verstärkt ihrerseits wiederum die Angst. Andererseits kann eine Versagensangst (im Streßlabor, bei Prüfungen, vor kritischen Situationen) zu zentralen und vegetativen Erregungen führen (Rückkopplungsprozesse). Zur quantitativen Bestimmung von Angst können die physiologischen Streßreaktionen (z.B. Katecholaminausschüttung, Pulsfrequenzanstiege) gemessen werden. Es werden auch verschiedene Skalen und Selbstbeurteilungsverfahren angewendet (z.B. visuelle Analogskalen, Hamilton Anxiety Scale, Anxiety Status Inventory).

4 Pharmakologische Eigenschaften der Tranquilizer und Hypnotika

4.1 Meprobamat

Meprobamat dämpft ZNS-Aktivitäten, ohne zu einer Narkose zu führen. Es unterdrückt polysynaptische Reflexe im Rückenmark, was für seine muskelrelaxierende Wirkung verantwortlich ist. Beim Isopropylderivat, dem Carisoprodol, ist die muskelrelaxierende Wirkung stärker ausgeprägt. Meprobamat besitzt auch antikonvulsive Eigenschaften. Aggressive Tiere können gezähmt werden. Die klinische Wirksamkeit bei psychoneurotischen Patienten war in vielen Studien nur geringfügig günstiger als die von Plazebo bzw. den noch älteren Barbituraten.

Über den Wirkungsmechanismus des Meprobamat ist wenig bekannt. Es beeinflußt den Stoffwechsel der Amine im Gehirn nur geringfügig und vermindert ähnlich wie die Barbiturate dosis- und zeitabhängig die Sauerstoffaufnahme durch das Hirngewebe (BERGER 1952).

4.2 Barbiturate

Barbiturate unterdrücken die Aktivität in allen erregbaren Geweben, wobei das ZNS besonders sensitiv ist. Dort reicht die hemmende Wirkung dosisabhängig von milder Sedation bis zur allgemeinen Narkose. Dabei ist die therapeutische Breite gering. Barbiturate produzieren gemischte exzitatorische/konvulsive und dämpfende/antikonvulsive Effekte. Bei manchen optischen Isomeren können diese gegensätzlichen Wirkungen getrennt werden. Einige Derivate (z.B. Phenobarbital, Mephobarbital) besitzen eine ausgeprägte antikonvulsive Aktivität. Anxiolytische Eigenschaften sind nur schwach ausgeprägt. Manchmal können Barbiturate euphorische Zustände oder paradoxe Erregung auslösen. In niedriger Dosierung wirken Barbiturate hyperalgogen, während bei hohen Dosen die Schmerzperzeption abgeschwächt wird. Barbiturate (besonders nach iv-Gabe) können zu einem Blutdruckabfall führen. Sie wirken dämpfend auf die Atmung. Während einer Barbituratnarkose kommt es oft zu einer Abnahme der Uteruskontraktionen, des Herzzeitvolumens, der zerebralen und renalen Durchblutung sowie zu einer Zunahme des totalen peripheren Widerstandes. Oxybarbiturate setzen den Tonus der gastrointestinalen Muskulatur herab. Schlaflabor-Untersuchungen machen es deutlich, daß Barbiturate eine oft starke Hemmwirkung auf den REM-Schlaf und die Stadien 3 und 4 NREM ausüben. Bei dem oft als «erzwungen» empfundenen

Schlaf tritt bald eine Toleranzentwicklung ein. Nach Absetzen der Barbiturate tritt ein REM-rebound auf.

Durch Bindung der Barbiturate an das mikrosomale Cytochrom P-450 kann der Stoffwechsel einiger Medikamente gehemmt werden. Wichtiger ist jedoch, daß über eine Enzyminduktion in der Leber der Stoffwechsel anderer Medikamente durch Barbiturate beschleunigt wird.

4.3 Chloralhydrat

Das Hypnotikum Chloralhydrat zeigt im Tierexperiment auch antikonvulsive Eigenschaften, die sich aber therapeutisch nicht ausnützen lassen. Chloralhydrat verkürzt die Schlaflatenz, verringert das nächtliche Erwachen, verändert aber das normale Schlafprofil kaum. Therapeutische Dosen haben wenig Einfluß auf Atmung und Blutdruck.

4.4 Paraldehyd

Paraldehyd ist ein schnell wirkendes Hypnotikum (Schlafeintritt 10 bis 15 Minuten nach oraler Einnahme); bei höherer Dosierung kommt es zu Atmungsdepression und Blutdruckabfall.

4.5 Methaqualon

Neben seiner sedativ-hypnotischen Wirkung (Angriffspunkt bevorzugt an der Formatio reticularis) besitzt Methaqualon antikonvulsive, spasmolytische, lokalanästhetische und schwache antihistaminerge Eigenschaften. Es weist eine dem Kodein ähnliche antitussive Aktivität auf. In hoher Dosierung werden polysynaptische spinale Reflexe gehemmt.

Methaqualon erfreut sich in der Drogenszene großer Beliebtheit, u.a. weil es den Ruf eines Aphrodisiakums genießt. Gegenüber seiner «schlaferzwingenden» Wirkung tritt bald eine Toleranz bzw. Gewöhnung ein.

4.6 Glutethimid

Glutethimid hat hypnotische, anticholinerge (atropinartige) und antiemetische Wirkungen. Der hypnotische Effekt entspricht dem der Barbiturate, d.h. Glutethimid bewirkt ähnlich wie die Barbiturate Veränderungen im EEG (dosisabhängig werden Frequenz und Amplitude der elektrischen Aktivität reduziert) und beeinträchtigt den physiologischen Schlafrhythmus. Es verkürzt die REM-Schlafphasen auch in Konzentrationen, die die Gesamtschlafdauer und die Zahl der Aufwachreaktionen pro Nacht noch nicht beeinflussen. Nach Absetzen muß mit einem «REM-rebound» gerechnet werden.

Der Wirkungsmechanismus von Glutethimid ähnelt dem der Barbiturate, wie aus der Analogie der Wirkungen geschlossen werden kann. Der pharmakologische Effekt könnte daher auf einer Beeinträchtigung der synaptischen Übertragung im Zentralnervensystem beruhen und auf eine GABA-ähnliche oder den Effekt von GABA verstärkende Wirkung zurückzuführen sein.

4.7 Methyprylon

Die hypnotische Wirkung von Methyprylon ist vergleichbar mit der von Barbituraten (z.B. REM-Unterdrückung, REM-rebound beim Absetzen; Toleranz/Gewöhnung bei längerfristiger Gabe). Es stimuliert im Tierversuch wie Glutethimid die γ-Aminolaevulinsäuresynthetase, so daß bei prädisponierten Patienten iatrogen eine Porphyrie ausgelöst werden kann.

4.8 Clomethiazol

Clomethiazol hat sedativ-hypnotische, muskelrelaxierende und antikonvulsive Eigenschaften. Atmungsdepressionen, Blutdruckabfall und vermehrte Schleimproduktion des Tracheobronchialsystems müssen beachtet werden.

4.9 Zopiclon und Zolpidem

Diese beiden Substanzen stellen relativ kurz-wirksame neue Schlafmittel dar. In Tierversuchen zeigt Zolpidem auch antikonvulsive, muskelrelaxierende und Anti-Konflikt Effekte (DEPOORTERE et al. 1986). Zopiclon hat ebenfalls ein benzodiazepin-ähnliches Wirkprofil, da es an den zentralen Benzodiazepin-Rezeptoren gebunden wird (BLANCHARD et al. 1983).

4.10 Tryptophan

Die essentielle Aminosäure L-Tryptophan wird zu einem geringen Teil (2–3%) zu Serotonin umgebaut. Die «Serotonin-Hypothese» postuliert einen Zusammenhang zwischen einem Defizit dieses Neutrotransmitters in bestimmten ZNS-Arealen und Schlafstörungen bzw. Depressionen. Ob bestimmte Patientengruppen von der zusätzlichen Gabe von L-Tryptophan profitieren, wird zur Zeit noch kontrovers diskutiert (PASSWEG 1985). Hinsichtlich der Schlafeffekte von L-Tryptophan bei Mensch und Tier und, allgemein, der Rolle serotonerger Mechanismen im Rahmen der Organisation und Regulierung des Schlafes verweisen wir auf die zusammenfassenden Darstellungen von KOELLA (1984, 1985a und b).

4.11 Hydroxyzin

Das Antihistaminikum Hydroxyzin wird wegen der sedativen und anxiolytischen Wirkung als Tranquilizer eingesetzt. Bei der Prämedikation zur Narkose werden auch seine anticholinergen und antiemetischen Aktivitäten ausgenutzt. Daneben zeigt es noch geringe bronchodilatorische und antiarrhythmische Effekte.

4.12 Buspiron

Buspiron wurde ursprünglich als ein potentielles Antipsychotikum entwickelt. Seine anxiolytische Wirkung scheint im Gegensatz zu den Benzodiazepinen weitgehend frei von sedativen, antikonvulsiven und muskelrelaxierenden Begleitwirkungen zu sein. Der genaue Wirkungsmechanismus ist noch unklar – es kommt im ZNS zu einer komplexen Interaktion mit verschiedenen Neurotransmittern, wobei wahrscheinlich den serotonergen und dopaminergen Systemen eine besondere Bedeutung zukommt. Eventuell wirkt das als «Mittelhirn-Modulator» bezeichnete Buspiron als gemischter Dopamin-Agonist und -Antagonist (GOA und WARD 1986). Von der Struktur (siehe S. 36) und aus experimentellen Untersuchungen läßt sich eine Ähnlichkeit mit Neuroleptika ableiten.

4.13 β-Rezeptorenblocker

Diese große Substanzgruppe beeinflußt das adrenerge System und wird deswegen hauptsächlich bei kardiovaskulären Erkrankungen (z.B. Hochdruck, Angina pectoris, Herzrhythmusstörungen) eingesetzt. Die Wirkung eines β-Blockers richtet sich zum einen nach seiner relativen Spezifität, zum anderen nach der sympathoadrenergen Ausgangslage des Patienten. Ein Streß-bedingtes «Überschießen» des Sympathikus, gekennzeichnet durch Symptome wie Tachykardie, Tremor, Schwitzen, Blutdruckanstieg, und des zentralen noradrenergen Tonus (gekennzeichnet durch erhöhte zentrale Erregung) kann durch β-Blocker (z.B. Propranolol, Oxprenolol, Metoprolol) normalisiert werden, woraus sich die Indikation als Tranquilizer ableitet.

4.14 Benzodiazepine

Das pharmakologische Wirkspektrum aller Benzodiazepine weist mehr Ähnlichkeiten als Unterschiede auf. Die einzelnen Wirkqualitäten sind zum Teil dosisabhängig und gehen fließend ineinander über. Bei jeder neu auf den Markt gebrachten Substanz (mittlerweile über 30 verschiedene Monosubstanzen plus zahlreiche, unnötige Kombinationspräparate) wird versucht, durch das Hervorheben einer Wirkqualität eine Spezifität vorzutäuschen, die es leider (noch) nicht gibt (Übersicht bei KLOTZ 1985).

Bei allen Benzodiazepinen sind folgende Eigenschaften mehr oder weniger stark ausgeprägt:

- Die sedative Wirkomponente geht dosisabhängig in einen hypnotischen (schlafinduzierenden) Effekt über.
- Der angst- und spannungslösende (anxiolytische) Effekt wird als Tranquilizer genutzt. Die antiaggressive Wirkung kann zur Zähmung wilder Tiere verwendet werden,
- Die muskelrelaxierende Eigenschaft (erwünscht bei der Prämedikation der Narkose bzw. vor diagnostischen und chirurgischen Eingriffen) kann bis zur Ataxie reichen.
- Die antikonvulsive Wirkung ist besonders auffällig bei Clonazepam, Diazepam, Nitrazepam und Lorazepam.
- Eine anterograde amnestische (Neben-) Wirkung scheint von der Anflutgeschwindigkeit ins Gehirn abzuhängen.

Das gemeinsame pharmakologische Wirkprofil (und Nebenwirkungsspektrum) läßt sich vor allem auf einen einheitlichen Wirkungsmechanismus zurückführen, wobei der Angriffspunkt zum Teil im limbischen System (Regulationszentrum für Antrieb/Motivation, Stimmung/Emotionen und Affektivität/Trieb) zu suchen ist. Die pharmakologischen Wirkungen der Benzodiazepine lassen sich auf Interaktionen mit dem inhibitorischen Neurotransmitter GABA und Veränderungen in der Erregbarkeit von Zellmembranen zurückführen. Dadurch wird eine Hemmung der Impulsweiterleitung erreicht (siehe S. 51).

4.15 Benzodiazepinantagonisten

Diese Substanzen befinden sich zum Teil noch in klinischer Prüfung, aber aufgrund eines relativ selektiven Angriffspunktes an den zentralen Benzodiazepin-Bindungsstellen (siehe S. 50), kann die bereits sehr gut untersuchte Substanz Flumazenil (Ro 15-1788) als ein spezifisches Antidot gegenüber den obigen Benzodiazepinwirkungen angesehen werden. Neben den antagonistischen Effekten durch kompetitive Verdrängung der Benzodiazepine an ihren Rezeptorbindungsstellen kommt der Substanz wahrscheinlich unter bestimmten experimentellen Bedingungen – z.B. in Abhängigkeit des «GABA-Status» – auch eine dosisabhängige Eigenwirkung zu (Haefely 1985b; Higgins et al. 1986). Die während einer Urinaufarbeitung als Artefakt isolierten Beta-Carboline binden ebenfalls am Benzodiazepin-Rezeptorkomplex. Da sie jedoch Angst und Panikattacken auslösen können, werden sie als inverse Agonisten bezeichnet (Übersicht bei Dorow et al. 1987).

5 Wirkungsmechanismen

5.1 Hauptangriffsort

In Abbildung 17 sind die Hauptangriffsorte von Meprobamat sowie der Barbiturate und Benzodiazepine schematisch aufgezeichnet. Dabei bewirken die Barbiturate – wie auch die sogenannten barbituratfreien Hypnotika, Glutethimid und

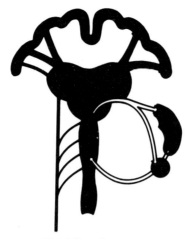

Barbiturate

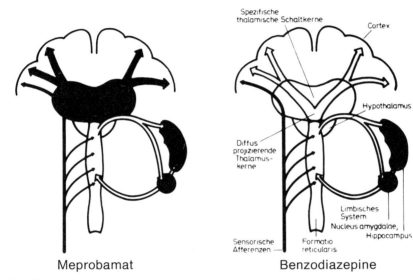

Meprobamat Benzodiazepine

Abb. 17

Methaqualon – eine unspezifische Lähmung des gesamten ZNS. Benzodiazepine greifen dagegen relativ stark am limbischen System an, während Meprobamat noch zusätzlich eine Wirkung auf das thalamische System aufweist. Die Muskelrelaxation (bis hin zur Ataxie) der Benzodiazepine beruht auf einer Hemmung polysynaptischer Rückenmarksreflexe und einer Verstärkung der primären afferenten Depolarisation (PAD) via GABA-Aktivierung (PÖLDINGER und WIDER 1985).

5.2 Zentrale Neurotransmitter

Wie schon im ersten Teil (siehe S. 8) ausgeführt, wird die Aktivität des ZNS von verschiedenen Transmittersystemen reguliert, wobei für die Wirkung der Benzodiazepine (und wahrscheinlich auch anderen Substanzen) dem inhibitorischen Neurotransmitter GABA eine überragende Bedeutung zukommt. Auch verschiedene Peptide scheinen an der Regulation der Schlaf-Wach-Funktionen beteiligt zu sein (siehe z.B. KOELLA 1984, 1985a 1988).

5.3 Rezeptorsysteme und Liganden

GABA wird als der wichtigste inhibitorische Neurotransmitter im ZNS angesehen; etwa 30 Prozent bis 50 Prozent aller Synapsen im Gehirn sind gabaerg. GABA wird in den Nervenendigungen aus Glutamat gebildet, in Vesikeln gespeichert, aus diesen Ca^{++}-abhängig in den synaptischen Spalt freigesetzt und an der postsynaptischen Membran an spezifischen Rezeptoren gebunden. Der GABA-Rezeptor ist mit einem Ionophor (Chloridkanal) gekoppelt (siehe Abb. 18). Die Aktivierung dieses Komplexes durch Bindung der GABA resultiert in einer Öffnung der in der Zellmembran eingebetteten Cl-Kanäle. Dadurch können mehr Cl-Ionen pro Zeiteinheit in das Zellinnere gelangen und die Nervenzelle wird hyperpolarisiert (= inhibitorisches post-synaptisches Potential). Diese GABA-induzier-

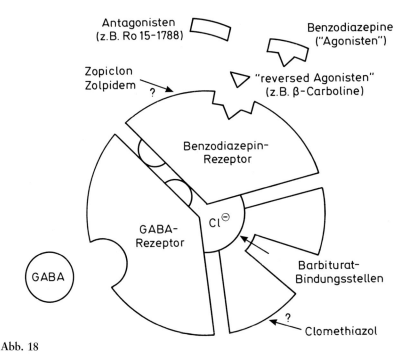

Abb. 18

ten Potentialveränderungen reduzieren auch die Effektivität der exzitatorischen Natriumleitfähigkeit. Insgesamt gesehen resultiert die Kanalaktivierung in einer Herabsetzung der Erregbarkeit von Neuronen. Elektrophysiologische, biochemische und pharmakologische Experimente konnten die Existenz von multiplen GABA-Rezeptoren sehr wahrscheinlich machen. Jeweils eine Untergruppe von GABA-Rezeptoren reguliert die Chloridionen-Permeabilität bzw. Calciumströme. Durch Wiederaufnahme und durch Metabolisierung wird GABA inaktiviert.

An den sogenannten chloridsensiblen $GABA_A$-Rezeptoren intensivieren Benzodiazepine den GABAergen synaptischen Hemm-Mechanismus («indirekte GABA-Mimetika»), d.h. der GABA-induzierte Anstieg der Cl^--Leitfähigkeit wird durch Benzodiazepine verstärkt (Zunahme der Öffnungsfrequenz). Dabei verschieben die Benzodiazepine die Dosis-Wirkungs-Kurve der GABA nach links, ohne den maximalen Effekt zu beeinflussen, d.h. es nimmt nur die Affinität der Bindungsstellen für GABA zu. Umgekehrt werden auch Agonisten des Benzodiazepin-Rezeptors bei Anwesenheit von GABA mit höherer Affinität gebunden (allosterisches Modulatormodell). Benzodiazepine sind dann ineffektiv, wenn bereits durch hohe GABA-Konzentrationen alle funktionellen GABA-Rezeptoren aktiviert sind («ceiling»-Effekt), sie werden jedoch wirksam, wenn die synaptische GABA-Konzentration submaximal ist. Danach stellen Benzodiazepine eine Art «Bremskraftverstärker» der «Servobremse» GABA dar (Übersicht bei HAEFELY 1985 a).

Der geschilderte konzentrationsabhängige Synergismus von GABA und Benzodiazepinen führt zu einer Abnahme der Entladungsgeschwindigkeit («firing rate») von kritischen Neuronen in verschiedenen Teilen des ZNS. Die Reduktion der neuronalen Hyperaktivität auf ein normales Aktivitätsmuster durch Verstärkung der GABAergen Hemmung könnte z.B. die antikonvulsive Wirkung der Benzodiazepine erklären, da epileptische Symptome durch paroxysmale Hyperaktivität bestimmter erregender Neurone ausgelöst werden können. Analog könnten Angstgefühle und erhöhte Vigilanz auf einer Hyperaktivität bestimmter exzitatorischer Neurone (zum Beispiel im limbischen System) beruhen. Die Wiederherstellung eines Gleichgewichts zwischen erregender und hemmender synaptischer Aktivität durch Benzodiazepine könnte in diesem Fall als angstlösende und beruhigende Wirkung dieser Medikamente angesehen werden.

Den GABAergen Neuronen sind verschiedene andere Neuronen mit unterschiedlichen Transmittern (z.B. Noradrenalin, Dopamin, Serotonin, Azetylcholin) vor- und nachgeordnet. Durch direkte bzw. indirekte pharmakologische Beeinflussung der nachgeordneten Neuronen in dem komplexen neuronalen Netzwerk resultieren letztendlich die verschiedenen pharmakologischen Benzodiazepinwirkungen (siehe Abb. 19).

Für eine Reihe von Benzodiazepinen konnte eine gute Korrelation zwischen den in-vitro-Bindungsaffinitäten und der pharmakologischen Wirkstärke in vivo gefunden werden (siehe Abb. 16). Die Bindungskonstanten wurden auch in vivo bestimmt. Die Dosen, die im Mäusegehirn 50 Prozent der spezifischen Bindungsstellen besetzen (ED_{50}), liegen z.B. für Flunitrazepam bei 0,3 mg/kg, für Triazolam bei 0,8 mg/kg, für Diazepam bei 1,6 mg/kg, und damit beim Tier in einem Bereich pharmakologisch aktiver Wirkdosen (MÖHLER und RICHARDS 1983; BRAESTRUP et al. 1984).

Schon lange wird in Analogie zu den Opiatrezeptoren nach endogenen Ligan-

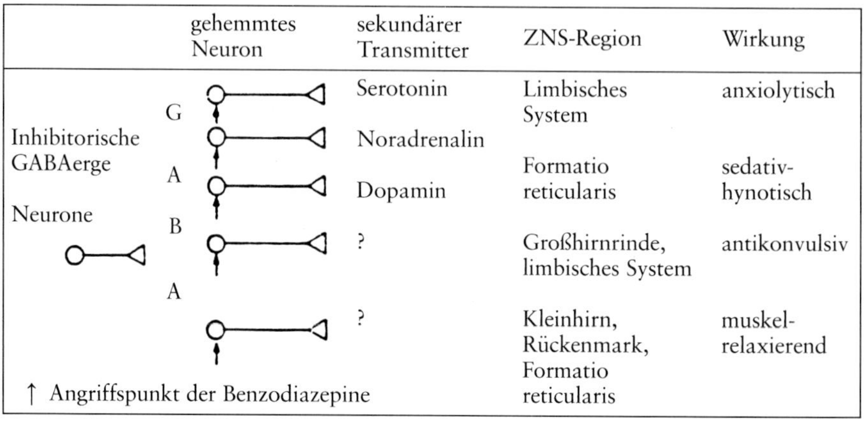

	gehemmtes Neuron	sekundärer Transmitter	ZNS-Region	Wirkung
Inhibitorische GABAerge Neurone	G	Serotonin	Limbisches System	anxiolytisch
	A	Noradrenalin		
		Dopamin	Formatio reticularis	sedativ-hynotisch
	B	?	Großhirnrinde, limbisches System	antikonvulsiv
	A	?	Kleinhirn, Rückenmark, Formatio reticularis	muskel- relaxierend

↑ Angriffspunkt der Benzodiazepine

Abb. 19: Hypothetisches Modell der primären postsynaptischen Verstärkung GABA-erger Hemmung durch Benzodiazepine und der sekundären Modulation anderer Neurotransmitter-Systeme, welche das breite Wirkspektrum der Benzodiazepine erklären könnten.

den für den Rezeptorkomplex gesucht. 1978 wurde aus Rattengehirn ein Polypeptid extrahiert, welches die Rezeptorbindung von Benzodiazepinen (z.B. Diazepam) spezifisch hemmt und mit DBI («diazepam binding inhibitor») bezeichnet wird. Durch tryptischen Abbau gelang es, den aktiven Teil, ein Peptid mit 18 Aminosäuren, ODN genannt, in seiner Struktur und pharmakologischen Eigenschaften aufzuklären. Ob diesem Neuropeptid («Endacoid») eine Rolle bei der Kontrolle von Angst und Aggression zukommt, bleibt abzuwarten (GUIDOTTI et al. 1986). (Tabelle 1).

Kürzlich wurde aus über Immunaffinitätschromatographie, Gelfiltration und HPLC aufgereinigten Ratten-, Rinder- und Menschengehirnen Desmethyldiazepam mittels Massenspektroskopie, Bindungstest und immunologischen Verfahren nachgewiesen (SANGAMESWARAN et al. 1986).

Tabelle 1: Mögliche endogene Liganden der Benzodiazepin-Rezeptoren, die in der Diskussion sind bzw. waren (nach HAMON und SOUBRIÉ 1983)

Substanzen	Eigenschaften	
GABA-Modulin	Protein (MG 16 500))	(Antagonist)
BCF-J	Protein (MG 40–70000)	
Fraktion 1	MG 700–30000	
Fraktion 5	Peptid (MG 3000)	(Agonist)
Nikotinamid	Pyridin	Agonist
Inosin, Hypoxanthin	Purin	Agonist
Harman, Carbolincarboxylat	β-Carboline	inverser Agonist
Try-Gly	Dipeptid (MG 261)	(Agonist)
Prostanoide	Lipide	(Antagonist?)
L-Thyroxin	Aminosäurederivat	

Basierend auf in-vitro- und in-vivo-Experimenten kann man heute verschiedene Ligandengruppen definieren:
a. Agonisten (z.B. Benzodiazepine mit positiver intrinsischer Aktivität)
b. Kompetitive Antagonisten (z.B. Flumazenil = Ro 15-1788; keine intrinsische Aktivität)
c. Antagonisten mit partieller agonistischer Aktivität
d. Inverse Agonisten (z.B. β-Carboline; negative intrinsische Aktivität).

Im Moment stellt Flumazenil (Struktur siehe S. 80) den selektivsten Benzodiazepin-Rezeptor-Antagonisten dar (HAEFELY 1985b). Prominenteste Vertreter der angstauslösenden inversen Benzodiazepin-Rezeptor-Agonisten sind β-Carbolin-Derivate (z.B. Methyl-6,7-dimethyl-4-äthyl-β-carbolin-3-carboxylat = DMCM).

Das unterschiedliche Wirkspektrum wird durch eine positive bzw. negative allosterische Modulation der $GABA_A$-Rezeptoren, durch die verschiedenen Bindungsaffinitäten, durch unterschiedliche Rezeptorbesetzung in den verschiedenen Gehirnregionen mit variabler Rezeptorreserve sowie durch Rezeptor-Subtypen erklärt.

Für die Charakterisierung der verschiedenen Teile des Rezeptorkomplexes können folgende Modelliganden eingesetzt werden:

Benzodiazepin-Bindungsstellen: z.B. markiertes Flunitrazepam oder Flumazenil
GABA-Bindungsstellen: z.B. markiertes Muscimol
Cl^--Kanal: markiertes tertiäres Butylbicylophosphorothionat (^{35}S-TBPT).

Aus solchen Liganden-Bindungsversuchen wurde deutlich, daß auch Barbiturate mit dem Benzodiazepin-GABA-Chloridkanal-Rezeptorkomplex interagieren. Sie (und einige Konvulsiva) greifen wahrscheinlich in komplexer Weise am Chloridkanal an, indem sie seine Öffnungszeit verlängern. Auch Clomethiazol scheint an den gleichen Bindungsstellen am Chloridkanal anzugreifen.

Zopiclon, welches ein den Benzodiazepinen ähnliches pharmakologisches Profil aufweist und dessen Effekte durch Flumazenil blockiert werden können, wird ebenso wie Zolpidem an diesem Rezeptorkomplex gebunden (BLANCHARD et al. 1983).

6 Pharmakokinetik

6.1 Allgemeine Prinzipien

Zeit des Eintritts, Intensität und Dauer der pharmakologischen/klinischen Wirkungen hängen von den physikalisch-chemischen und pharmakokinetischen Eigenschaften der einzelnen Substanzen ab. Dabei ist es auch von großer Bedeutung, ob das Medikament nur einmalig (akute Effekte) oder wiederholt über einen längeren Zeitraum (sub-chronische oder chronische Wirkung) appliziert wird.

Den Wirkungseintritt bestimmen die Absorptionsgeschwindigkeit und das Penetrationsverhalten in spezifische Gehirnregionen. Beide Prozesse laufen hauptsächlich nach den Gesetzen der passiven Diffusion ab und hängen von der Fettlöslichkeit bei den physiologischen pH-Werten ab. Da Benzodiazepine und die meisten Barbiturate gut fettlösliche Substanzen sind, dringen sie relativ rasch in das ZNS ein.

Nach intravenöser Applikation können sedativ-hypnotische Effekte bereits nach etwa 30 Sekunden bis wenigen Minuten beobachtet werden. Stark lipophile Substanzen, wie z.B. Diazepam, Flunitrazepam, Midazolam, wirken dabei schneller als weniger lipophile Derivate (z.B. Chlordiazepoxid, Lorazepam). Nach oraler Applikation stellt die Absorptionsgeschwindigkeit den geschwindigkeitsbestimmenden Schritt dar, d.h. das stärker polare Oxazepam wird langsamer absorbiert als das unpolare Diazepam. Zusätzlich spielt die galenische Formulierung (z.B. weiche oder harte Gelatinekapsel beim Temazepam bzw. Lormetazepam) eine wichtige Rolle. Eine zusätzliche Variable muß bei Vorstufen (prodrugs) des aktiven Desmethyldiazepams berücksichtigt werden. Während die «Vorstufe» Clorazepat sehr schnell zu Desmethyldiazepam hydrolysiert, wird die Vorstufe Prazepam nur langsam in das aktive Desmethyldiazepam umgewandelt.

Die Menge einer nicht intravasal applizierten Dosis, welche die Blutzirkulation erreicht, beträgt in der Regel bei den Benzodiazepinen und Barbituraten mindestens 80 bis 90%. Bei intramuskulärer Gabe kommen dem Applikationsort und der Tiefe der Injektion eine entscheidende Bedeutung zu. Bei Chlordiazepoxid und Diazepam muß mit einer langsamen, unvollständigen und irregulären Absorption gerechnet werden, da eine lokale Ausfällung am Injektionsort eintritt. Deshalb und auch wegen der Schmerzhaftigkeit sollte darauf ganz verzichtet werden. Im Gegensatz dazu wird Lorazepam nach im. Gabe schnell und vollständig absorbiert. Eine schnelle Wirkung kann auch durch die rektale Gabe («rectal tube») von Diazepam erreicht werden.

Bei einmaliger Gabe der Benzodiazepine und Barbiturate bestimmen neben der Eliminationsgeschwindigkeit hauptsächlich Verteilungsvorgänge und die Geschwindigkeit der Rückverteilung aus dem Gehirn in die Peripherie (z.B. ins Fett- und Muskelgewebe) die Wirkdauer. Beide Prozesse hängen wiederum von der Fettlöslichkeit und der Durchblutung ab. Daher bleibt das polare Lorazepam länger in wirksamen Konzentrationen im Gehirn als fettlösliche Substanzen (z.B. Diazepam).

Tabelle 2: Eliminationshalbwertszeiten ($t_{1/2}$) einiger Barbiturate

	Stunden
Amobarbital	8–42
Aprobarbital	14–34
Butobarbital	34–42
Cyclobarbital	8–17
Heptabarbital	6–11
Mephobarbital	11–67
Pentobarbital	15–48
Phenobarbital	70–120
Secobarbital	15–40
Vinylbital	17–33,5

Bei (sub)chronischer Gabe der Benzodiazepine können diese und/oder ihre biologisch aktiven Metabolite in Abhängigkeit der jeweiligen Eliminationshalbwertszeit (t$\frac{1}{2}$) mehr oder weniger kumulieren, wobei sich erst nach etwa vier bis fünf Applikationen die endgültige steady-state Konzentration einpendelt.

Das anfängliche Kumulieren der aktiven Substanzen und das Ausmaß ihrer Konzentrationen in Blut, Gehirn und Geweben sowie die Eliminationsgeschwindigkeit beeinflussen nun hauptsächlich die klinischen Effekte der Benzodiazepine. Die beobachteten Nebenwirkungen, wie Müdigkeit, Desorientiertheit, motorische Inkoordination, Verschlechterung der intellektuellen und psychomotorischen Leistung, hängen ebenfalls von diesen Größen ab.

Die Wirkdauer (therapeutische und/oder unerwünschte Nebenwirkungen) und die Gefahr von Interaktionen (besonders mit Alkohol), auch noch nach Absetzen der Benzodiazepine, hängen davon ab, wie rasch die aktiven Substanzen eliminiert werden. Somit wird auch das Wiederauftreten von Symptomen (Wirkungsverlust) von der Halbwertszeit des Benzodiazepins und seiner aktiven Metaboliten entscheidend mitbestimmt. Man kann daher versuchen, die Benzodiazepine, ähnlich den Barbituraten (siehe Tab. 2), entsprechend ihrer Eliminationsgeschwindigkeit in verschiedene Gruppen einzuteilen (siehe Tab. 3).

Im tabellarischen Anhang sind die wichtigsten pharmakokinetischen Parameter der einzelnen Substanzen zusammengefaßt (Übersichten bei KLOTZ et al. 1980; KLOTZ 1984, 1985).

6.2 Stoffwechsel und aktive Metabolite

Meprobamat wird durch Seitenkettenhydroxylierung mit anschließender Glukuronidierung überwiegend hepatisch eliminiert (nach einmaliger Gabe t$\frac{1}{2}$ zwischen 6 und 17 Std., bei chronischer Gabe auf 24 bis 48 Std. verlängert).

Da die meisten *Barbiturate* gut fettlösliche Substanzen sind, müssen sie vor ihrer Ausscheidung zu besser wasserlöslichen Metaboliten gewandelt werden. Nur Derivate mit niedrigem Lipid/Wasser-Verteilungsquotienten, wie z.B. Aprobarbital und Phenobarbital, werden teilweise unverändert (pH-abhängig) über die Nieren ausgeschieden. Die meisten oxidativen Abbauprodukte (Alkohole, Ketone, Phenole, Carbonsäuren) sind inaktiv; nur N-demethylierte Metabolite besitzen noch biologische Aktivität. Die Eliminationshalbwertszeiten einiger Substanzen sind in Tabelle 2 zusammengefaßt.

Chloralhydrat wird sehr rasch (t$\frac{1}{2}$ wenige Minuten) zu den aktiven Metaboliten, Trichloräthanol (t$\frac{1}{2}$ = 7–10 Std.) und Trichloressigsäure (t$\frac{1}{2}$ etwa 96 Std.) abgebaut.

Paraldehyd wird zu 70 bis 80% in der Leber zu Acetaldehyd und Essigsäure abgebaut. Der restliche Anteil wird exhaliert.

Methaqualon wird in der Leber vorwiegend hydroxyliert. Die zahlreichen Metabolite weisen keine wesentliche pharmakologische Wirksamkeit auf. Neben einer initialen t$\frac{1}{2}$ von 2 bis 6 Stunden beträgt die terminale t$\frac{1}{2}$ etwa 40 Stunden.

Glutethimid zeigt einen stereoselektiven Stoffwechsel. Das d-Enantiomer wird zu 4-Hydroxyglutethimid, das l-Isomer an der aliphatischen Seitenkette hydroxyliert. Einige Metabolite weisen noch eine beträchtliche pharmakologische-toxikologische Aktivität auf. Die terminale $t_{1/2}$ wird mit 12 Stunden angegeben.

Methyprylon und *Clomethiazol* werden hepatisch eliminiert mit einer $t_{1/2}$ von 4 bzw. 3,5 bis 4,5 Stunden.

Zopiclon ($t_{1/2}$ etwa 5 Std.) und *Zolpidem* ($t_{1/2}$ = 3,5 bis 5,1 Std.) werden ebenfalls rasch metabolisiert, wobei beim Zopiclon mindestens ein Metabolit (N-Oxid) noch biologisch aktiv ist (GAILLOT et al. 1983).

Beim *Hydroxyzin* verläuft die hepatische Elimination mit einer $t_{1/2}$ von etwa 3 Stunden.

Buspiron unterliegt einem ausgeprägten first-pass Stoffwechsel (Bioverfügbarkeit nur etwa 4%). Es entstehen mehrere hydroxylierte Metabolite, von denen das 1-Pyrimidinylpiperazin noch aktiv ist. Für die $t_{1/2}$ wurde ein großer Schwankungsbereich von 2 bis 33 Stunden gefunden (GAMMANS et al. 1986).

Benzodiazepine werden durch zahlreiche oxidative Phase I-Reaktionen (z.B. Dealkylierung, Hydroxylierung, Reduktionen) und Konjugation mit Glukuronsäure bzw. Azetylierung verstoffwechselt. Die bei den Phase I-Abbauwegen entstandenen Metabolite (siehe Abb. 20) sind meistens noch biologisch aktiv. Die Eliminationshalbwertszeiten sind in Tabelle 3 zusammengefaßt.

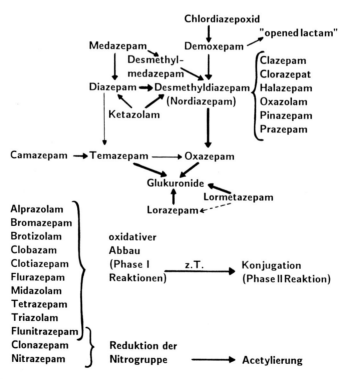

Abb. 20

Tabelle 3: Eliminationshalbwertszeiten ($t_{1/2}$) von Benzodiazepinen und ihren biologisch aktiven Metaboliten

Benzodiazepine	$t_{1/2}$ (Std)	aktive Metabolite	$t_{1/2}$ (Std)	Eliminationsgeschwindigkeit der aktiven Substanzen
Chlordiazepoxid	10–18		20–80	sehr langsam
Clobazam	10–30	Desmethylclobazam:	36–50	sehr langsam
Clonazepam	24–56	?		sehr langsam
Clorazepat	1.5–2.5	Desmethyldiazepam:	50–80	sehr langsam
Clazepam	?	Desmethyldiazepam:	50–80	sehr langsam
Diazepam	30–45	Desmethyldiazepam:	50–80	sehr langsam
Flurazepam	2		8–10 (24–100)	(sehr) langsam
Halazepam	35	Desalkylhalazepam:	58	sehr langsam
Ketazolam	1.5	Diazepam	30–45	sehr langsam
		Desmethyldiazepam:	50–80	
Medazepam	2		20–80	sehr langsam
Nitrazepam	20–50	?		sehr langsam
Oxazolam	–	Desmethyldiazepam:	50–80	sehr langsam
Pinazepam	16	Desmethyldiazepam:	50–80	sehr langsam
Prazepam	1–3	Desmethyldiazepam:	50–80	sehr langsam
Quazepam (Qu)	25–41	2-Oxoquazepam:	25–41	sehr langsam
		N-Desalkyl-2-Oxo-Qu:	75–80	sehr langsam
Alprazolam	10–18	α-Hydroxyalprazolam		langsam
Bromazepam	12–24	?		langsam
Camazepam	21	?		langsam
Estazolam	8–31	?		langsam
Flunitrazepam	10–25		20–30	langsam
Tetrazepam	10–25		25–51	langsam
Loprazolam	6–8	?		mittelschnell
Clotiazepam	3–15	ja		mittelschnell
Oxazepam	5–18	–		mittelschnell
Premazepam	8	–		mittelschnell
Lorazepam	10–18	–		mittelschnell
Lormetazepam	9–15	–		mittelschnell
Temazepam	6–16	–		mittelschnell
Brotizolam	4–8		9.5	schnell
Triazolam	2–4		3–8	schnell
Midazolam	1–3		1–3	sehr schnell

6.3 Determinanten der Pharmakokinetik

Diese sollen beispielhaft an der am gründlichsten untersuchten und klinisch wichtigsten Gruppe der Benzodiazepine dargelegt werden (Übersichten bei KLOTZ et al. 1980, KLOTZ 1984, 1985; PÖLDINGER und WIDER 1985).

Da die Medikamente oft mit den Mahlzeiten eingenommen werden, mag dies auch einen Einfluß auf die *Absorption* haben; so war z.B. bei der Absorptionsgeschwindigkeit von Diazepam verlangsamt und das Ausmaß der Absorption etwas erhöht, wenn dieses Benzodiazepin mit der Nahrung eingenommen wurde. Mahlzeiten hatten keinen Einfluß auf die absorbierte Menge von Clobazam und Oxazepam, nur die niedrigeren maximalen Clobazam-Plasmaspiegel traten später auf. Wahrscheinlich kann man von den wenigen exakten Daten auf eine im allgemeinen durch Mahlzeiten etwas verzögerte Absorption der Benzodiazepine schließen.

Die meisten Benzodiazepine liegen zu einem hohen Prozentsatz ($\geq$ 90%) im Blut in *an Albumin gebundener Form* vor. Nur das Flurazepam bildet eine Ausnahme (freie Fraktion = 85%), sein aktiver Hauptmetabolit, Desalkylflurazepam, ist jedoch zu 96,5% gebunden. Selbst in einer relativ homogenen Population von 27 gesunden, arzneimittelfreien, männlichen Freiwilligen, zeigt der freie Anteil von Diazepam und Desmethyldiazepam eine etwa fünffache Schwankungsbreite. In Zwillingsstudien wurde der genetische Beitrag zu dieser Variabilität untersucht. Da die Varianz innerhalb der Zwillingspaare für elf dizygotische Zwillinge nicht größer war als für 18 monozygotische, müssen andere Faktoren den größten Anteil an der interindividuellen Variabilität der Bindung beitragen. Es konnte jedoch für Chlordiazepoxid, Diazepam, Lorazepam und Oxazepam keine signifikante Beziehung zwischen dem Serumalbumin oder dem Gesamteiweiß und der Bindung beobachtet werden.

In pharmakokinetischen Studien wurde manchmal ein postprandialer Anstieg der totalen Diazepamkonzentration im Plasma gefunden. Diazepam zeigte jedoch vor und nach Mahlzeiten keine signifikante Veränderung seiner Bindung. Auch für Chlordiazepoxid, Oxazepam und Lorazepam konnten keine Unterschiede zwischen einem «gefasteten» und «gefütterten» Zustand gefunden werden. Über eine ± 20prozentige tageszeitliche Variation der freien Fraktion im Blutplasma wurde beim Diazepam berichtet, was jedoch beim Midazolam nicht beobachtet werden konnte.

Mit zunehmendem *Alter* treten eine Reihe physiologischer Veränderungen auf (z.B. Abnahme von Muskelmasse, Körperwasser, Leber- und Gehirngewicht; Zunahme von Fett), welche die Arzneimittelwirkungen modifizieren können. Oft ist es sehr schwierig, den «normalen» Alterungsprozeß von den Begleiteffekten der degenerativen Erkrankungen klar zu trennen.

Die Absorption scheint weitgehend unbeeinflußt vom Alter zu sein. Durch die altersbedingte Zunahme des Fettanteils am Gesamtkörpergewicht und einer geringfügigen Abnahme des Serumalbumins kommt es mit dem Alter wahrscheinlich zu einer intensiveren Verteilung (Zunahme des scheinbaren Verteilungsvolumen) in das ZNS und Fettgewebe.

In mehreren Studien konnten altersabhängige Veränderungen in der Elimination von Chlordiazepoxid und Diazepam gezeigt werden. Die Eliminationshalbwertszeiten waren bei alten, gesunden Freiwilligen jeweils um den Faktor 2 bis 4 verlängert, was in beiden Fällen auf einer Zunahme des Verteilungsvolumens beruhte. Zusätzlich trat beim Chlordiazepoxid noch eine signifikante Abnahme der Clearance auf, während beim Diazepam diesbezüglich nur ein schwacher (nicht signifikanter) Trend zu beobachten war.

Substanzen, die durch Glukuronidierung eliminiert werden (z.B. Oxazepam, Lorazepam, Lormetazepam, Temazepam), weisen bei alten Personen eine ähnliche Kinetik wie bei jungen Kontrollpersonen auf. Bei durch Dealkylierungs-/Oxidations-Reaktionen abgebauten Benzodiazepinen steigt die Eliminationshalbwertszeit mit dem Alter an, was in der Mehrheit der Fälle durch eine Vergrößerung des

Tabelle 4: Alterseinflüsse auf die Pharmakokinetik von Benzodiazepinen (prozentuale Veränderungen bei alten Patienten gegenüber jungen Kontrollpersonen)

Benzodiazepin	Eliminations-halbwertszeit	scheinbares Verteilungsvolumen	totale Plasmaclearance
Alprazolam	+ 40 % nur bei ♂	− 20 %	− 25 % (nur bei ♀)
Bromazepam	+ 75 %	+ 55 %	− 10 %
Brotizolam	+ 95 %	ns	− 60 %
Chlordiazepoxid	+ 80−370 %	+ 35 %	− 40−70 %
Clobazam	+ 60−180 %	+ 35−60 %	− 40 % (nur bei ♂)
Clotiazepam	+ 20 (nur bei ♀)	+ 25 (nur bei ♀)	ns
Desalkylflurazepam	+ 35−115 %	−	−
Desmethyldiazepam	+ 90−195 % (nur bei ♂)	+ 20−60 %	− 25−60 % (nur bei ♂)
Diazepam	+ 125−200 %	+ 80−200 %	ns
Flunitrazepam	ns	ns	ns
Lorazepam	ns	ns	ns
Lormetazepam	ns	ns	ns
Midazolam	+ 20−55	+ 20−50 %	ns
Nitrazepam	+ 40	+ 50−100 %	ns
Oxazepam	ns	ns	ns
Temazepam	ns	ns	ns
Triazolam	ns	ns	− 50 % (?)

ns = statistisch nicht signifikant

Verteilungsvolumens verursacht wird. Bei einigen Derivaten trägt auch eine Abnahme der Clearance zu der verlängerten Halbwertszeit bei (siehe Tab. 4).

Da die Körperzusammensetzung (z.B. der Fettanteil am Körpergewicht) vom *Geschlecht* abhängt, kann man Unterschiede zwischen Mann und Frau in der Verteilung der lipophilen Benzodiazepine vermuten. So wurden z.B. für Chlordiazepoxid, Diazepam, Clobazam und Midazolam bei Frauen größere Verteilungsvolumina als bei Männern berichtet. Hingegen erwies sich das Verteilungsvolumen von Alprazolam, Triazolam und Temazepam geschlechtsunabhängig. Triazolam wies nur bei alten Frauen eine kürzere Halbwertszeit bzw. erhöhte Clearance auf und für Temazepam war nur bei alten Männern die Halbwertszeit bzw. die Clearance erniedrigt. Beim Diazepam und Oxazepam zeigten junge Frauen eine längere Halbwertszeit und eine erniedrigte Clearance im Vergleich zu altersgleichen Kontrollen des anderen Geschlechtes. Im Moment lassen diese komplexen Daten noch kein übersichtliches Bild erkennen. Dies mag daran liegen, daß zusätzliche Einfluß- bzw. Störfaktoren, wie Fettleibigkeit und Einnahme oraler Kontrazeptiva, die Situation komplizieren.

Etwa 20% unserer Bevölkerung leiden unter *Fettleibigkeit*. Bei übergewichtigen Personen wurde für Alprazolam, Diazepam, Desmethyldiazepam und Midazolam eine mehr als zweifach verlängerte Eliminationshalbwertszeit beobachtet, was wiederum auf einer Zunahme des Verteilungsvolumens beruhte. Im Gegensatz dazu wurde beim Triazolam die längere Halbwertszeit bei Fettleibigen durch eine Abnahme der Clearance hervorgerufen. Beim Lorazepam und Oxazepam nahmen sowohl das Verteilungsvolumen als auch die Clearance mit dem Körpergewicht zu, so daß die Halbwertszeit als davon abhängige Größe keine signifikanten Unterschiede zwischen über- und normalgewichtigen Versuchspersonen zeigte.

Da alle Benzodiazepine in der Leber metabolisiert werden, kommt dieser Organfunktion eine Schlüsselrolle zu. Bei *Lebererkrankungen* kommt es zu Schädigungen der Hepatozyten, zu Durchblutungsveränderungen in der Leber und auch zu einer Abnahme der Synthese der Plasmaproteine. Diese verschiedenen Faktoren können eine markante Wirkung auf die Pharmakokinetik der Benzodiazepine ausüben. Für Chlordiazepoxid, Diazepam, Desmethyldiazepam, Midazolam und Brotizolam konnte jeweils gezeigt werden, daß Patienten mit alkoholischer Leberzirrhose oder akuter Hepatitis eine verlängerte Halbwertszeit, eine reduzierte Clearance, eine geringere Plasmaproteinbindung und ein vergrößertes Verteilungsvolumen aufweisen. Beim Nitrazepam wurden zwischen altersgleichen Kontrollen und Zirrhotikern keine Unterschiede für Halbwertszeit, Clearance und Verteilungsvolumen gefunden. Wird jedoch die bei den Leberpatienten erniedrigte Plasmaproteinbindung berücksichtigt, ergibt sich für die Clearance des ungebundenen Nitrazepams eine signifikante Abnahme. Für Clotiazepam wurde bei Zirrhotikern kürzlich eine reduzierte Clearance und ein verkleinertes Verteilungsvolumen gefunden. Für Oxazepam, Temazepam und Lorazepam verläuft die Elimination bei Patienten mit Leberfunktionsstörungen ähnlich rasch wie bei gesunden Kontrollpersonen. Scheinbar sind Konjugationsreaktionen, wie z.B. die Glukuronidierung, gegenüber Lebererkrankungen «unempfindlich».

Im Gegensatz dazu dürfte eine Einschränkung der *Nierenfunktion* die Elimination der Benzodiazepine kaum verändern. Die wasserlöslichen Metabolite werden jedoch kumulieren und falls diese noch biologisch aktiv sein sollten, wäre dies zu berücksichtigen. Bei urämischen Patienten ist die terminale Halbwertszeit von Oxazepam auf 24 bis 91 Stunden verlängert, was durch sekundäre «peaks» der Plasmakonzentrationen etwa 24 Stunden nach der Applikation verursacht wird. Im Gegensatz dazu ist die Clearance normal. Die konjugierten, inaktiven Metabolite kumulieren und ihre renale Clearance korreliert signifikant mit der Kreatininclearance. Bei hämodialysierten Patienten mit chronischem Nierenversagen ist die Halbwertszeit von Oxazepam auf 22 Stunden verlängert. Die Proteinbindung und die Clearance des freien Oxazepams sind signifikant herabgesetzt.

Ähnlich verhält sich die Pharmakokinetik von Lorazepam; seine Clearance ist bei eingeschränkter Nierenfunktion normal; das Glukuronid kumuliert im Plasma und dessen Halbwertszeit ist etwa um 50% verlängert. Durch eine sechsstündige Hämodialyse werden nur 8% der unveränderten Substanz, aber 40% des Glukuronides ausgeschieden.

Bei Patienten mit terminaler Niereninsuffizienz lag die Halbwertszeit von Lormetazepam mit 14 Stunden im Normalbereich. Das kumulierende Glukuronid wurde mit einer Halbwertszeit von 80 Stunden eliminiert. Hämodialyse veränderte die Lormetazepamkinetik nicht und die unveränderte Substanz konnte im Dialysat bzw. Urin nicht nachgewiesen werden. Die Dialysance des Glukuronides betrug 20 ml/min.

Bei Patienten mit unterschiedlichem Schweregrad des Nierenversagens war beim Brotizolam die Halbwertszeit (6,9 bis 8,2 Stunden) ähnlich dem Kontrollbereich (3,6 bis 7,9 Stunden), so daß bei diesen Patienten ebenfalls keine Dosisanpassungen notwendig erscheinen. Für Diazepam war bei hämodialysierten Patienten die Halbwertszeit mit 37 Stunden deutlich gegenüber den in dieser Studie angegebenen Kontrollwerten (92 Stunden bei 8 Probanden im Altersbereich von 50 Jahren) verkürzt und die Clearance entsprechend erhöht. Diese Veränderungen lassen sich durch den höheren freien Anteil (7%) bei Niereninsuffizienz gegenüber Normalwerten (1,4%) erklären, wobei die Clearance für das freie und aktive Diazepam bei beiden Gruppen sehr ähnlich ist. Eine reduzierte Plasmaproteinbindung bei Patienten mit Nierenfunktionsstörungen war nicht nur bei Diazepam, sondern auch beim Oxazepam feststellbar, was durch die Hypoproteinämie und/oder eine Verdrängung durch kumulierende endogene Liganden hervorgerufen wird.

Bei Patienten mit terminaler Niereninsuffizienz, die einer Hämodialyse bedurften, war die Pharmakokinetik von Triazolam und Clotiazepam nicht verändert.

Im Gegensatz zu einigen anderen Arzneimitteln zeigt sowohl das totale wie auch das freie Diazepam bei Patienten mit *Schilddrüsenüberfunktion* keinerlei signifikanten Abweichungen seiner pharmakinetischen Parameter von Kontrollwerten. Orale Dosen von Oxazepam werden jedoch bei hyperthyroiden Patienten vor einer Carbimazol oder Radiojod-Therapie bedeutend schneller als nach dreimonatiger Behandlung eliminiert. Dies macht eine höhere bzw. öftere Dosierung bei Patienten mit Schilddrüsenüberfunktion notwendig. Bei hypothyroiden Patienten werden keine signifikanten Veränderungen der Oxazepamkinetik beobachtet.

Bei *schweren Verbrennungen*, die durchschnittlich 65% der Körperoberfläche betrafen, stieg die freie Fraktion von Diazepam im Plasma stark an und die Clearance des freien Benzodiazepins war reduziert. Daraus ergab sich eine verlängerte Halbwertszeit von 72 Stunden gegenüber Kontrollpatienten (36 Stunden). Diese kinetischen Veränderungen können durch die Verbrennungen und/oder durch die gleichzeitig verabreichten Medikamente, z.B. den Arzneistoffwechsel-Inhibitor Cimetidin hervorgerufen worden sein.

Rauchen kann durch Enzyminduktion zu einer schnelleren Elimination von Arzneimitteln führen. Dies ist auch für Desmethyldiazepam, Alprazolam und Oxazepam nachgewiesen. Für Diazepam, Midazolam, Lorazepam und Chlordiazepoxid wurden jedoch keine signifikanten Unterschiede zwischen Rauchern und Nichtrauchern gefunden.

In der *Schwangerschaft* und bei der Entbindung wird Diazepam oft eingesetzt. In Abhängigkeit von der Schwangerschaftsdauer nimmt die Plasmaproteinbindung von Diazepam ab. Unmittelbar vor der Entbindung ist die Halbwertszeit von Diazepam auf etwa 65 Stunden verlängert (Kontrollwerte 29 Stunden). Da die Clearance nicht verändert ist, müssen Verteilungsveränderungen (Zunahme des Verteilungsvolumens) dafür verantwortlich sein. Qualitativ identische Ergebnisse wurden für Desmethyldiazepam gefunden: Halbwertszeit-Verlängerung von 60 auf 180 Stunden, unveränderte Clearance und Zunahme des Verteilungsvolumens.

Die fettlöslichen Benzodiazepine penetrieren leicht in die *Plazenta*. Dabei schwankt in Abhängigkeit von der Zeitspanne Applikation/Blutentnahme und des Dosierungsschemas (einmalige/mehrmalige Gabe) der fetale-mütterliche Konzentrationsquotient für Diazepam und Desmethyldiazepam zwischen 0,4 und 2,0. Für andere Benzodiazepine, z.B. Oxazepam und Nitrazepam, werden ähnliche fetale-mütterliche Konzentrationsquotienten zwischen 0,6 und 1,0 angegeben.

Der Übertritt der Benzodiazepine in die *Muttermilch* hängt hauptsächlich von der Fettlöslichkeit und Proteinbindung der jeweiligen Substanz ab. Für Diazepam und Desmethyldiazepam liegen die Plasmakonzentrationen etwa um den Faktor 2 bis 10 höher als in der Milch. Beim Nitrazepam liegt der Milch/Plasma-Quotient sogar nur bei 0,06.

Bei *Neugeborenen* wird Diazepam nach oraler und rektaler Applikation (nicht bei im.-Gabe) schnell und vollständig absorbiert. Bei der Geburt liegt die freie Fraktion im Plasma bei 14%. Aufgrund des noch nicht ausgereiften Stoffwechsels schwankt die Halbwertszeit bei Frühgeborenen zwischen 40 und 400 Stunden, während reife Neugeborene Werte von 20 bis 50 Stunden aufweisen. Bei Kleinkindern läuft die Elimination dann beschleunigt ab (Halbwertszeit zwischen 8 und 14 Stunden). Bei vier Neugeborenen wurden für Desmethyldiazepam Halbwertszeiten von 73 bis 138 Stunden berichtet. Die Glukuronidierung erfährt nach der Geburt ebenfalls eine allmähliche Reifung; deshalb weist Oxazepam bei Neugeborenen eine längere Halbwertszeit (12 bis 27 Stunden) auf als beispielsweise bei den Müttern (5–8 Stunden).

6.4 Plasmakonzentrations-Wirkungs-Beziehungen

Bei der Therapie mit *Diazepam* ist besonders bei mehrmaliger Gabe die Wirkung des biologisch aktiven Hauptmetaboliten *Desmethyldiazepam* mit zu berücksichtigen. In einer randomisierten, doppelblinden, Plazebo-kontrollierten Studie wurde bei 30 Patienten mit klinisch-manifester akuter «Anxiety» unter Therapie mit Diazepam (20 mg/die) eine signifikante Beziehung zwischen den Werten der Hamilton-Skala (Verbesserung der Befindlichkeit bei drei Hauptbeschwerden) und den am fünften Therapietag gemessenen steady-state Plasmakonzentrationen von Diazepam und Desmethyldiazepam gefunden. Die minimal wirksamen Diazepamkonzentrationen sollen dabei zwischen 341 und 472 ng/ml liegen. Da im unterschiedlichen Ausmaß die Patienten auch Chloralhydrat erhielten und nur eine fünftägige Diazepambehandlung vorlag sowie die klinischen Kriterien nicht exakt spezifiziert wurden, ist die Aussagekraft dieser Studie etwas limitiert (DASBERG et al. 1974).

Ein ähnlicher Konzentrationsbereich mit einer unteren Wirkgrenze um 300 ng Diazepam/ml wurde bei 23 psychiatrischen, ambulanten «Angst»-Patienten vorgeschlagen. In dieser randomisierten, doppelblinden, Plazebo-kontrollierten Studie wurden vor sowie nach zweiwöchiger Therapie (15 bis 60 mg Diazepam/Tag) der Hamilton-score und die Diazepam- und Desmethyldiazepamkonzentrationen gemessen. Es muß jedoch beachtet werden, daß bei Eintritt in diese Studie sich die Patienten bereits in einem Diazepam-steady-State befanden (BOWDEN und FISHER 1982).

In einer anderen randomisierten, Plazebo-kontrollierten Studie mit Diazepam und Clorazepat wurde nur für das Desmethyldiazepam eine schwache Beziehung zwischen seinen Konzentrationen und einer Verbesserung der Angstsymptomatik bei neun ambulanten Patienten beobachtet. Bei dieser Studie kam es zu einer hohen Ausfallrate bei ursprünglich 15 scheinbar behandlungsbedürftigen Patienten (CURRY 1974).

25 Patienten mit Angstneurose (sechs Patienten hatten auch eine depressive Symptomatik) wurde eine orale Testdosis von 10 mg Diazepam verabreicht und danach eine dreiwöchige Behandlung mit durchschnittlich 20 mg/die eingeleitet. Die zwei Stunden nach der Testdosis gemessene Diazepam-Plasmakonzentration erwies sich als guter Prediktor für einen Therapieerfolg nach einer Woche bzw. für die Müdigkeit während des gesamten Behandlungszeitraumes; d.h. ein relativ niedriger Zweistundenwert bedeutete ein gutes Ansprechen auf die Therapie und keine Müdigkeit (BIANCHI et al. 1974).

Eine Untergruppe von Patienten mit chronischer Angstsymptomatik wurde initial mit 20 mg Diazepam und später mit 15 bis 40 mg/die über mehrere Wochen behandelt. Innerhalb der einzelnen Dosierungsgruppen ergab sich ein linearer Zusammenhang zwischen der klinischen Wirkung (Befindlichkeitsskalen) und den Plasmakonzentrationen von Diazepam bzw. Desmethyldiazepam.

Bei stationären, chronischen Alkoholikern, die während ihres Alkoholentzuges zu Beginn mit verschiedenen Diazepamdosen und danach anschließend mit einer Enddosis von 10 mg kurzfristig behandelt wurden, zeigte sich eine inverse Beziehung zwischen den aggressiven/feindlichen Symptomenscores (evaluiert nach fünfminütigen aufgezeichneten Erlebnisberichten) und den Plasmaspiegeln von Diazepam und Desmethyldiazepam (GOTTSCHALK und COHN 1978).

Bei vier gesunden Kontrollpersonen und fünf Patienten mit Leberzirrhose wurde zu Beginn einer chronischen Gabe von 5 mg Diazepam/Tag (5. bis 7. Behandlungstag) eine Korrelation zwischen dem Maß der Sedation und der Summe der Plasmakonzentrationen von Diazepam und Desmethyldiazepam beschrieben. Nach der ersten Behandlungswoche stabilisierte sich der Sedationsgrad, obwohl die Plasmakonzentrationen weiterhin während der beiden folgenden Wochen deutlich anstiegen, was auf Adaptation bzw. Toleranz hinweist (OCHS et al. 1983).

Ähnliche Befunde wurden bei sieben gesunden Freiwilligen während einer zweiwöchigen Gabe von 15 mg/Tag erhoben. Ein semiquantitativer klinischer Symptomen-«score» deutete auf eine Toleranz hin, die jedoch (fälschlicherweise) auch auf einem Lerneffekt bei den Standardtesten beruhen könnte. Die unter Diazepam (3 × 5 mg täglich) über eine Woche bei acht gesunden Freiwilligen beobachteten Veränderungen im EEG und bei verschiedenen psychologischen Tests lassen ebenfalls eine Toleranzentwicklung vermuten. Jedoch waren die Pharmakaeffekte nach einer Woche noch deutlich sichtbar und auch unter Plazebo verbesserten die Probanden ihre «performance», was wiederum auf Lerneffekte hinweist (BOND et al. 1983).

In verschiedenen Studien mit gesunden Freiwilligen wurden nach einmaliger Gabe von Diazepam während der ersten Stunden häufig zeitlich übereinstimmende Verläufe der Plasmakonzentrationen und der pharmakodynamischen Testwerte gemessen. Beispielsweise wurden für die ersten zwei Stunden nach oraler Diazepamapplikation (10 mg) und für die Zeit, solange die Blutkonzentrationen über 100 ng/ml lagen, ein paralleler Verlauf der β-Aktivitätsveränderungen (13 bis 35 Hz) im EEG bei 13 männlichen Versuchspersonen beobachtet. Die klinischen Effekte (Blutdruck, Puls, Respiration, Reflex- und Koordinationsprüfung, Schlaf und Müdigkeit) nach einer 20 mg Dosis (iv., po., im.) zeigten während der ersten sechs Stunden bei sechs Probanden einen weitgehend parallelen Verlauf zu den Diazepam-Serumkonzentrationen, wobei das Ausmaß der semiquantitativ erfaßten Veränderungen am ausgeprägtesten nach iv.-Gabe und am geringsten nach im.-Applikation war (HILLESTAD et al. 1974).

In eigenen akuten Untersuchungen zeigten auch Sedationsindex und Reaktionszeiten ein ähnliches zeitliches Verhalten mit nahezu parallelem Verlauf zur Plasmakonzentration von Diazepam während der initialen Verteilungsphase (KLOTZ und REIMANN 1984).

Beim Sakkadentest (Messung schneller Augenbewegungen) war nur nach 10 mg Diazepam, nicht aber nach 10 mg Desmethyldiazepam, eine negative log-lineare Korrelation während der ersten zwölf Stunden bei sechs Versuchspersonen ersichtlich, was beim Desmethyldiazepam sicherlich an den z.T. sehr niedrigen (5–11 ng/ml) Plasmakonzentrationen lag (BITTENCOURT et al. 1981). Die neurophysiologische Messung der maximalen Geschwindigkeit der horizontalen Sakkaden-Augenbewegungen charakterisiert die Funktion des Hirnstammes. Sie unterliegt verschiedenen Einflüssen aus der Formatio reticularis und ist damit stark vigilanzabhängig. Die Diazepameffekte deuten somit auf einen Angriffspunkt in der Formatio reticularis hin.

Nach einer einmaligen iv.-Injektion von 10 mg Diazepam verlief die muskelrelaxierende Zeit-Wirkungskurve spiegelbildlich zum Konzentrationsabfall von Diazepam. Die hohen Wirkkonzentrationen (300 bis 2200 ng/ml) waren mit starker Müdigkeit verbunden (LOSSIUS et al. 1980).

Es darf aber nicht vergessen werden, daß in einer beträchtlichen Anzahl unterschiedlich aufgebauter Studien keine Beziehungen zwischen Plasmakonzentrationen und pharmakodynamischen Meßwerten zu Tage traten.

Da in einer Untergruppe von 11 aus 18 untersuchten Patienten mit Angstsymptomatik eine Besserung gegenüber Plazebo auftrat, wenn die Plasmakonzentrationen von *Chlordiazepoxid* über 700 ng/ml lagen, könnte dies eine Untergrenze der klinischen Effektivität darstellen (GOTTSCHALK und KAPLAN 1972). In zwei weiteren Studien wurden keine Beziehungen zwischen dem anxiolytischen Effekt und den Plasmakonzentrationen von Chlordiazepoxid sichtbar, was jedoch in einem Falle bei 15 Freiwilligen mit Angstsymptomatik nicht für die aktiven Metabolite Desmethylchlordiazepoxid und Demoxepam galt, wo signifikante Beziehungen zu den Veränderungen des Hamilton-Testwertes festgestellt wurden (BOND et al. 1977; LIN und FRIEDEL 1979).

Die sedative Wirkung von *Nitrazepam* (einmalige Gabe von 5 bis 10 mg) korrelierte bei 13 gesunden Freiwilligen mit den Plasmakonzentrationen nur so lange, wie die Konzentrationen innerhalb der ersten Stunden anstiegen. Nach Erreichen der maximalen Plasmakonzentrationen war kein Zusammenhang mehr sichtbar. Mit dem Sakkadentest war nach einer Dosis von 5 mg jedoch eine signifikante Korrelation berechenbar (KANGAS et al. 1977).

Für *Flunitrazepam* (einmalige orale Gaben von 1, 2, 4 mg und 2 mg i.v.) konnten anhand eines Nachfahrtestes und von Sedationsskalen deutliche Beziehungen während der Verteilungsphase zwischen Plasmaspiegel und Wirkungen bei sechs Versuchspersonen aufgezeigt werden und eine untere hypnotische Schwellenkonzentration um 10 ng/ml wurde postuliert (AMREIN 1978).

Für *Flurazepam* im Sakkadentest (BITTENCOURT et al. 1981), *Bromazepam* im EEG (FINK et al. 1976) und *Ketazolam* (GOTTSCHALK und COHN 1978) konnten bisher keine effektkinetischen Beziehungen gefunden werden.

In einer Schlaflaborstudie waren die durch *Midazolam* induzierten Veränderungen im EEG (Zunahme Stadium 3 + 4, Suppression von REM-Anteilen) nur während der ersten drei Stunden nach oraler Einnahme von 15 mg sichtbar – ein Zeitraum, während dessen wirksame Plasmakonzentrationen meßbar waren (ZIEGLER et al. 1983a). Sowohl nach einmaliger oraler Gabe von 15 mg bzw. intravenöser Applikation von 0,075 mg/kg wie auch während steady-state Infusionen fanden wir signifikante Beziehungen zwischen den Plasmakonzentrationen und verschiedenen psychometrischen Tests, wie Sedationsindex, Reaktionszeiten und d2-Durchstreichtest (ALLONEN et al. 1981).

Oxazepam, Temazepam und Lormetazepam werden in Form von biologisch inaktiven Metaboliten eliminiert. In eigenen steady-state Untersuchungen mit drei unterschiedlichen galenischen Oxazepampräparaten wurden nur in Einzelfällen signifikante intraindividuelle Korrelationen zwischen den Plasmakonzentrationen und Reaktionszeiten bzw. der kritischen Flimmerverschmelzungsfrequenz oder der Eigenschaftswörterliste nach JANKE und DEBUS gefunden (ZIEGLER et al. 1983b). Eine log-lineare Beziehung zum Sakkadentest wurde nach einmaliger oraler Einnahme von 20 mg *Temazepam* bei sechs männlichen Versuchspersonen beobachtet (BITTENCOURT et al. 1981). Das Pharmako-EEG erwies sich in Studien mit *Lormetazepam* (1 und 3 mg) bei jungen gesunden Freiwilligen als brauchbarer Indikator für den Verlauf sedierender Effekte nach einmaliger oraler Gabe (KUROWSKI et al. 1982).

Grundsätzlich dürften auch die pharmakologischen bzw. klinischen Wirkungen von Benzodiazepinen in einem Zusammenhang zu ihren Plasmakonzentrationen stehen. Jedoch ist die komplexe Situation für manche Arzneistoffe bzw. Patientengruppen (noch) nicht aufgeklärt, was vielleicht gelingt, wenn spezifischere bzw. sensitivere pharmakodynamische Meßmethoden zur Verfügung stehen. Besondere Schwierigkeiten treten bei der Charakterisierung von Langzeitwirkungen auf, da eine Toleranz bei bestimmten Wirkqualitäten auftreten kann. Es gibt auch Hinweise dafür, daß nicht die absoluten Plasmakonzentrationen der aktiven Substanzen, sondern Konzentrationsveränderungen (z.B. Anstiegssteilheit) von entscheidender Bedeutung sind (Übersichten bei FRIEDEL 1981; KLOTZ et al. 1986).

7 Toxikologische Aspekte

7.1 Unerwünschte Arzneimittelwirkungen

Diese sind meistens aus dem Wirkungsprofil ableitbar und oft Ausdruck einer relativen Überdosierung bei einem individuellen Patienten. Daher ist es verständlich, daß besonders das ZNS im Sinne einer Hemmung/Dämpfung betroffen ist. Zusätzlich können Substanzgruppen-spezifische Nebenwirkungen andere Organsysteme betreffen (siehe auch AMMON 1986); hier sollen nur die wichtigsten bzw. häufigsten kurz erwähnt werden.

Meprobamat führt dosisabhängig zu Müdigkeit, Artikulationsstörungen und Ataxie. Bei höheren Dosen sind Lernfähigkeit und motorische Koordination beeinträchtigt; die Reaktionszeit ist verlängert. Blutdruckabfall kann auftreten und in 0,2 bis 3,4% der Patienten wurden allergische Reaktionen beobachtet. Aufgrund einer Cholestase kann Meprobamat zu einem Ikterus führen.

Barbiturate können bei manchen Patienten z.B. bei Schmerzzuständen anstelle der Müdigkeit/Sedation paradoxe Erregungszustände auslösen. Die Dauer der ZNS-dämpfenden Effekte hängt von der jeweiligen Eliminationsgeschwindigkeit des Derivates ab. Bei höheren Konzentrationen kommt es zu Blutdruckabfall und Atmungsdepression (Patienten mit pulmonaler Insuffizienz sind schon vorher gefährdet). Allergische Reaktionen treten besonders bei prädisponierten Patienten (z.B. Asthmatikern) auf. Barbiturate können auch diffuse/unspezifische Schmerzen induzieren.

Durch *Chloralhydrat* können Ataxie, Verwirrtheitszustände und Alpträume ausgelöst werden. Durch die schleimhautreizende Wirkung kommt es zu gastrointestinalen Beschwerden (z.B. Übelkeit/Erbrechen).

Paraldehyd wirkt bei oraler Einnahme wie Chloralhydrat schleimhautreizend. Nach im.-Applikation kann es zu Nekrosen und Nervenverletzungen kommen. Bei Langzeitgebrauch muß auf eine metabolische Azidose geachtet werden.

Methaqualon führt wie die Barbiturate dosisabhängig zu Müdigkeit, Benommenheit, Beeinträchtigung des Reaktionsvermögens (z.T. mit Überhang bis zum nächsten Morgen) und REM-Schlaf-Unterdrückung. Nach längerem Gebrauch wurden Polyneuropathien beobachtet. Paradoxe Reaktionen (z.B. Angst, Ruhelosigkeit, Verwirrtheitszustände) sind möglich. Gelegentlich kommt es zu Mundtrockenheit, Übelkeit/Erbrechen, Appetitlosigkeit und Tachykardien.

Glutethimid kann bei abendlicher Einnahme noch am folgenden Tag («hangover») das Reaktionsvermögen beeinträchtigen. Eine atropinartige Wirkkomponente kann sich in Mundtrockenheit, Akkomodationsstörungen, Obstipation u.a. bemerkbar machen. Bei chronischer Anwendung muß mit neurologischen Komplikationen (schleppende Sprache, Ataxie, periphere Neuropathien, Beeinträchtigung des Erinnerungsvermögens) gerechnet werden.

Methyprylon ähnelt in seinem Nebenwirkungsprofil den Barbituraten («hangover», Müdigkeit, gastrointestinale Beschwerden, Kopfschmerzen, idiosynkratische Erregungszustände; bei Überdosierung, Hypotension und Atmungsdepression).

Clomethiazol führt zu einer Zunahme der Tränen-, Speichel- und Bronchialsekretion. Gastrointestinale Beschwerden sind möglich. Bei iv.-Applikation können Atmungsdepression und Kreislaufkollaps auftreten.

Da *Zopiclon* mit hoher Affinität an den zentralen Benzodiazepin-Rezeptoren gebunden wird und auch ein ähnliches pharmakologisches Spektrum aufweist, ist mit Benzodiazepin-analogen Begleiterscheinungen zu rechnen.

Bei *l-Tryptophan* können Kopfschmerzen und selten Nausea auftreten.

Beim *Hydroxyzin* muß mit einer Beeinträchtigung des Reaktionsvermögens gerechnet werden. Aufgrund seiner Antihistamin-Eigenschaften kann Schläfrigkeit und Mundtrockenheit auftreten. Es kann eine geringe Kreislauf- und respiratorische Dämpfung hervorrufen.

Vom *Buspiron* wurden bisher ZNS-Effekte (z.B. Kopfschmerzen, Schwindelgefühl, Nervosität, Erregung, Schlaflosigkeit) und Magen-Darm-Störungen (z.B. Übelkeit, Durchfall) bekannt. Sedation und Müdigkeit (15%) lagen nur geringfügig über den Plazeboraten (10%). Bei gesunden Freiwilligen wurde über gewisse dysphorische Empfindungen berichtet. Unter höherer Dosierung kommt es zu einer Zunahme von Sedation und Dysphorie sowie von Prolaktin, Wachstumshormon, Kortisol und Aldosteron.

Da die chemische Struktur, der zentrale Wirkort und das pharmakologische Wirkspektrum der verschiedenen *Benzodiazepine* sehr ähnlich sind, können die unerwünschten Arzneimittelwirkungen dieser Substanzklasse gemeinsam betrachtet werden. Dabei bedeuten die häufigsten ZNS-dämpfenden Nebenwirkungen, wie z.B. Sedation, Müdigkeit, Muskelerschlaffung, Beeinträchtigung von intellektuellen Funktionen (einschließlich Gedächtnis) und der motorischen Koordination, nichts anderes als eine Verstärkung der pharmakologischen Effekte. Diese treten bei geriatrischen Patienten mindestens doppelt so häufig auf, da diese Population gegenüber Benzodiazepinen aus noch unbekannten Gründen (pharmakokinetische und pharmakodynamische Veränderungen, s. Tabelle 4) sensitiver ist und es daher zu relativen Überdosierungen kommen kann, wenn die Dosis nicht entsprechend reduziert wird (KLOTZ 1986). Manchmal tritt eine Schläfrigkeit nach Benzodiazepinen nur initial auf und wird eventuell nach einigen Tagen der Therapie oder zumindest nach geringfügiger Dosisreduktion nicht mehr beobachtet. Als Zeichen einer zentralen Dämpfung können ferner im Extremfall Benommenheit, Desinteresse und völlige Gleichgültigkeit auftreten. Aufgrund der langen Halbwertszeit mancher Substanzen, bzw. ihrer aktiven Metaboliten (siehe Tab. 3) ist ein sedierender Effekt eventuell noch am Morgen nach der letzten Einnahme von Benzodiazepinen ähnlich wie bei manchen Barbituraten nachweisbar («hangover»).

Unter Benzodiazepinen kann die intellektuelle Leistungsfähigkeit abnehmen; es kommt zur Herabsetzung des Merk-, Urteils- und Reaktionsvermögens. Die Benzodiazepine unterdrücken den REM-Schlaf nur geringfügig, oft aber den tiefen NREM-Schlaf erheblich.

Nach Benzodiazepinen kann es sehr selten zu paradoxen Erscheinungen kommen. Sie äußern sich in Übererregbarkeit, Schlaflosigkeit, Verwirrtheitszuständen, Feindseligkeit, Aggression, Wutausbrüchen, Panik, Angstreaktionen. Die Ursachen dafür sind unbekannt. Es könnte sich um idiosynkratische Arzneimittelreaktionen handeln; Persönlichkeitsstruktur und/oder Umweltfaktoren spielen eine Rolle.

Benzodiazepine können eine gesteigerte muskuläre Ermüdbarkeit hervorrufen. Die Muskelerschlaffung bzw. Muskelschwäche kann zu Gangunsicherheit bis hin zur Ataxie führen. Die Ataxie tritt vornehmlich bei älteren und zugleich leicht schwachsinnigen Patienten auf und kann, da es sich um eine dosisabhängige Erscheinung handelt, durch Erniedrigung der Dosis vermieden werden.

Wahrscheinlich in Abhängigkeit von der Anflutungsgeschwindigkeit der aktiven Substanz ins ZNS kann es zu anterograden amnestischen Erscheinungen kommen. Diese sind daher besonders häufig nach intravenöser Applikation der Benzodiazepine. Bei verschiedenen Gedächtnistesten war eine Verschlechterung in der akuten Lernfähigkeit (erschwerte Aufnahmefähigkeit und Speicherung der Information) und in der Erinnerungsfähigkeit an das zuvor Erlebte feststellbar. Die Erinnerungsfähigkeit an früher ins Langzeitgedächtnis übernommene Dinge ist hingegen nicht herabgesetzt. Schlafwandel wurde nach Triazolam beobachtet.

Die sedativ-hypnotischen Effekte der Benzodiazepine sind dosis- und zeitabhängig. Das beeinträchtigte Reaktionsverhalten ist besonders gefährlich für Personen, die an Maschinen arbeiten und Fahrzeuge führen. In mehreren Studien konnte klar gezeigt werden, daß die Fahrtüchtigkeit unter Benzodiazepinen verschlechtert wird. Das Risiko, bei Einnahme dieser Substanzen in einen Verkehrsunfall verwickelt zu werden, ist 4,9fach erhöht.

Obwohl Benzodiazepine das vegetative Nervensystem nur geringfügig beeinflussen, kann eine Hypotension (Blutdruckabfall um 5 bis 15 mg Hg) auftreten.

Bei der iv.-Injektion von Diazepam kommt es häufig (22–39%, in Abhängigkeit von der Größe des Blutgefäßes) zu einer Thrombophlebitis, die jedoch von dem Lösungsmittel hervorgerufen wird, da Fettemulsionen bzw. neue Mischmizellen von Diazepam und das wasserlösliche Midazolam diese Komplikationen nur sehr selten (2%) hervorrufen. Manche Patienten verspüren auch Schmerzen an der Injektionsstelle.

Unter Benzodiazepinen kann es vereinzelt zu Libidoverlust, Potenzstörungen, Zyklusstörungen und einer Ovulationshemmung kommen. Eine Brustdrüsenvergrößerung und/oder Galaktorrhoe (auch bei Nullipara) sind nach Diazepam und Medazepam beobachtet worden. Eine Gewichtszunahme aufgrund einer Appetitsteigerung ist möglich. Da diese Nebenwirkungen auch bei einer Reihe anderer Psychopharmaka gefunden wurden, ist eine zentrale Auslösung anzunehmen.

Bei zu schneller iv.-Injektion der Benzodiazepine kann es zu einer zentral ausgelösten Atmungsdepression kommen. Bei Patienten mit respiratorischer Insuffizienz haben Diazepam, Midazolam und Nitrazepam zu einer Verringerung des Atemvolumens geführt.

Nach Chlordiazepoxid fanden sich in prospektiven Studien keine Unterschiede zu Kontrollen hinsichtlich Mißbildungen, perinatalen Todesfällen und geistiger wie motorischer Entwicklung. Ob durch Diazepam eine leichte Häufung von Gesichtsspalten induziert wird, ist zur Zeit Gegenstand heftiger Diskussionen, da retrospektive Studien darauf hindeuten, was aber durch kontrollierte prospektive Studien nicht bewiesen werden konnte. Große epidemiologische Untersuchungen unterstützen die Annahme, daß es kein spezielles Risiko gibt (Übersicht bei WEBER 1985). Da bei allen Substanzen eine eventuelle teratogene Wirkung jedoch nie mit absoluter Sicherheit ausgeschlossen werden kann, stellt die Schwangerschaft (besonders das 1. Trimenon) eine relative Kontraindikation dar.

Diazepam, das unter der Geburt gegeben wird, kann Schwindel, Ataxie, Erbrechen, Sehstörungen, Abfall des Blut-pH, Anstieg des partiellen CO_2-Drucks im Blut und eine Blutdrucksenkung bei der Mutter verursachen. Beim Neugeborenen können vorübergehend Apnoen, Hypothermie, Blutdruckabfall mit Tachykardie und mangelnde Trinkfreudigkeit hervorgerufen werden (sogenanntes «floppy infant» Syndrom). Die funktionellen sogenannten Apgarwerte sind besonders bei hoher Dosierung erniedrigt. Hat die Mutter über längere Zeit zuvor Benzodiazepine eingenommen, können beim Neugeborenen Entzugserscheinungen auftreten.

7.2 Probleme bei der Langzeitanwendung von Hypnotika und Tranquilizern

Bei den zahlreichen zur Verfügung stehenden Substanzen kann es bei längerer Anwendung mit unterschiedlicher Geschwindigkeit und Ausprägung zu *Toleranz*erscheinungen, psychischer/physischer *Abhängigkeit* und *rebound*-Phänomenen kommen.

Eine Abnahme der therapeutischen Effektivität tritt relativ rasch (innerhalb eines Monats) beim Chloralhydrat, Glutethimid, Methaqualon und Clomethiazol ein, während sich diese Toleranz wahrscheinlich etwas langsamer bei den Barbituraten, Meprobamat, Methyprylon und Paraldehyd entwickelt. Dies macht Dosissteigerungen mit all ihren Gefahren notwendig. Mehrere kontrollierte Studien deuten darauf hin, daß Benzodiazepine über Monate weitgehend ihre Wirksamkeit als Tranquilizer und Hypnotika behalten. In den ersten Wochen der symptomatischen Therapie mit dieser Substanzgruppe scheinen sich einige Patienten an die sedierende Begleitwirkung zu gewöhnen.

ZNS-wirksame Substanzen, bei denen eine Toleranz eintritt, können auch zur Abhängigkeit führen. Dieses Gefahrenpotential ist sehr hoch beim Clomethiazol und Methaqualon; bei den Barbituraten, Glutethimid, Methyprylon, Paraldehyd und Meprobamat ist es wahrscheinlich kaum geringer. Häufig werden die genannten sedativen Substanzen von Opiat- und Alkoholabhängigen mißbraucht, wobei kurzwirksame Derivate bevorzugt werden. Das Absetzen dieser Medikamente sollte nie abrupt erfolgen, aber auch beim «Ausschleichen» tritt ein Entzugssyndrom auf. Häufig wird eine rebound-«Anxiety» und -Schlaflosigkeit beobachtet, die oft mit dem Wiederauftreten der ursprünglichen Symptomatik verwechselt wird. Die mannigfaltigen Entzugserscheinungen reichen von EEG-Veränderungen, Appetitlosigkeit, Halluzinationen, Verhaltensstörungen, neurologischen Ausfällen, gastrointestinalen Beschwerden, Kreislaufproblemen, Reflexveränderungen bis hin zu epileptischen Anfällen und einem Delirium.

In den letzten Jahren steht das *Abhängigkeitspotential der Benzodiazepine* im Blickpunkt des öffentlichen und wissenschaftlichen Interesses. Über die *psychische Abhängigkeit* wird viel diskutiert und ihre Existenz kann trotz geringer publizierter Daten als gesichert angenommen werden. Bei vielen Patienten dürfte die persistierende Einnahme der Medikamente auf einer psychischen Abhängigkeit beruhen, um ein Wohlbefindlichkeitsgefühl zu produzieren bzw. ein Unbehagen zu vermeiden. Das Auftreten von *physischer Abhängigkeit* mit einer nach Absetzen der Benzodiazepine typischen Entzugssymptomatik unterschiedlicher Ausprägung und Intensität wird von vielen Autoren mit wechselnden Häufigkeiten beschrieben. Es besteht jedoch heute kein Zweifel mehr daran, daß Benzodiazepine (auch in therapeutischer Dosierung) zur physischen Abhängigkeit führen können.

In Abhängigkeit von der Eliminationsgeschwindigkeit der aktiven Substanzen kommt es in der Regel mehrere Tage nach Absetzen (auch bei ausschleichender Dosierung, was die Regel sein sollte!) zu den ersten Anzeichen eines Abstinenzsyndromes (z.B. Unruhegefühle: Lorazepam nach 2–3 Tagen, Diazepam nach 3–6 Tagen). Nach Ausbruch kann in den folgenden 2–5 Tagen die Ausprägung und Intensität deutlich zunehmen, um sich in der Regel anschließend im Laufe mehrerer Tage zurückzubilden. Ein bis zu 5 Wochen nach Absetzen verzögertes

Auftreten bzw. ein biphasischer Verlauf mit verstärktem «post-withdrawal» Syndrom wurde ebenfalls beschrieben.

Neben der Dosis spielt vor allem die Einnahmedauer die entscheidende Rolle für die Ausbildung einer physischen Abhängigkeit. Das Risiko erhöht sich deutlich, wenn die Benzodiazepine länger als 4 Monate eingenommen werden. Die gleichzeitige Gabe von Propranolol oder Clonidin mag die Entzugserscheinungen eventuell abschwächen. Zusätzlich sollte immer eine unterstützende Psychotherapie von mindestens 2 Wochen Dauer über die schlimmste Zeit hinweghelfen.

Was die Häufigkeit der Abhängigkeitsentwicklung unter Benzodiazepinen betrifft, gehen die Zahlenangaben je nach dem untersuchten Patientenmaterial, dem Behandlungszeitraum und der zugrundeliegenden Bezugsgröße (z.B. Verkaufszahlen, Behandlungsfälle) weit auseinander. HOLLISTER (1977) sieht die Gefahr als sehr gering an, ähnlich äußern sich GREENBLATT und SHADER (1978). MARKS (1980) gibt das Risiko mit «einem Fall pro fünf Millionen Patientenmonaten» an. Bei einer Einnahmedauer über 12 Monate hält er eine Inzidenz von bis zu 10% möglich. Nach RICKELS (1983) liegt die Häufigkeit zwischen 5% (Behandlungsdauer < 8 Monate) und 43% (Behandlungsdauer > 8 Monate). Nach einer mehrjährigen Einnahmedauer berichteten TYRER et al. (1983) über eine Rate von 27 bzw. 44%, je nach angelegten Kriterien. In anderen Untersuchungen wurden nach Langzeiteinnahme bei z.T. speziellen Patientenpopulationen in bis zu 100% der Fälle eine Entzugssymptomatik beobachtet (Übersicht bei OWEN und TYRER 1983).

Bei vielen der publizierten Studien und Fallberichte ist zu berücksichtigen, daß die Patienten auch andere ZNS-aktive Pharmaka einnahmen. Sehr häufig bestand eine primäre Alkohol- bzw. eine andere Medikamentenabhängigkeit und durch «Umsteigen» wurde sekundär eine Benzodiazepinabhängigkeit erzeugt.

8 Therapeutische Schlußfolgerungen und Ausblick

Bei kritischem Abwägen des Nutzen/Risiko-Verhältnisses dürften heute bei einem notwendigen (!?) Einsatz von Hypnotika und Tranquilizern die Benzodiazepine die Mittel der ersten Wahl darstellen. Ob sie evtl. in naher Zukunft durch neue und noch sicherere Substanzen (z.B. Buspiron, Zopiclon oder Zolpidem) ersetzbar sind, müssen erst längerfristige klinische Erfahrungen zeigen.

Bei einem bestimmungsmäßigen und kunstgerechten Einsatz der Benzodiazepine, d.h. bei *klarer Indikation, kleiner Dosis, kurzfristiger Anwendung*, stellen diese einen Fortschritt in der symptomatischen Behandlung vieler Erkrankungen dar. In Zukunft wird leider die bereits verwirrende Zahl (siehe Tab. 3 und Abschnitt 9) der Benzodiazepine zunehmen. In der täglichen klinischen Praxis wird man jedoch mit 2 bis 3 Substanzen auskommen. Es bleibt zu hoffen, daß es eines Tages gelingen wird, für einzelne Indikationen spezifischere Substanzen zu entwickeln. Bis jetzt sind die Benzodiazepine in aller Regel austauschbar und weisen lediglich Unterschiede in ihrer Pharmakokinetik auf. Der Arzt sollte dasjenige Medikament auswählen, welches am gründlichsten untersucht wurde und über das er am besten Bescheid weiß.

9 Tabellarischer Anhang wichtiger pharmakokinetischer Daten

9.1 Zusammenstellung der verfügbaren Benzodiazepine

Verwendete Abkürzungen:
- $t_{1/2}$: Eliminationshalbwertszeit
- CL: totale Körperclearance des Arzneistoffes aus dem Plasma
- V: scheinbares Verteilungsvolumen
- fu: freie (ungebundene) Arzneimittelfraktion im Plasma

Substanz (Handelsname)	Strukturformel	Dosisbereich (mg/Tag)	Pharmakokinetische Parameter				Besonderheiten
			$t_{1/2}$, h	CL, ml/min	V, l/kg	fu, %	
Alprazolam (Tafil®)		1,5–3	12	90	1.1	30	bei Leberzirrhose und alten Männern verlangsamte Elimination
Bromazepam (Lexotanil®, Normoc®)		3–9	15	60	1.2	30	pH-abhängige Ringöffnung beeinflußt Bioverfügbarkeit (52 bis 99 %)

Substanz (Handelsname)	Strukturformel	Dosisbereich (mg/Tag)	Pharmakokinetische Parameter				Besonderheiten
			$t_{½}$, h	CL, ml/min	V, l/kg	fu, %	
Brotizolam (Lendormin®)		0.125–0.5	5	110	0.7	7	70 % Bioverfügbarkeit, verlangsamte Elimination bei Lebererkrankungen
Camazepam (Albego®)		20–30	21	–	–	–	kaum Daten vorhanden
Chlordiazepoxid (Librium®)		15–60	15	30	0.4	5	verlangsamte Elimination im Alter und bei Lebererkrankungen

Substanz (Handelsname)	Strukturformel	Dosisbereich (mg/Tag)	Pharmakokinetische Parameter				Besonderheiten
			$t_{1/2}$, h	CL, ml/min	V, l/kg	fu, %	
Clobazam (Frisium®)		20–30	20	40	1.4	12	bei Männern im Alter verlangsamte Elimination
Clonazepam (Rivotril®)		1–10	36	70	3.2	18	$t_{1/2}$ bei Kindern 24 h
Clorazepat (Tranxilium®)		10–30	60	12	1.2	3	«prodrug» wird schnell ($t_{1/2}$ ca. 2 h) zum aktiven Desmethyldiazepam umgebaut; im Alter und bei Lebererkrankungen verlangsamte Elimination

Substanz (Handelsname)	Strukturformel	Dosisbereich (mg/Tag)	Pharmakokinetische Parameter				Besonderheiten
			$t_{½}$, h	CL, ml/min	V,l/kg	fu, %	
Clotiazepam (Trecalmo®)		5–30	6	220	2.0	1	$t_{½}$ und V im Alter vergrößert
Diazepam (Valium®)		6–30	36	25	1.1	3	im Alter und bei Lebererkrankungen $t_{½}$↑ und V↑, bei Lebererkrankungen auch CL↓
Estazolam		2–4	12–25				wenig Daten vorhanden
Flunitrazepam (Rohypnol®)		1–4	15	245	2.5	20	Bioverfügbarkeit 80 %

74

Substanz (Handelsname)	Strukturformel	Dosisbereich (mg/Tag)	Pharmakokinetische Parameter				Besonderheiten
			$t_{½}$, h	CL, ml/min	V, l/kg	fu, %	
Flurazepam (Dalmadorm®)		15–30	2	–	–	85	hoher hepatischer first-pass Effekt zu aktiven Metaboliten
Halazepam (Paxipam®)		40–160	35	–	–	–	kaum Daten vorhanden, wird zu Desmethyldiazepam abgebaut
Ketazolam (Contamex®)		15–60	1,5	–	–	7	sehr rascher Abbau zu den aktiven Diazepam und Desmethyldiazepam

Substanz (Handelsname)	Strukturformel	Dosisbereich (mg/Tag)	Pharmakokinetische Parameter				Besonderheiten
			$t_{1/2}$, h	CL, ml/min	V_l, l/kg	fu, %	
Loprazolam (Dormonoct®, Alvane®)		0.5–2	7–12	510	–	20	langsame und irreguläre Absorption
Lorazepam (Tavor®)		1–4	14	80	1.3	7	auch nach im.-Gabe vollständige Bioverfügbarkeit
Lormetazepam (Noctamid®)		0.5–2	11	230	4.6	<15	Bioverfügbarkeit 70–80 %

Substanz (Handelsname)	Strukturformel	Dosisbereich (mg/Tag)	Pharmakokinetische Parameter $t_{½}$, h	CL, ml/min	V, l/kg	fu, %	Besonderheiten
Medazepam (Nobrium®)		15–30	2	–	–	0.2	hoher hepatischer first-pass Effekt zu aktiven Metaboliten
Metaclazepam (Talis®)		5–30	4	–	–	–	kaum Daten vorhanden
Midazolam (Dormicum®)		7.5–30	2	500	2.0	3	hoher hepatischer first-pass Effekt (orale Bioverfügbarkeit 50 %)
Nitrazepam (Mogadan®, Imeson®)		5–15	30	70	2.4	14	variable Bioverfügbarkeit (54–93 %)

Substanz (Handelsname)	Strukturformel	Dosisbereich (mg/Tag)	Pharmakokinetische Parameter $t_{1/2}$, h CL, ml/min V_l,l/kg f_u, %	Besonderheiten
Oxazepam (Adumbran®, Praxiten®, Uskan®)		30–150	12 120 1.0 10	Bioverfügbarkeit 80 %
Oxazolam (Tranquit®)		20–60	1.5? (kinetische Parameter vom eigentlichen Wirkstoff Desmethyldiazepam siehe Clorazepat)	sehr rascher Abbau zum aktiven Desmethyldiazepam
Pinazepam		10–20	16	«prodrug» von Desmethyldiazepam (s. auch Clorazepat)
Prazepam (Demetrin®)		10–30	2 (kinetische Parameter vom eigentlichen Wirkstoff Desmethyldiazepam siehe Clorazepat)	langsame Absorption und hoher hepatischer first-pass Effekt zum aktiven Desmethyldiazepam

Substanz (Handelsname)	Strukturformel	Dosisbereich (mg/Tag)	Pharmakokinetische Parameter $t_{½}$, h	CL, ml/min	V, l/kg	fu, %	Besonderheiten
Quazepam		15–30	40				wenig Daten vorhanden
Temazepam (Planum®, Remestan®)		10–20	12	110	0.8	3	Absorptionsgeschwindigkeit von Galenik abhängig
Tetrazepam (Musaril®)		25–200	18	—	—	30	wenig Daten vorhanden
Triazolam (Halcion®)		0.125–0.5	3	350	1.5	15	

9.2 Neue Substanzen unterschiedlicher Struktur

Substanz (Handelsname)	Strukturformel	Dosisbereich (mg/Tag)	Pharmakokinetische Parameter				Besonderheiten
			$t_{½}$, h	CL, ml/min	V,l/kg	fu, %	
Benzodiazepin-Antagonist, Ro 15-1788, Flumazenil (Anexate®)		0.25–1	1	1000	0.7	60	keine pharmakologischen Eigenwirkungen (?)
Buspiron (Bespar®)		15–20	2–3	2100	5.3	5	evtl. «verkapptes» Neuroleptikum (?); neuer Tranquilizer; hoher first-pass Effekt (orale Bioverfügbarkeit 4 %) zu aktiven Metaboliten ($t_{½}$ ca. 5 h)
Zolpidem		10–30	3,5–5	230	1.3	55	neues Hypnotikum
Zopiclon (Imovane®)		3.75–7.5	4–7	230	1.3	55	neues Hypnotikum

Literatur

ALLONEN, H.; ZIEGLER, G.; KLOTZ, U.: Midazolam kinetics. Clin. Pharmacol. Ther. *30*, 653–661 (1981).
AMMON, H.P.T. (Hrsg.): Arzneimittelnebenwirkungen und -wechselwirkungen. Wissenschaftl. Verlagsgesellschaft Stuttgart 1986.
AMREIN, R.: Zur Pharmakokinetik und zum Metabolismus von Flunitrazepam. In: Rohypnol (Flunitrazepam): Pharmakologische Grundlagen – Klinische Anwendung. AHNEFELD, F.W.; BERGMANN, H.; BURRI, C.; DICK, W.; HALMÁGYI, M.; HOSSLI, G.; RUGHEIMER, E. (Eds.). Berlin: Springer-Verlag (1978).
BENNETT, J.L.: Characteristics of antischistosomal benzodiazepine binding sites in Schistosoma mansoni. J.Parasitol. *66*, 742 (1980).
BERGER, F.M.: The pharmacological properties of 2-methyl- 2-n-prophyl-1,3-propranedid dicarbamate (Miltown), a new interneuronal blocking agent. J. Pharmacol. Exp. Ther. *104*, 468 (1952).
BIANCHI, G.N.; FENNESSY, M.R.; PHILLIPS, J.; EVERITT, B.S.: Plasma levels of diazepam as a therapeutic predictor in anxiety states. Psychopharmacol *35*, 113–122 (1974).
BITTENCOURT, P.R.M.; WADE, P.; SMITH, A.T.; RICHENS, A.: The relationship between peak velocity of saccadic eye movements and serum benzodiazepine concentration. Brit. J. Clin. Pharmacol. *12*, 523–533 (1981).
BLANCHARD, J.C.; BOIREAU, A.; JULOU, L.: Brain receptors and zopiclone. Pharmacol. *27*, 59–69 (1983).
BOND, A.J.; HAILEY, D.M.; LADER, M.H.: Plasma concentrations of benzodiazepines. Brit. J. Clin. Pharmacol. *4*, 51–56 (1977).
BOND, A.; LADER, M.; SHROTRIYA, R.: Comparative effects of a repeated dose regime of diazepam and buspirone on subjective ratings, psychological tests and the EEG. Eur. J. Clin. Pharmacol. *24*, 463–467 (1983).
BOWDEN, C.L.; FISHER, J.G.: Relationsship of diazepam serum level to antianxiety effects. J. Clin. Psychopharmacol. *2*, 110–114 (1982).
BRAESTRUP, C.; SQUIRES, R.I.: Specific benzodiazepine receptors in rat brain characterized by high-affinity ^{3}H-diazepam binding. Proc. Natl. Acad. Sci. USA *74*, 3805–3809 (1977).
BRAESTRUP, C.; HONORÉ, T.; NIELSEN, M.; PETERSEN, E.N.; JENSEN, L.H.: Ligands for benzodiazepine receptors with positive and negative efficacy. Biochem. Pharmacol. *33*, 850–862 (1984).
COSTA, E.; GUIDOTTI, A.: Endogenous ligands for benzodiazepine recognition sites. Biochem. Pharmacol. *34*, 3399–3403 (1985).
CURRY, S.H.: Concentration-effect relationship with major and minor tranquilizers. Clin. Pharmacol. Ther. *16*, 192–197 (1974).
DASBERG, H.H.; VAN DER KLEIJN, E., GUELEN, P.J.R.; VAN PRAAG, H.M.: Plasma concentrations of diazepam and of its metabolite N-desmethyldiazepam in relation to anxiolytic effects. Clin. Pharmacol. Ther. *15*, 473–483 (1974).
DEPOORTERE, H.; ZIVKOVIC, B.; LLOYD, K.G.; SANGER, D.J.; PERRAULT, G.; LANGER, S.Z.; BARTHOLINI, G.: Zolpidem, a novel nonbenzodiazepine hypnotic. I. Neuropharmacological and behavioral effects. J. Pharmacol. Exp. Ther. *237*, 649–658 (1986).
DOROW, R.; DUKA, T.; SAUERBREY, N.; HÖLLER, L.: β-Carbolines: new insights into the clinical pharmacology of benzodiazepine receptor ligands. In: DAHL, GRAM, PAUL, POTTER (eds.), Clinical Pharmacology in Psychiatry (Psychopharmacology, Series 3), 37–51. Berlin, Heidelberg, New York: Springer-Verlag 1987.
FINK, M.; IRWIN, P.; WEINFIELD, R.E.; SCHWARTZ, M.A.; CONNEY, A.H.: Blood levels and electroencephalographic effects of diazepam and bromazepam. Clin. Pharmacol. Ther. *20*, 184–191 (1976).
FRIEDEL, R.O.: Relationship of plasma levels of benzodiazepines and clinical response – a critical review. In: USDIN, E. (Ed.), Clinical Pharmacology in Psychiatry, 270–275. New York: Elsevier 1981.

GAILLOT, J.; HEUSSE, D.; HOUGTON, G.W.; AURELE, J.M.; DREYFUS, J.F.: Pharmacokinetics and metabolism of zopiclone. Pharmcol. 27, 76–91 (1983).
GAMMANS, R.E.; MAYOL, R.F.; LABUDDE, J.A.: Metabolism and disposition of buspirone. Amer. J. Med. 80(3B), 41–51 (1986).
GOA, K.L.; WARD, A.: Buspirone – a preliminary review of its pharmacological properties and therapeutic efficacy as an anxiolytic. Drugs 32, 114–129 (1986).
GOTTSCHALK, L.A.; KAPLAN, S.A.: Chlordiazepoxide plasma levels and clinical responses. Compr. Psychiatry 13, 519–527 (1972).
GOTTSCHALK, L.A.; COHN, J.R.: The relationship of diazepam and ketazolam blood levels to anxiety and hostility in chronic alcoholics. Psychopharmacol. Bull. 14, 39–43 (1978).
GREENBLATT, D.J.; SHADER, R.I.: Dependence, tolerance and addiction to benzodiazepines. Drug Metab. Rev. 8, 13–28 (1978).
GUIDOTTI, A.; FERRERO, P.; FUJIMOTO, M.; SANTI, R.M.; COSTA, E.: Studies on endogenous ligands (endacoids) for the benzodiazepine/β-carboline binding site. In: BIGGIO, G.; COSTA, E. (Eds), Gabaergic Transmission and Anxiety, 137–148. New York: Raven Press 1986.
HAEFELY, W.: Tranquilizers. In: GRAHAME-SMITH, D.G. (Ed.), Psychopharmacology 2(1) Preclinical Psychopharmacology, 92–189. Elsevier Science Publ. 1985a.
–: Pharmacology of benzodiazepine antagonists. Pharmacopsychiat. 18, 163–166 (1985b).
HAMON, M.; SOUBRIÉ, P.: Searching for endogenous ligand(s) of central benzodiazepine receptors. Neurochem. Internat. 5, 663 (1983).
HIGGITT, A.; LADER, M.; FONAGY, P.: The effects of the benzodiazepine antagonist Ro 15-1788 on psychophysiological performance and subjective measures in normal subjects. Psychopharmacol. 89, 395–403 (1986).
HILLESTAD, L.; HANSEN, T.; MELSOM, H.; DRIVENES, A.: Diazepam metabolism in normal man. I. Serum concentrations and clinical effects after intravenous, intramuscular, and oral administration. Clin. Pharmacol. Ther. 16, 479–484 (1974).
HOLLISTER, L.E.: Valium: a discussion of current issues. Psychosomatics 18, 44 (1977).
KANGAS, L.; KANTO, J.; SYVÄLAHTI, E.: Plasma nitrazepam concentrations after an acute intake and their correlations to sedation and serum growth hormone levels. Acta Pharmacol. Toxicol. 41, 65–73 (1977).
KLOTZ, U.: Clinical pharmacology of benzodiazepines. Progr. Clin. Biochem. Med. 1, 117–167 (1984).
–: Tranquillantien – Therapeutischer Einsatz und Pharmakologie. Wissenschaftl. Verlagsgesell. Stuttgart 1985.
–: Age-dependent actions of benzodiazepines. In: PLATT, D. (Ed.), Drugs and ageing, 131–139. Berlin: Springer-Verlag 1986.
KLOTZ, U.; KANGAS, L.; KANTO, J.: Clinical pharmacokinetics of benzodiazepines. Progr. Pharmacol. Vol. 3. Stuttgart: Gustav Fischer 1980.
KLOTZ, U.; REIMANN, I.W.: Pharmacokinetic and pharmacodynamic interaction study of diazepam and metoprolol. Eur. J. Clin. Pharmacol. 26, 223–226 (1984).
KLOTZ, U.; REIMANN, I.W.; ZIEGLER, G.: Gibt es bei Benzodiazepinen Plasmakonzentrations-Wirkungsbeziehungen? In: FRÖLICH, J.C. (Ed.), Plasmaspiegel-Wirkungsbeziehungen von Pharmaka, 31–40. Stuttgart/New York: Gustav Fischer 1986.
KLOTZ, U.; ZIEGLER, G.; LUDWIG, L.; REIMANN, I.W.: Pharmacodynamic interaction between midazolam and a specific benzodiazepine antagonist in human. J. Clin. Pharmacol. 25, 400–406 (1985).
KOELLA, W.P.: The organization and regulation of sleep; a review of the experimental evidence and a novel integrated model of the organizing and regulating apparatus. Experientia 40, 309–338 (1984).
–: Serotonin and sleep. In: WAUQUIER, A.; GAILLARD, J.-M.; MONTI, J.M.; RADULOVACKI, M. (eds.), Sleep, Neurotransmitters, and Neuromodulators, 185–196. New York: Raven Press 1985a.
–: Serotonin and sleep. In: KOELLA, W.P.; RÜTHER, E.; SCHULZ, H. (eds.), Sleep '84, Proc. 7th. Europ. Congress of Sleep Research, 6–10. Stuttgart: Gustav Fischer 1985b.

–: Neurotransmitters and sleep – a synthesis. In: KOELLA, W.P.; RÜTHER, E.; SCHULZ, H. (Eds.), Sleep '84, Proc. 7th. Europ. Congress of Sleep Research, 28–39. Stuttgart/New York: Gustav Fischer 1985c.
–: Die Physiologie des Schlafes – eine Einführung. Stuttgart: Gustav Fischer Verlag, 1988.
KUROWSKI, M.; OTT, H.; HERRMANN, W.M.: Relationship between EEG dynamics and pharmacokinetics of the benzodiazepine lormetazepam. Pharmacopsychiat. 15, 77–83 (1982).
LIN, K.-M.; FRIEDEL, R.O.: Relationship of plasma levels of chlordiazepoxide and metabolites to clinical response. Amer. J. Psychiatry 136, 18–23 (1979).
LOSSIUS, R.; DIETRICHSON, P.; LUNDE, P.K.M.: Effect of diazepam and desmethyldiazepam in spasticity and rigidity. Acta Neurol Scand. 61, 378–383 (1980).
MARKS, J.: The benzodiazepines: use, overuse, misuse, abuse. Lancester: MTP Press 1978.
MAZIÈRE, M.; HANTRAYE, P.; KAIJIMA, M.; DODD, R.; GUIBERT, B.; PRENANT, C.; SASTRE, J.; CROUZEL, M.; COMAR, D.; NAQUET, R.: Visualization by positron emission tomography of the apparent regional heterogeneity of central type benzodiazepine receptors in the brain of living baboons. Life Sci. 36, 1609–1616 (1985).
MÖHLER, H.; OKADA, T.: Benzodiazepine receptors: Demonstration in the central nervous system. Science 198, 849–851 (1977).
MÖHLER, H.; RICHARDS, J.G.: Benzodiazepine receptors in the central nervous system. In: COSTA, E. (Ed.), The benzodiazepines: From molecular biology to clinical practice, 93–116. New York: Raven Press 1983.
MÖLLER, H.J.: Neuroleptika als Tranquilizer. Indikationen und Gefahren. Med. Klin. 81, 385–388 (1986).
MÜLLER, W.E.; WOLLERT, U.: Human serum albumin as a silent receptor for drugs and endogenous substances. Pharmacol. 19, 59 (1979).
OCHS, H.R.; GREENBLATT, D.J.; ECKARDT, B.; HARMATZ, J.S.; SHADER, R.I.: Repeated diazepam dosing in cirrhotic patients: cumulation and sedation. Clin. Pharmacol. Ther. 33, 471–476 (1983).
OWEN, R.T.; TYRER, P.: Benzodiazepine dependence – a review of the evidence. Drugs 25, 385–398 (1983).
PASSWEG, J.: Tryptophan. Pharmakritik 7, 33–35 (1985).
PATEL, J.B.; MARANGOS, P.J.: Differential effects of GABA on peripheral and central type benzodiazepine binding sites in brain. Neurosci. Lett. 30, 157 (1982).
PETERSEN, E.N.; JENSEN, L.H.; DREJER, J.; HONORÉ, T.: New perspectives in benzodiazepine receptor pharmacology. Pharmacopsychiat. 19, 4–6 (1986).
PÖLDINGER, W.; WIDER, F.: Tranquilizer und Hypnotika. Stuttgart/New York: Gustav Fischer 1985.
RICHARDS, J.G.; SCHOCH, P.; MÖHLER, H.; HAEFELY, W.: Benzodiazepine receptors resolved. Experientia 42, 121–126 (1986).
RICKELS, K.: Benzodiazepines in the treatment of anxiety: North American experiences. In: COSTA, E. (Ed.), The benzodiazepines: From molecular biology to clinical practice, 295–310. New York: Raven Press 1983.
RICOU, B.; FORSTER, A.; BRÜCKNER, A.; CHASTONAY, P.; GEMPERLE, M.: Clinical evaluation of a specific benzodiazepine antagonist (RO 15-1788). Br. J. Anaesth. 58, 1005–1011 (1986).
SANGAMESWARAN, L.; FALES, H.M.; FRIEDRICH, P.; DE BLAS, A.L.: Purification of a benzodiazepine from bovine brain and detection of benzodiazepine-like immunoreactivity in human brain. Proc. Natl. Acad. Sci. 83, 9236–9240 (1986).
STERNBACH, L.H.: 1,4-Benzodiazepines. Chemistry and some aspects of the structure-activity relationship. Angew. Chem. (Internat. Ed.) 10, 34–43 (1971).
TUREK, F.W.; LOSEE-OLSON, S.: A benzodiazepine used in the treatment of insomnia phase-shifts the mammalian circadian clock. Nature 321, 167–168 (1986).
TYRER, P.; OWEN, R.; DAWLING, S.: Gradual withdrawal of diazepam after long-term therapy. Lancet i, 1402–1406 (1983).
WEBER, L.W.D.: Benzodiazepines in pregnancy – academical debate or teratogenic risk? Biol. Res. Pregn. 6, 151–167 (1985).

ZIEGLER, G.; LUDWIG, L.; KLOTZ, U.: Effect of midazolam on sleep. Brit. J. Clin. Pharmacol. *16*, 81S–86S (1983a).
ZIEGLER, G.; LUDWIG, L.; KLOTZ, U.: Relationships between plasma levels and psychological effects of benzodiazepines. Pharmacopsychiat. *16*, 71–76 (1983b).

Weiterführende Literatur

COSTA, E. (Ed.): The Benzodiazepines: From Molecular Biology to Clinical Practice, Raven Press New York (1983)
GARATTINI, S.; MUSSINI, E.; RANDALL, L.O.: The Benzodiazepines, Raven Press New York (1973)
GOODMAN und GILMAN: The Pharmacological Basis of Therapeutics, Mac Millan Publ. Comp., New York, 7. Aufl. (1985)
HAASE, H.J.: Therapie mit Psychopharmaka und anderen seelische Befinden beeinflussenden Medikamenten, Schattauer Verlag Stuttgart (1982).
HIPPIUS, H.; ENGEL, R.R.; LAAKMANN, G.: Benzodiazepine – Rückblick und Ausblick, Springer Verlag Berlin (1986).
USDIN, E.; SKOLNICK, P.; TALLMANN JR., J.F.; GREENBLATT, D.; PAUL, S.M.: Pharmacology of Benzodiazepines, Mac Millan Press London (1982)

Kapitel 3
Antidepressiva

W. SCHMID-BURGK

1 Begriffsbestimmung

Eine Erörterung der Wirkungsmechanismen der Antidepressiva erfordert zunächst eine Begriffsbestimmung des Ausdruckes «Antidepressiva». Antidepressiva stellen eine Klasse von chemisch unterschiedlichen Medikamenten dar, die vorwiegend bei Kranken mit depressivem Syndrom – gleich welcher Genese – Anwendung finden (PETERS 1984). Diese Definition bringt bereits eine wesentliche Schwierigkeit zum Ausdruck, die sich bei einer Besprechung der Antidepressiva nicht umgehen läßt: Die Diagnose des depressiven Syndroms. Depressive Erkrankungen – wie überhaupt psychiatrische Erkrankungen – können unter verschiedenen Gesichtspunkten diagnostiziert und klassifiziert werden, wie z.B. unter phänomenologischen, biochemischen oder psychodynamischen Aspekten. Die gebräuchlichsten Einteilungen – wie übrigens auch in der gesamten Medizin – sind jedoch Einteilungen, die mittels einer Kombination von ätiologischen, syndromalen und Verlaufsgesichtspunkten zu «wahren Krankheitseinheiten» gelangen wollen. Während in der übrigen Medizin die Krankheitslehre weitgehend gesichert ist, ist die Nosologie in der Psychiatrie und insbesondere die Klassifikation depressiver Erkrankungen noch sehr ungesichert (EYSENCK 1970; KENDELL 1976). Gerade die alte europäische Dichotomie der Depression in endogene Depression und neurotische Depression (GILLESPIE 1923; SCHNEIDER 1950; KILOH u. GARSIDE 1963; ROTH 1974; KIELHOLZ 1971; MATUSSEK et al. 1981) ist umstritten und kommt in neueren diagnostischen Systemen (wie FEIGHNER et al. 1978, DSM-III in APA 1980) nicht oder nur noch unvollständig zur Anwendung. KENDELL (1976) hat eine umfassende Übersicht über die verschiedenen Einteilungsversuche bei Depressionen gegeben und von einer «contemporary confusion» gesprochen. Diese Uneinigkeit bei der Klassifikation depressiver Erkrankungen und die Suche nach neuen diagnostischen Kriterien ist aber nicht als «l'art pour l'art» zu betrachten, sondern ein ganz wesentlicher Baustein bei der Erforschung der Ätiologie, der Pathogenese und der Therapie der Depression.

Vorbedingung für die Erforschung einer Krankheit, für die Erforschung ihrer Ursachen und für die Erarbeitung einer wirksamen Therapie ist die Kenntnis der Krankheitseinheit und insbesondere ihrer Grenzen. Die psychiatrische Nosologie beruht zum weitaus überwiegenden Teil allein auf dem psychopathologischen Bild und der Anamnese. Ätiologische bzw. kausale Faktoren bleiben zum großen Teil unberücksichtigt, nicht zuletzt, weil sie auch zu wenig bekannt sind. Bei der Erforschung der Ursachen, bzw. der Pathogenese der Depression haben die Kenntnisse über die Wirkungsmechanismen der Antidepressiva eine wesentliche Rolle gespielt. Seit der Entdeckung der antidepressiven Wirkungsqualität des Imipramins durch Kuhn vor nunmehr fast dreißig Jahren ist eine Fülle von pharmakologischen Befunden über die Wirkungen der Antidepressiva erhoben worden. Diese Befunde konzentrieren sich zu einem großen Teil auf die Monoamine und haben ihrerseits die Erforschung biologischer Aspekte der Depression außerordentlich befruchtet. Im vorliegenden Artikel soll eine Übersicht über die möglichen Wirkungsmechanismen der Antidepressiva gegeben werden, wobei zwangsläufig dabei den Monoaminen eine wesentliche Rolle zukommt. Darüberhinaus sollen einige Aspekte aus der Chemie, Pharmakokinetik und Toxikologie zur Darstellung kommen, insoweit als sie für den praktisch tätigen Arzt von Bedeutung sein dürften.

2 Einteilung der Antidepressiva

Antidepressiva können nach verschiedenen Kriterien eingeteilt werden, so z.B. nach der chemischen Struktur, den pharmakologischen Wirkungsmechanismen oder dem beobachteten klinischen Wirkungsprofil. Keines dieser Kriterien führt zu einer befriedigenden und praktikablen Einteilung antidepressiv wirksamer Substanzen. Eine häufig gebrauchte Einteilung verwendet als Kriterium eine Kombination aus dem vermuteten Wirkungsmechanismus und der chemischen Struktur. Tab. 1 zeigt die sich hierbei ergebenden Gruppen von Antidepressiva (AD) und entsprechende Beispiele. Die tri- und tetrazyklischen Antidepressiva (TCA) stellen hierbei die größte Gruppe dar. Sie weisen in ihrer Mehrheit als wesentlichen Mechanismus eine Hemmung der Wiederaufnahme biogener Amine auf, weswegen sie auch häufig als Wiederaufnahmehemmer bezeichnet werden. Atypische Antidepressiva sind Substanzen, die von der Struktur her «atypisch» sind, d.h. keine tri- oder tetrazyklische Struktur haben, vom Wirkungsmechanismus her aber in ihrer Mehrheit ebenfalls Wiederaufnahmehemmer darstellen und antidepressiv wirken. Die Hemmer der Monoaminoxydase (MAO) stellen eine weitere Gruppe von AD dar. Sie werden neuerdings weiter unterteilt einmal in selektive und nicht-selektive MAO-Hemmer sowie in Substanzen mit reversibler und irreversibler MAO-Hemmung. Reversible MAO-Hemmer befinden sich jedoch erst im Stadium der klinischen Erprobung. In die Kategorie «andere AD» fallen Substanzen, die keiner der bisher erwähnten Kategorien zugehören, also deren Struktur oder Wirkungsmechanismen andere, wie z.B. beim Tryptophan, bzw. noch unbekannt, wie z.B. beim Lithium, sind.

3 Historischer Überblick

Vor der Ära der eigentlichen, weiter unten erwähnten Antidepressiva bestand die Behandlung Depressiver im wesentlichen in einer Sedierung durch Barbiturate oder Chloralhydrat oder auch in einer «Betäubung» durch Opiate. Durch eine solche Ruhigstellung konnte das Leiden der Patienten etwas gelindert werden und

Tabelle 1: Einteilung antidepressiver Substanzen

1. Tri- und tetrazyklische Antidepressiva (TCA)
   sekundäre TCA, z.B. Desipramin
   tertiäre TCA, z.B. Amitriptylin

2. Atypische Antidepressiva
   z.B. Nomifensin, Zimelidin, Viloxazin, Trazodon

3. Monoaminoxydase-Hemmer
   selektive/nicht-selektive
   reversible/nicht-reversible

4. Andere Substanzen, z.B.
   l-Tryptophan, 5-OH-Tryptophan
   Lithium
   Kalziumantagonisten

die Spontanremission abgewartet werden. Ein wesentlicher Fortschritt gelang 1940 dem Italiener CERLETTI mit der Entdeckung der Wirksamkeit des Elektroschocks. Die Elektro-Krampfbehandlung gilt auch heute noch als bisher in ihrer Wirksamkeit von keiner anderen antidepressiven Therapie übertroffen (JANICAK et al. 1985) und ist weiterhin bei schweren endogenen Depressionen, die auf eine medikamentöse Behandlung nicht ansprechen, indiziert.

Die Ära der eigentlichen Antidepressiva begann in den 50er Jahren. 1951 wurden von H.H. FOX von der Firma Hoffmann-La Roche Isoniazid (INH) und Iproniazid synthetisiert, die beide als Tuberkulostatika untersucht wurden. 1952 berichteten DELAY und Mitarbeiter, daß es nach Gabe von Isoniazid zu einer Appetitsteigerung komme, verbunden mit einer leicht erregenden und euphorisierenden Wirkung, die jedoch nur inkonstant ausgeprägt sei. 1957 rapportierten auf einem Kongreß der ‹American Psychiatry Association› drei Forschungsgruppen (LOOMER, SAUNDERS und KLINE; CRANE; SCHERBEL) über die psychotropen Wirkungen des Iproniazid, eines Monoaminooxidasehemmers. Insbesondere KLINE und seine Mitarbeiter teilten Beobachtungen über Remissionen schwerer Depressionen nach Gabe von Iproniazid mit. Ebenfalls 1957 berichtete KUHN, daß das trizyklische Imipramin Verstimmungen aufhelle und depressive Gehemmtheit beseitige. Diese Substanz war von der Firma Geigy ursprünglich als Neuroleptikum entwickelt und von KUHN zunächst als schwaches Chlorpromazin bezeichnet worden, nachdem er es bei schizophrenen Patienten nur mit mäßigem Erfolg eingesetzt hatte. Bei der therapeutischen Erprobung dieser Substanz bei Patienten mit endogener Depression stellte er jedoch eine deutlich antidepressive Wirkung fest. Während seine Berichte zunächst mit großer Skepsis aufgenommen worden waren, wurden sie jedoch in der Folgezeit von zahlreichen Autoren bestätigt.

In den folgenden Jahren wurden zahlreiche weitere MAO-Hemmer, wie Isocarboxazid, Phenelzin, Tranylcypromin und Trialamid und auch weitere trizyklische Antidepressiva wie Amitriptylin, Chlorimipramin, Nortriptylin und Desmethylimipramin entwickelt, deren Wirkungsmechanismus aber weiterhin unbekannt blieb. Erst 1964 berichteten GLOWINSKI und AXELROD über ihre später vom Nobelpreis gekrönte Entdeckung, daß Imipramin die Wiederaufnahme von Noradrenalin aus dem synaptischen Spalt hemmt. Diese Wiederaufnahmehemmung gilt auch heute noch als der wesentliche Wirkungsmechanismus trizyklischer Antidepressiva, weshalb diese Substanzklasse auch häufig als Wiederaufnahmehemmer bezeichnet wird. In den letzten anderthalb Jahrzehnten wurden die sogenannten tetrazyklischen Antidepressiva, Maprotilin und Mianserin, sowie weitere, aufgrund ihrer Struktur als atypisch bezeichnete Antidepressiva wie Nomifensin, Trazodon, Viloxazon und Fluvoxamin entwickelt. Auch diesen «Antidepressiva der zweiten Generation» ist im wesentlichen die Wiederaufnahmehemmung der Monoamine eigen. Hierbei ist noch anzumerken, daß sich Ende der 70er Jahre ein Trend zugunsten selektiver Aufnahmehemmer (insbesondere der Serotonin-Aufnahmehemmer) abzeichnete, der inzwischen aber wieder verlassen wurde. Die MAO-Hemmer verloren Anfang der 60er Jahre erheblich an Bedeutung, als sich Berichte über hypertensive Krisen nach Genuß tyraminreicher Nahrungsmittel häuften und mit den TCA eine ebenso wirksame Substanzklasse ohne diese Nebenwirkung zur Verfügung stand. Trotzdem erlebten die MAO-Hemmer in den letzten Jahren eine Art Renaissance, nicht zuletzt auch wegen ihrer – abgesehen von der Tyramininteraktion – sonstigen guten Verträglichkeit. Neuere Entwicklungen versuchten diese Tyramininteraktion zunächst durch eine erhöhte Selektivität der MAO-Hemmung zu umgehen, inzwischen gehen die Bemühungen aber vermehrt in die Richtung einer reversiblen Hemmung. Erfolgversprechende Beispiele hierfür sind Moclobemid und Toloxaton, die sich aber zum Teil noch in klinischer Erprobung befinden. Weitere Entwicklungen in den letzten zwei Jahrzehnten betrafen die Verabreichung von Vorstufen der Monoamine (Präkursoren), wobei hier jedoch lediglich die Serotoninvorstufen, L-Tryptophan und 5-Hydroxytryptophan, eine gewisse Bedeutung erlangten. Andere Ansätze sind noch zu neu, um in dem Kapitel ‹historischer Überblick› abgehandelt zu werden. Zu erwähnen bleibt noch die Lithiumprophylaxe manisch-depressiver Psychosen als auch monopolarer endogener Depressionen, die erstmals 1949 von CADE erwähnt und Ende der 50er Jahre von SCHOU etabliert wurde (SCHOU 1960).

4 Anmerkungen zur Chemie der Antidepressiva

Chemisch sind die meisten älteren Antidepressiva durch eine trizyklische Struktur gekennzeichnet. Als der Prototyp dieser Reihe gilt das Imipramin, das sich von Chlorpromazin nur durch eine andere Struktur des mittleren Ringes und Wegfall des Chlors unterscheidet (siehe Abb. 1). Alle trizyklischen Antidepressiva haben, wie bereits der Name ausdrückt, eine Struktur mit drei Ringen als Grundgerüst und unterscheiden sich im wesentlichen durch Unterschiede in ihren Seitenketten und gegebenenfalls zusätzliche Substituenten am Ringgerüst. Tabelle 2 gibt die chemische Klassifikation der trizyklischen Antidepressiva mit entsprechenden Beispielen wieder. Je nach der Wertigkeit des Stickstoffatoms in der Seitenkette wird noch zusätzlich zwischen sekundären und tertiären Aminen unterschieden. In Abbildung 2 werden tertiäre Amine, wie das Iminodibenzylderivat Imipramin und das Dibenzozykloheptadienderivat Amitriptylin demethylierten, sekundären Aminen, wie dem Desmethylimipramin (Desipramin) und Nortriptylin gegen-

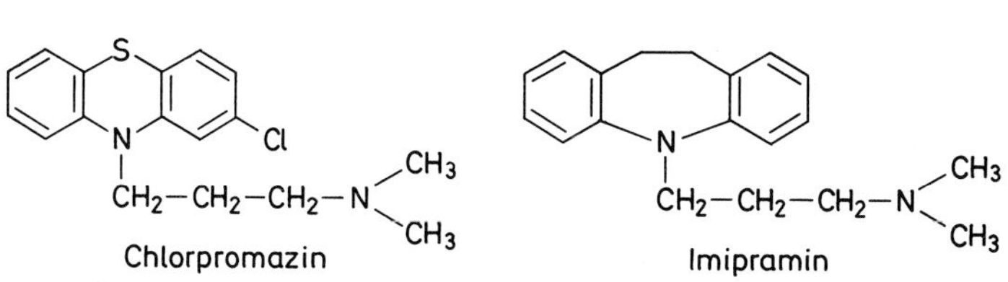

Abb. 1: Strukturformeln von Chlorpromazin und Imipramin

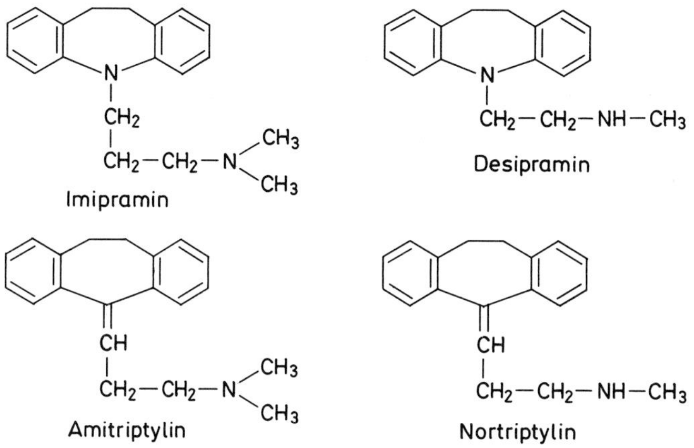

Abb. 2: Strukturformeln der tertiären trizyklischen Antidepressiva (TCA) Imipramin und Amitriptylin und ihrer demethylierten Amine (sekundäre TCA) Desipramin und Nortriptylin

Tabelle 2: Chemische Klassifikation trizyklischer Antidepressiva (nach ZARIFIAN u. LOO, 1982)

Chemische Klasse	Substanzbeispiele
Iminodibenzyle	Imipramin, Desipramin, Trimipramin, Clomipramin
Iminostilbene	Opipramol
Dibenzozykloheptadiene	Amitriptylin, Nortriptylin
Dibenzozykloheptatriene	Proptriptylin
Dibenzoxepine	Doxepin
Dibenzothiepine	Dosulepin
Dibenzodiazepine	Dibenzepin
Pyridobenzodiazepine	Propizepin
Dibenzoxazepin	Amoxapin
Dibenzothiazepin	Tianeptin

übergestellt. Auf die daraus resultierenden unterschiedlichen Wirkungen wird weiter unten nochmals einzugehen sein.

Die tetrazyklischen Antidepressiva Maprotilin und Mianserin (siehe Abb. 3) stellen Weiterentwicklungen trizyklischer Antidepressiva dar, wie aufgrund der Ähnlichkeit der Strukturformeln leicht zu sehen ist. So kann z.B. beim Mianserin der vierte Ring lediglich als eine Seitenkette betrachtet werden, die auf den mittleren Ring zurückgeschlossen wurde.

Die «atypischen Antidepressiva» unterscheiden sich von den bisher genannten hauptsächlich in ihrer chemischen Struktur, wie dies in Abbildung 4 zum Teil deutlich wird.

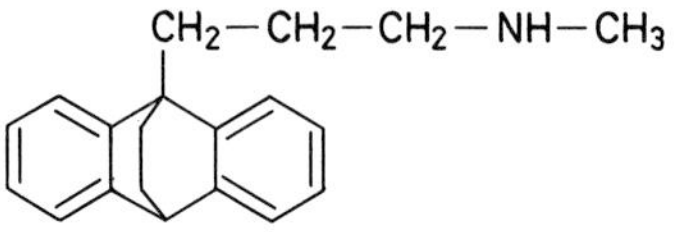

Maprotilin

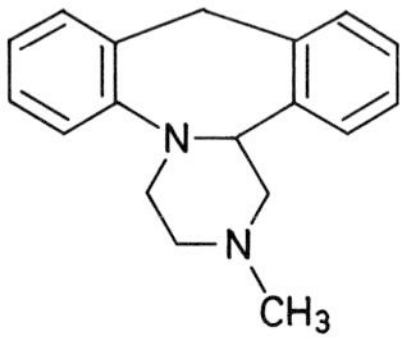

Mianserin

Abb. 3: Strukturformeln der tetrazyklischen Antidepressiva Maprotilin und Mianserin

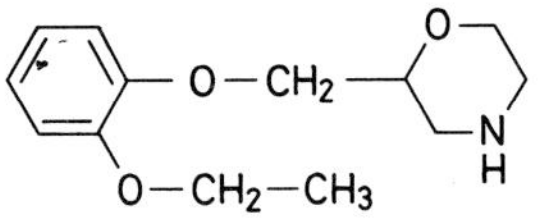

Viloxazon

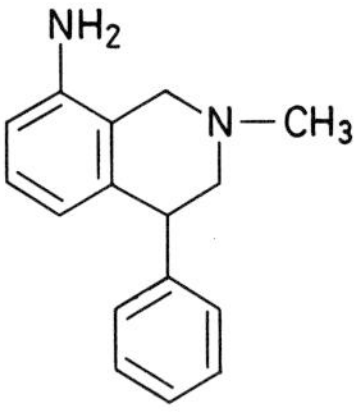

Nomifensin

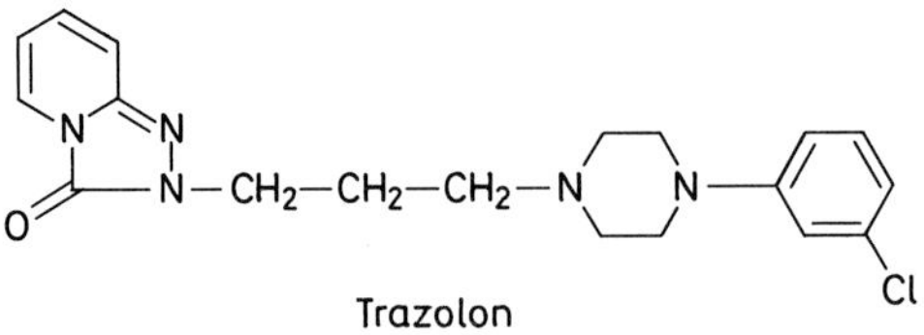

Trazolon

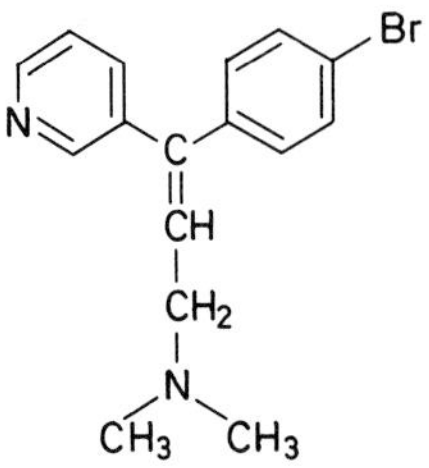

Zimelidin

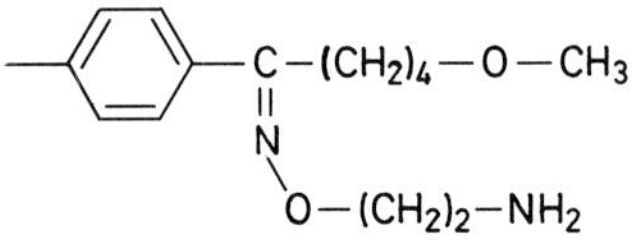

Fluvoxamin

Abb. 4: Strukturformeln der atypischen Antidepressiva, Viloxazon, Nomifensin, Trazodon, Zimelidin und Fluvoxamin

Die Monoaminoxydasehemmer stellen ebenfalls keine geschlossene chemische Klasse von Substanzen dar. Sie können unterteilt werden in primäre und sekundäre Hydrazide, Hydrazine sowie Substanzen ohne Hydrazinstruktur. Abbildung 5 gibt hiervon einige Beispiele. Es ergibt sich hieraus, daß es insgesamt nicht sinnvoll ist, die MAO-Hemmer als eine chemische Klasse von Antidepressiva zu bezeichnen, auch wenn sie untereinander mehr strukturmäßige Ähnlichkeiten haben als gegenüber den tri- oder tetrazyklischen Antidepressiva. Ihre gesonderte Darstellung verdienen die MAO-Hemmer letztlich aufgrund ihres andersartigen Wirkungsmechanismus, der Hemmung der Monoaminoxydase.

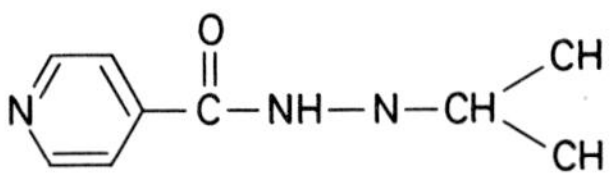

Iproniazid

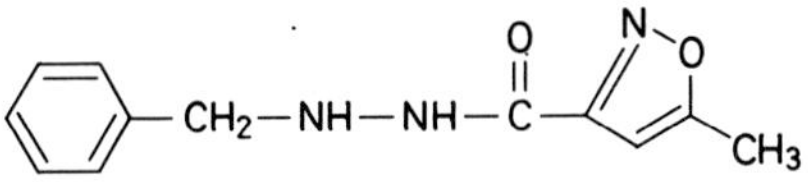

Isocarboxazid

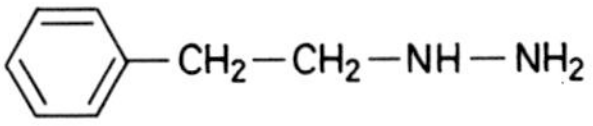

Phenelzin

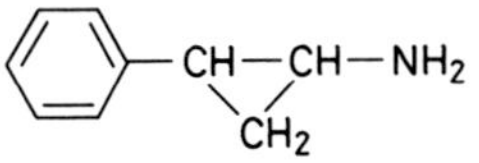

Tranylcypromin

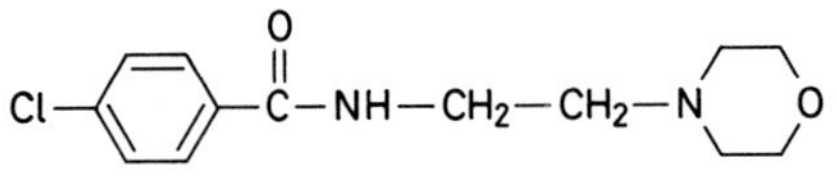

Moclobemid

Abb. 5: Strukturformeln der Monoamin-Oxidase Hemmer Iproniazid, Isocarboxazid, Phenelzin, Tranylcypromin und Moclobemid

5 Entwicklungsgrundlagen

Wie oben erwähnt, wurden die beiden ersten Antidepressiva Iproniazid und Imipramin zufällig als antidepressiv wirksame Substanzen entdeckt. Indessen wurden die später in biochemischen und physiologisch-pharmakologischen Tiermodellen festgestellten Eigenschaften der beiden Substanzen genutzt, um weitere Antidepressiva zu entwickeln. Im folgenden soll ein kurzer und keineswegs vollständiger Überblick über die wichtigsten dieser Modelle gegeben werden.

Grundlage dieser Tests und Modelle ist die Annahme, daß, wenn eine neue Substanz in einer Reihe von Tierversuchen und biochemischen Tests gleiche Eigenschaften wie das Standardantidepressivum Imipramin aufweist, dies ein starker Hinweis auf antidepressive Eigenschaften der Substanz ist. Bei den biochemischen Tests handelt es sich im wesentlichen um Untersuchungen, die an homogenisierten Rattenhirnen durchgeführt werden. Hierbei wird meistens die Hemmung der *Wiederaufnahme der Monoamine* oder die *Hemmung* der *Aktivität der Monoaminoxydase* im Vergleich zu zwei oder drei Standardantidepressiva gemessen. Andere Untersuchungen beinhalten die Messung von Metaboliten der Monoamine und die Bestimmungen von Rezeptordichte und -empfindlichkeit.

Bei den hauptsächlich auf Verhaltensparameter ausgerichteten Tiermodellen kann unterschieden werden zwischen solchen, die lediglich eine Voraussage auf mögliche antidepressive Eigenschaften treffen wollen und solchen, die aufgrund der bewirkten Symptomatik zusätzlich ein Modell der Depression darstellen wollen. Tabelle 3 gibt eine Aufstellung häufig angewandter Tiermodelle. Mit der älteste Tierversuch ist die *Umkehrung der Reserpin-* (oder Tetrabenazin-)*Wirkung*. Reserpin bewirkt bekanntlich eine Entleerung der präsynaptischen Speicher der Monoamine. Bei der Ratte führt die akute Gabe von Reserpin zu Katalepsie, Hypothermie und Ptosis, welche durch die Gabe von trizyklischen Antidepressiva aufgehoben werden können. Einer der am häufigsten angewandten Versuche ist der «*behavioral despair*»-*Versuch*. Ratten, die sich in einem abgeschlossenen Wasserbecken befinden, versuchen zunächst energisch daraus zu entkommen, nehmen dann aber eine immobile Haltung an. Es wird angenommen, daß die Tiere zu diesem Zeitpunkt die Hoffnung auf eine erfolgreiche Flucht aus dem Wasser aufgegeben haben. Antidepressiva wie auch Elektroschocks verzögern nun das Einsetzen dieser Immobilität. Eine gewisse Ähnlichkeit mit dem «behavioral despair»-Versuch zeigen die Versuche der *gelernten Hilflosigkeit* («learned helplessness», SELIGMAN 1975). Dabei werden Tiere chronischem, von ihnen nicht kontrollierbaren Streß ausgesetzt, welches sie in einen Zustand von Passivität und Hilflosigkeit verbunden mit der Unfähigkeit, neue Aufgaben zu lernen, versetzt. Antidepressiva kehren nun diesen Zustand um, allerdings nicht nach akuter Gabe, sondern erst nach 4–7tägiger Applikation. Eine Grundannahme dieses Modells

Tabelle 3: Tiermodelle für Antidepressiva

Reserpinantagonismus (auch Tetrabenazinantagonismus)
Potenzierung der Amphetaminwirkung
Antagonismus von Neuroleptika
Potenzierung von L-Dopa und von Serotonin
Suppression der ponto-genikulo-okzipitalen (PGO)-Wellen
Yohimbin-Potenzierung
Zirkadiane Rhythmen
«learned helplessness» (erlernte Hilflosigkeit)
«behavioral despair» («verzweifeltes» Verhalten)
Trennungsmodelle (bei Primaten)
Intrakranielle Selbststimulierung (ICSS)

ist, daß der wesentliche pathogenetische Mechanismus der menschlichen Depression eine durch unkontrollierten Streß erzeugte Hilflosigkeit ist.

Ein weiteres Modell ist die *intrakranielle Selbststimulation*. Hierbei wird die Rate der vom Tier selbstgesteuerten Stimulation mittels intrakraniell implantierter Elektroden unter verschiedenen Bedingungen gemessen, so z.B. nach Amphetaminentzug. Eine Abnahme dieser Stimulation wird mit einer Minderung der Fähigkeit, Freude oder Angenehmes zu empfinden, gleichgesetzt. Antidepressiva bewirken eine Steigerung der Selbststimulationsrate. Diesem Modell kommt nach WILLNER (1984a) die höchste Validität zu. Insgesamt gilt aber die Validität aller Tiermodelle als nur sehr beschränkt und kein Modell kann beanspruchen, wirklich ein adäquates Modell der menschlichen Depression darzustellen. Darüberhinaus gilt für alle biochemischen Tests und Tiermodelle, daß sie von den bekannten Wirkungen der Standardantidepressiva ausgehen und neue Substanzen hieran gemessen werden. Dies bedingt, daß letztlich wieder nur Substanzen mit gleichen oder ähnlichen Wirkungsmechanismen ausgewählt werden können.

6 Wirkungsmechanismen der herkömmlichen Antidepressiva

6.1 Noradrenalin

Erst etwa 7 Jahre nach der Entdeckung der antidepressiven Wirkungsqualität von Imipramin wurde gezeigt, daß diese Substanz die Wiederaufnahme von Noradrenalin aus dem synaptischen Spalt zurück in das präsynaptische Neuron hemmt (GLOWINSKI und AXELROD 1964). Noradrenalin aktiviert die Adreno-Rezeptoren des post- und präsynaptischen Neurons. Die Wirkung des Transmitters wird durch seine Wiederaufnahme in das präsynaptische Neuron oder durch seinen enzymatischen Abbau beendet. Imipramin – wie viele andere Antidepressiva auch – hemmt nun einen dieser Inaktivierungsmechanismen von freigesetztem Noradrenalin, womit dieser Transmitter vermehrt im synaptischen Spalt zur Verfügung steht.

6.1.1 Noradrenerge Synapse

Zum Verständnis dieser Wirkungen sind verschiedene Besonderheiten der noradrenergen Synapsen wichtig. Entsprechend der in Abb. 6 dargestellten schematisierten Synapse finden sich nach dem heutigen Wissensstand an den noradrenergen Synapsen drei (oder 4) verschiedene Rezeptortypen. Diese Rezeptoren werden in die postsynaptischen α_1- und β_1-Rezeptoren (JANOWSKY et al. 1982) und die (präferenziell) präsynaptisch gelegenen α_2-Rezeptoren eingeteilt. Möglicherweise kommen auch Rezeptoren vom β_2-Typ auf der präsynaptischen Membran vor. Es gibt Hinweise dafür, daß eine Aktivierung der α_1-Rezeptoren zu einer Erregung des postsynaptischen Neurons führt (BEVAN 1977). Hingegen scheint die Erregung der (postsynaptischen) β_1-Rezeptoren die Spontanaktivität des postsynaptischen Neurons zu hemmen, gleichzeitig aber dessen Reaktivität auf zusätzliche Eingangssignale (z.B. GABAerger oder glutaminerger Natur) zu erhöhen (siehe z.B.

FOOTE et al. 1975; MOISES et al. 1979). Erregung der β_1-Rezeptoren bewirkt somit eine Zunahme der «signal-to-noise-ratio». Die präsynaptischen α_2-Rezeptoren bewirken bei ihrer Aktivierung durch NA eine Hemmung der NA-Freisetzung, stellen also einen negativen Rückkoppelungs-Mechanismus dar (BAUMANN und KOELLA 1980). Offenbar beeinflußt das in den synaptischen Spalt freigesetzte NA alle drei dieser Rezeptoren; es ist aber noch unklar, welche «Netto-Wirkung» letztendlich hierdurch auf das postsynaptische Neuron resultiert.

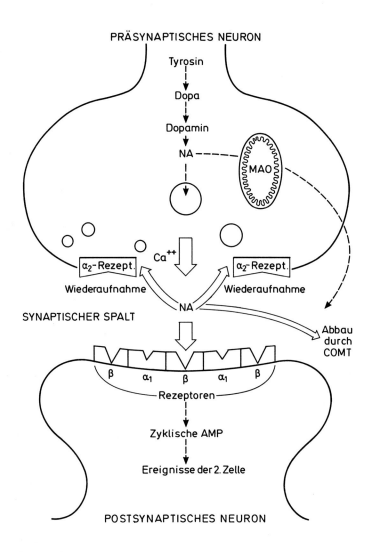

Abb. 6: Schematische Darstellung einer Synapse. NA = Noradrenalin, MAO = Monoamin-Oxidase, COMT = Katechol-Ortho-Methyl-Transferase

6.1.2 Beeinflussung der noradrenergen Transmission

Eine Erhöhung der noradrenergen Übertragung ist theoretisch auf verschiedene Weisen möglich. Eine erste Möglichkeit stellt die *Steigerung der Synthese* von Noradrenalin dar. Die Synthese und der Abbau von Noradrenalin sind schematisch in Abb. 7 dargestellt. Tyrosin wird durch Hydroxylierung in L-Dopa verwandelt, welches dann zu Dopamin dekarboxyliert wird. Durch Betaoxydierung entsteht schließlich Noradrenalin. Theoretisch wäre daher denkbar, daß die Gabe von jeder dieser drei Vorstufen zu einer erhöhten Synthese von Noradrenalin führen würde. Indes, der die Synthese limitierende Faktor ist die geringe Verfügbarkeit des Enzyms Tyrosin-Hydroxylase, so daß die Gabe von Tyrosin wenig Einfluß auf die NA-Synthese hat. Dopamin passiert nicht die Blut-Hirnschranke, so daß allein L-Dopa für eine Beeinflussung der Synthese übrigbleibt. Dies wurde auch mehrfach versucht. L-Dopa wurde in klinischen Studien depressiven Patienten verabreicht, wobei aber insgesamt die antidepressive Wirkung gering war und lediglich eine psychomotorische Aktivitätssteigerung erkennbar war (Goodwin et al. 1970). Insgesamt hat sich die Therapie mit Vorstufen zur Erzielung einer vermehrten Synthese von Noradrenalin (NA) viel weniger bewährt, als zum Beispiel die Therapie mit Tryptophan zur Erhöhung der Serotoninsynthese, obwohl es auch da Zweifel an der Wirksamkeit gibt.

Eine zweite Möglichkeit besteht in der *Hemmung des Abbaus*. Noradrenalin – wie auch andere Monoamine – wird durch zwei Enzyme abgebaut, die intrazellulär liegende Monoaminoxydase (MAO) und die extrazellulär liegende Katecholamino-ortho-Methyltransferase (COMT) (siehe auch Abb. 6). Während COMT-Hemmer erst in Entwicklung sind, stellen die Hemmer der MAO mit die ältesten Antidepressiva dar. Die MAO liegt in zwei Formen vor, der sog. A- und B-Form, die eine unterschiedliche Präferenz für verschiedene Substrate haben. Diese speziesabhängige Präferenz ist beim Menschen dadurch gekennzeichnet, daß die MAO-A überwiegend NA und Serotonin und die MAO-B überwiegend Dopamin und Phenyläthylamin abbaut. Dies hat zur Folge, daß MAO-Hemmer, die den Abbau von NA hemmen, gleichzeitig auch den Abbau von Serotonin hemmen, d.h. diese Substanzklasse wirkt gleichzeitig auf beide Monoamine.

Eine dritte Möglichkeit der Erhöhung der noradrenergen Transmission ist die *Hemmung der Wiederaufnahme* von NA in das präsynaptische Neuron. Die Wiederaufnahme ist der quantitativ wichtigste Inaktivierungsmechanismus von NA, welches in den synaptischen Spalt freigesetzt wurde. An dieser Stelle setzt die überwiegende Mehrzahl der gegenwärtig verfügbaren Antidepressiva (z.B. Desipramin, Imipramin u.a.) an, weswegen diese Antidepressiva häufig auch als Wiederaufnahmehemmer bezeichnet werden.

Eine vierte Möglichkeit zur Erhöhung der noradrenergen Transmission ist die gezielte *Blockade der präsynaptischen α_2-Rezeptoren*. Diese Blockade führt zu einer verminderten negativen Rückkoppelung, was zur Folge hat, daß entsprechend mehr NA aus dem präsynaptischen Neuron in den synaptischen Spalt freigesetzt wird. Ein Beispiel für ein Antidepressivum, das diesen Mechanismus benutzt, ist Mianserin.

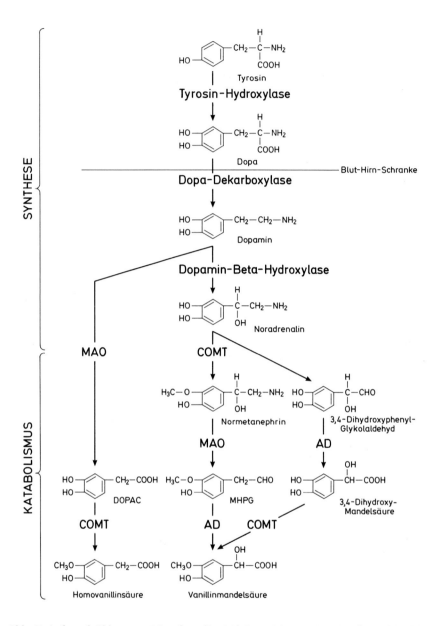

Abb. 7: Auf- und Abbau von Noradrenalin. MAO = Monoamino-Oxydase; COMT = Katechol-ortho-Methyl-Transferase; AD = Aldehyd-Dehydrogenase; MHPG = 3-methoxy-4-Hydroxyphenylglykol; DOPAC = Dihydroxyphenyl-Acetessigsäure

6.1.3 Experimentell nachgewiesene Wirkungen der Antidepressiva an noradrenergen Synapsen

Die Gabe von sekundären trizyklischen Antidepressiva (wie z.B. Desipramin) führt im *Akutversuch* zu einer Abnahme des Umsatzes von NA, meßbar an der Abnahme der Metaboliten Vanillinmandelsäure und 3-Methoxy-4-Hydroxy-Phenylglykol (MHPG) (CHARNEY et al. 1981). Die Fähigkeit verschiedener Antidepressiva den Umsatz von Noradrenalin im Akutversuch zu senken, korreliert mit der Stärke der Wiederaufnahmehemmung von NA. Da die sekundären TCA viel stärker als die tertiären die Noradrenalin-Wiederaufnahme beeinflussen, zeigen vor allem die ersteren im Akutversuch eine solche Umsatzerniedrigung. Dagegen führt der α_2-Blocker Mianserin zu einer Synthesesteigerung (CARLSSON 1978).

Die Untersuchungen des Umsatzes nach *Langzeitbehandlung* mit Antidepressiva (d.h. ca. 14 Tage) haben weniger einheitliche Ergebnisse gezeigt. So wird nach Gabe der sekundären TCA Desipramin und Protriptylin sowie dem α_2-Blocker Mianserin eine Zunahme des Umsatzes beschrieben. Erwartungsgemäß werden für die tertiären Antidepressiva Clomipramin und Amitriptylin keine Veränderungen berichtet, jedoch sind die Ergebnisse für das tertiäre Antidepressivum Imipramin uneinheitlich und entgegen der Erwartung werden keine Veränderungen für die auf noradrenerge Synapsen wirkenden Antidepressiva Nortriptylin, Maprotilin und die MAO-Hemmer beschrieben (Übersicht bei CHARNEY et al. 1981; siehe Tabelle 4). Insgesamt ergibt sich folgendes, etwas vereinfachtes Bild:

Tabelle 4: Wirkungen einer Langzeitbehandlung mit Antidepressiva (AD) auf den Noradrenalin- (NA) und Serotonin (5-HT)-Umsatz bei Laborratten (aus CHARNEY et al., 1981)

Gruppe der Antidepressiva	NA-Umsatz	5-HT-Umsatz
Tertiäre trizyklische AD		
Imipramin	↑↓	↑↓
Clomipramin	0	0↓
Amitriptylin	0	
Sekundäre trizyklische AD		
Desipramin	↑	0
Protriptyline	↑	
Nortriptylin	0	
«Atypische» AD		
Mianserin	↑	0
Iprindol	0↑	0
Maprotilin	0	0
Zimelidin		↓
MAO-Hemmer		
Phenelzin	0	0
Tranylcypromin	0	0
Chlorgylin	0	0
Pargylin	0	0
Elektrokrampfbehandlung	↑	0↑

Antidepressiva mit starker Hemmung der Wiederaufnahme von NA, wie die sekundären trizyklischen Antidepressiva, bewirken im Akutversuch eine Abnahme des Noradrenalinumsatzes, wahrscheinlich über einen negativen Rückkopplungseffekt über das erhöhte Angebot an NA im synaptischen Spalt. Eine α_2-Rezeptorblockade schaltet dagegen diese negative Rückkoppelung aus und bewirkt damit eine Synthesesteigerung. Die Ergebnisse bei Langzeitbehandlung sind dagegen uneinheitlich.

Es bleibt bei diesen Überlegungen noch unberücksichtigt, inwieweit diese Veränderungen des Umsatzes die noradrenerge Transmission beeinflussen. So wird im allgemeinen davon ausgegangen, daß auf Grund der Anhäufung von Noradrenalin im synaptischen Spalt im Akutversuch die noradrenerge Transmission steigt, unklar ist aber, wie sich dies bei chronischer Applikation verhält.

Wesentliche Befunde zu dieser Frage wurden von der Arbeitsgruppe SULSER und VETULANI und Mitarbeiter berichtet. Diese Autoren verabreichten Ratten chronisch (d.h. über 14 Tage) Desipramin und stellten fest, daß bei den mit Desipramin behandelten Tieren im Vergleich zu Kontrolltieren der Anstieg des zyklischen Adenosinmonophosphats (AMP), das als sekundärer «messenger» der β-Rezeptoren dient, auf die Gabe von Noradrenalin deutlich niedriger ausfällt. VETULANI und SULSER schlossen daraus auf eine Subsensitivität der β-Rezeptoren, die sich nach chronischer (nicht aber nach akuter) Behandlung mit Desipramin einstellt. Dieses Phänomen, die sogenannte ‹β-down-regulation› wurde von anderen Arbeitsgruppen bestätigt (BANERJEE et al. 1977; MAGGI et al. 1980) und es konnte gezeigt werden, daß der ‹β-down-regulation› eine Abnahme der Anzahl der β-Rezeptoren zugrunde liegt (BANERJEE et al. 1977). Diese ‹β-down-regulation› hängt von einem intakten Eingang der noradrenergen Fasern ab (SCHWEIZER et al. 1979). Eine einseitige Zerstörung des Locus coeruleus führt zu einer ipsilateralen Verminderung der noradrenergen Afferenzen und es läßt sich auf dieser Seite keine ‹down-regulation› der β-Rezeptoren mehr feststellen. (JANOWSKY et al. 1982; VETULANI und SULSER 1975). Weiterhin konnte in der Folgezeit nachgewiesen werden, daß der Großteil der verfügbaren Antidepressiva eine ‹β-down-regulation› bewirkt, und daß auch die Elektrokrampfbehandlung hierzu führt (SULSER 1978). Aus dem Zeitverlauf der ‹β-down-regulation› die sich erst nach ca. 7–14 Tagen einstellt, sowie dem Zeitverlauf der klinischen Wirksamkeit von Antidepressiva, die sich häufig auch erst nach 10–14 Tagen zeigt, schloß SULSER (1983), daß die ‹β-down-regulation› der eigentliche Wirkungsmechanismus der Antidepressiva sei. Die dank dieser ‹β-down-regulation› bewirkte Verminderung der noradrenergen Transmission sei für die antidepressive Wirkung verantwortlich. Diese Befunde werden jedoch dadurch kompliziert, daß auch für das Neuroleptikum Chlorpromazin eine ‹β-down-regulation› nachgewiesen wurde (SCHULTZ 1976) und daß eine alleinige Hemmung der Noradrenalinaufnahme z.B. durch Nisoxetine, welches ein reiner Noradrenalinaufnahmehemmer ist und sonst keine pharmakologischen Wirkungen zeigt, keine ‹β-down-regulation› bewirkt (MAGGI 1980). Dies läßt vermuten, daß zur Entstehung einer ‹β-‹down-regulation› noch andere Mechanismen notwendig sind.

Die chronische Applikation von Antidepressiva führt aber auch zu einer Supersensitivität der α_1-Rezeptoren (MENKES u. AGAJANIAN 1981) und zu einer Subsensitivität der α_2-Rezeptoren (SMITH 1981). Ersteres ist wahrscheinlich die Folge der

Tabelle 5: Rezeptorveränderungen nach Langzeitbehandlung mit AD

Rezeptor	Lage	Wirkung	Veränderung nach Langzeitbehandlung mit AD
α_1	postsynaptisch	stimulierend auf 2. Neuron	Überempfindlichkeit
β	postsynaptisch	hemmend auf 2. Neuron	Unterempfindlichkeit
α_2	präsynaptisch	negativer Feedback auf 1. Neuron	Unterempfindlichkeit

Blockade der α_1-Rezeptoren durch die Antidepressiva. Eine Supersensitivität von Dopamin (DA)-Rezeptoren nach längerer Blockade mittels Neuroleptika ist bereits seit langem bekannt. Die ‹down-regulation› der präsynaptischen α_2-Rezeptoren hat zur Folge, daß die von diesen Rezeptoren ausgeübte Rückkoppelung schwächer wird, d.h. wieder vermehrt Noradrenalin in den synaptischen Spalt freigesetzt wird. Die nach chronischer Gabe von Antidepressiva hieraus resultierende Situation ist also komplex. Es findet sich einmal eine Unterempfindlichkeit der postsynaptischen β-Rezeptoren, deren Erregung einerseits auf die spontane Aktivität dämpfend wirken und möglicherweise auf subtile Art die Ansprechbarkeit des postsynaptischen Neurons auf andere Transmitter erhöhen soll. Weiterhin findet sich eine Überempfindlichkeit der erregend wirkenden α_1-Rezeptoren, und wiederum eine Unterempfindlichkeit der präsynaptischen α_2-Rezeptoren, welche zu einer Abschwächung der negativen Rückkopplung führt (s. Tab. 5). Inwieweit hierbei die Noradrenalin-Transmission bei chronischer Behandlung verändert wird, bleibt unklar. HEYDORN et al. (1982) zeigten in einem Modell mit Melatonin, daß nach zweiwöchiger Behandlung die Ansprechbarkeit auf zusätzlich zugeführtes Noradrenalin vermindert wird. Hieraus den Schluß zu ziehen, daß die Transmission bei chronischer Behandlung tatsächlich spontan vermindert wird, wäre jedoch nicht gerechtfertigt, weil es sich bei diesen Versuchen lediglich um die Ansprechbarkeit auf zusätzlich zugeführtes Noradrenalin handelt. HUANG et al. (1980) untersuchten die Spontanaktivität von Pyramidalzellen nach chronischer Applikation von Amitriptylin. Diese Pyramidalzellen werden von noradrenergen Afferenzen in ihrer Spontanaktivität gehemmt. HUANG et al. beschrieben eine Zunahme der Spontanaktivität dieser Zellen, was einer Minderung der Hemmung durch die noradrenergen Afferenz gleichkäme. Dies wäre ein Hinweis für eine verminderte noradrenerge Transmission, wobei noch offen bleibt, inwieweit diese Befunde auch auf andere Hirnareale übertragbar sind.

6.2 Serotonin

Ein weiteres wichtiges Monoamin, das bei affektiven Erkrankungen sehr wahrscheinlich entscheidend beteiligt ist, ist Serotonin (Übersicht bei VAN PRAAG 1982). Aufbau und Funktionsweise serotonerger Synapsen entsprechen im wesentlichen denjenigen der bereits dargestellten noradrenergen Synapsen (siehe Abb. 6). Auch bei den serotonergen Synapsen werden verschiedene Rezeptoren unterschieden. So gehen verschiedene Autoren (z.B. OGREN 1985) von zwei Rezeptortypen aus, einem postsynaptischen und einem präsynaptischen, wobei letzteres wiederum ein Autorezeptor mit negativer Rückkopplungs-Funktion ist. AGHAJANIAN (1970) hingegen unterscheidet drei Rezeptortypen, indem er die postsynaptischen Rezeptoren noch weiter unterscheidet in solche, die an Motoneuronen und möglicherweise in der formatio reticularis sitzen und eine rein modulatorische Rolle haben und solchen postsynaptischen Rezeptoren, die weitverstreut in verschiedenen Teilen des Gehirns sitzen, wie dem limbischen System und dem visuellen Kortex, und eher hemmende Funktionen ausüben (siehe Abb. 8 und die Ausführung in Kapitel 1 dieses Bandes).

6.2.1 Beeinflussung der serotonergen Transmission

Prinzipiell sind die Möglichkeiten einer Beeinflussung der serotonergen Transmission die gleichen wie diejenigen, die zur Beeinflussung des noradrenergen Systems zur Verfügung stehen. Als erstes wäre wiederum der Versuch einer Synthesesteigerung von Serotonin zu nennen, wozu sich die Verabreichung von l-Tryptophan und 5-Hydroxytryptophan anbietet. Synthese und Abbau von Serotonin sind schematisch in Abb. 9 dargestellt. Tryptophan wird durch Hydroxylierung in 5-Hydroxytryptophan umgewandelt, welches seinerseits durch Dekarboxylierung intrazerebral zu Serotonin (5-Hydroxytryptamin) umgewandelt wird. Die Inaktivierung von Serotonin, das in den synaptischen Spalt freigesetzt wurde, erfolgt analog dem Noradrenalin. Der quantitativ wichtigste Mechanismus ist die Wiederaufnahme in das präsynaptische Neuron. Abgebaut wird Serotonin durch die Monoaminoxydase, durch Desaminierung zu 5-Hydroxyindolessigsäure (5-HIAA). Tryptophan und 5-Hydroxytryptophan passieren beide die Blut-Hirnschranke und können bei systemischer Verabreichung zu einer Synthesesteigerung

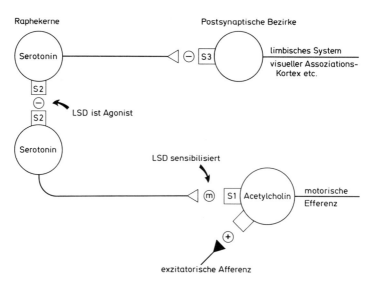

Abb. 8: Schematische Darstellung der Lokalisierung der drei Serotonin-Rezeptoren (S1, S2 und S3) nach AGHAJANIAN. − = hemmender Einfluß, + = exzetatorischer Einfluß, m = modulierende Wirkung

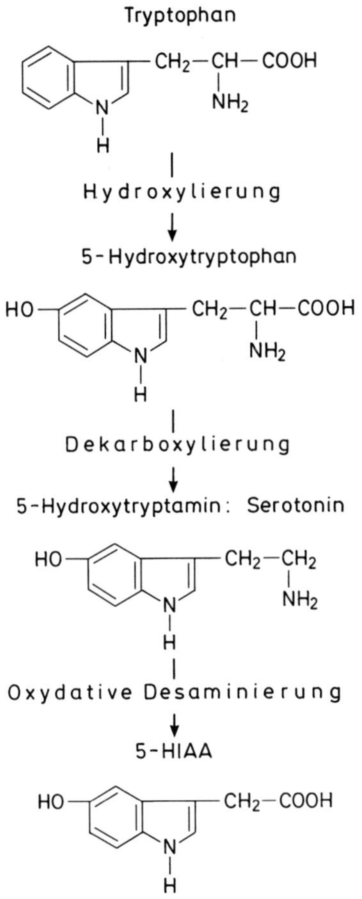

Abb. 9: Auf- und Abbau von Serotonin (5-Hydroxytryptamin). 5-HIAA = 5-Hydroxyindolessigsäure

von Serotonin führen, da das 5-hydroxylierende Enzym, das Tryptophan in 5-Hydroxytryptophan umwandelt, nicht substratgesättigt ist. Im Gegensatz hierzu ist im noradrenergen System, wie bereits erwähnt, eine Steigerung der Synthese durch Zufuhr von Tyrosin nur in sehr geringem Ausmaß möglich, da hier die geringe Verfügbarkeit des Enzyms Tyrosinhydroxylase der syntheselimitierende Schritt ist. Diese relativ einfache Möglichkeit zur Synthesesteigerung von Serotonin wird jedoch kompliziert durch die Tatsache, daß der Transport von Tryptophan über die Blut/Hirn-Schranke ein aktiver Prozeß ist, und Tryptophan hier mit anderen Aminosäuren wie Valin, Leucin und Isoleucin konkurriert (PARDRIDGE 1977, YUWILER 1977). Demzufolge soll das Verhältnis von Tryptophan zu diesen Aminosäuren entscheidend für die Aufnahme ins Gehirn sein. MOLLER und Mitarbeiter (1976) stellten die Hypothese auf, daß bei einer Untergruppe von depressiven Patienten das Verhältnis von Tryptophan zu den konkurrierenden Aminosäuren erniedrigt sei. Demgegenüber betonten andere Autoren, daß es weniger auf das Gesamttryptophan, sondern vielmehr auf das freie, nicht proteingebundene Tryptophan im Plasma ankomme, das bei gewissen Untergruppen von Depressiven erniedrigt wäre. So attraktiv diese Möglichkeit einer Behandlung der Depression auch scheinen mag, die Therapieerfolge mit l-Tryptophan und 5-Hydroxytryptophan waren insgesamt eher bescheiden (Übersicht cf. D'ELIA 1978). Indessen liegen verschiedene Berichte vor, daß eine Therapie mit l-Tryptophan in Kombination mit einem anderen Antidepressivum wirksamer sein könnte, als eine Behandlung mit Tryptophan alleine (COPPEN et al. 1963; Glassman und PLATMAN 1969, WALINDER et al. 1976).

Eine weitere Möglichkeit zur Beeinflussung der serotonergen Transmission stellt – analog zum noradrenergen System – die Hemmung der Wiederaufnahme von Serotonin dar. Diese Hemmung führt zu einer Erhöhung von Serotonin im synaptischen Spalt und damit zu einer vermehrten Aktivierung post- (und prä-) synaptischer Serotoninrezeptoren. Dieser Weg wird von einer Reihe von Antidepressiva beschritten, wobei es sich überwiegend um tertiäre trizyklische Antidepressiva handelt. Als Beispiele hierfür seien Amitriptylin und Clomipramin genannt. Eine Hemmung des Abbaus durch Hemmung der Monoaminoxydase ist eine weitere Möglichkeit zur Erhöhung der serotonergen Transmission. Wie bereits erwähnt, beeinflussen MAO-Hemmer, ob sie nun selektiv die A-Form des Enzyms oder nicht selektiv beide Formen hemmen, immer gleichzeitig den Abbau von Noradrenalin und Serotonin. Eine weitere mögliche Beeinflussung der serotonergen Transmission ist die Hemmung oder Blockade der präsynaptischen Serotoninrezeptoren und damit die Ausschaltung der negativen Rückkopplung, die diese Rezeptoren auf das präsynaptische Neuron ausüben. Hierfür wurden jedoch bisher keine Substanzen entwickelt.

6.2.2 Experimentell nachgewiesene Wirkungen der Antidepressiva auf die serotonergen Synapsen

Die tertiären trizyklischen Antidepressiva haben analoge Wirkungen auf den Serotoninumsatz wie sie die sekundären trizyklischen Antidepressiva auf den Noradrenalinumsatz zeigen. Substanzen mit starker Wiederaufnahmehemmung von Serotonin bewirken im Akutversuch eine ausgeprägte Abnahme des Serotoninumsatzes (CHARNEY et al. 1981; CARLSSON et al. 1978), wobei auch hier wieder vermutet wird, daß dies durch die Aktivierung der negativ rückkoppelnden präsynaptischen Rezeptoren geschieht. Sekundäre trizyklische Antidepressiva mit überwiegender Wirkung auf die Noradrenalin-Wiederaufnahme zeigen keine Wirkung auf den Serotoninumsatz im Akutversuch. Die Befunde bei Langzeitbehandlung auf den Serotoninumsatz sind wiederum uneinheitlicher. Von dem selektiven Serotonin-Wiederaufnahmehemmer Zimelidin wird eine Abnahme des 5-HT-Umsatzes beschrieben (CHARNEY et al. 1981). MAO-Hemmer bewirken im Akutversuch eine Zunahme des Serotoningehalts im Gehirn; bei Langzeitapplikation bildet sich der Gehalt zur Ausgangslage zurück. Die Verabreichung von MAO-Hemmern führt bei Versuchstieren zu einer Hemmung der Aktivität der serotonergen Neurone der Raphékerne. AGHAJANIAN et al. (1970) verabreichten Ratten verschiedene MAO-Hemmer und konnten mit Einzelzellableitungen eine Abnahme der Entladungsrate nachweisen. Die Autoren vermuten, daß dies über eine negative Rückkoppelung am präsynaptischen Rezeptor erfolgt, da die Gabe von Parachlorphenylalanin (PCPA), einem Serotonin-Synthesehemmer, diese Abnahme der Entladungsrate verhinderte. Durch die Synthesehemmung von Serotonin konnte der Effekt der Monoaminoxydase-Hemmung, nämlich die Erhöhung der Serotonin-Konzentration im synaptischen Spalt, nicht mehr zum Tragen kommen und sich damit auch keine erhöhte negative Rückkoppelung einstellen. Bei der Langzeitbehandlung mit Antidepressiva, die die Konzentration von Serotonin im synaptischen Spalt erhöhen, vermutet man ebenfalls die Entwicklung einer ‹down-regulation› postsynaptischer Rezeptoren. Jedoch sind die Befunde hier weniger uneinheitlich; andere Autoren sprechen auch von einer Überempfindlichkeit serotoninempfindlicher Neurone nach Langzeitbehandlung mit TCA (DE MONTIGNY u. AGHAJANIAN 1978).

Was die Wirkungsweise von Lithiumsalzen anbelangt, so wird unter anderem erwogen, daß Lithium eine serotoninagonistische Wirkung hervorruft (MÜLLER-OERLINGHAUSEN, 1985). Diese Wirkung werde jedoch weniger durch eine Beeinflussung der Wiederaufnahme von Serotonin als möglicherweise durch eine erhöhte L-Tryptophanaufnahme und damit eine erhöhte Synthese von Serotonin erzielt. (Weiteres zu Lithium siehe Seite 110).

Insgesamt gibt es somit genügend starke Hinweise dafür, daß eine Reihe von Antidepressiva wesentliche Wirkungen auf das serotonerge System haben. Auch hier ist die Frage noch offen, wie die serotonerge Transmission bei chronischer Verabreichung von Antidepressiva beeinflußt wird.

6.3 Dopamin

Noradrenalin und Serotonin sind zweifellos die Neurotransmitter, über deren Beeinflussung durch Antidepressiva die meisten Befunde vorliegen, seien dies nun Wirkungen, die durch trizyklische Antidepressiva, atypische Antidepressiva oder MAO-Hemmer verursacht werden. Ein weiterer Transmitter bzw. ein weiteres Transmittersystem, von dem angenommen wird, daß es möglicherweise bei affektiven Erkrankungen beteiligt ist, ist das Monoamin Dopamin. Auch bei den dopaminergen Synapsen gibt es verschiedene Rezeptoren. Je nach Differenzierungsmethode werden verschiedene Einteilungen dieser Dopaminrezeptoren vorgenommen (Übersicht cf. bei KAPFHAMMER und RÜTHER 1985; siehe auch Kapitel 1 und 4 dieses Bandes). Gebräuchlich ist eine Einteilung in post- und präsynaptische Rezeptoren, wobei letzteren wieder eine negative Rückkopplungsfunktion zukommt. Die Bedeutung der dopaminergen Bahnen für die Affektivität sind in ihrer Gesamtheit noch ungenügend bekannt. Zweifellos spielen dopaminerge Afferenzen zum Striatum eine ganz wesentliche Rolle beim Ablauf der Motorik und hypothalamische dopaminerge Neurone eine Rolle bei der Steuerung von aus der Hypophyse abgegebenen Hormonen. Aber über die Funktion der limbo- und frontopetalen dopaminergen Afferenzen ist noch wenig bekannt. ANTELMAN und CAGGIULA (1977) vermuten, daß noradrenerge und dopaminerge Afferenzen eine wesentliche Steuerung bei ‹Überlebens›-Aufgaben wie Essen, Nahrungssuche und Sexualität haben. Darüberhinaus zeigte sich in den letzten Jahren, daß dopaminerge Neurone wesentlich an Funktionen beteiligt sind, die früher ausschließlich noradrenergen Neuronen zugedacht waren. ANTELMANN und CAGGIULA stellen in diesem Zusammenhang die Hypothese auf, daß Noradrenalin einen modulatorischen Einfluß auf dopaminerge Neurone habe, und daß ein gewisser Antagonismus beider Systeme für einige Funktionen bestehe.

Während man früher auf Grund einer fehlenden Wiederaufnahmehemmung von Dopamin durch trizyklische Antidepressiva (CARLSSON 1970) einen Wirkungsmechanismus der Antidepressiva über Dopamin ausschloß, gibt es heute Befunde, die vermuten lassen, daß auch dopaminerge Neurone bei affektiven Krankheiten beteiligt sind, und daß Antidepressiva über eine Beeinflussung dieses Monoamins zumindest zum Teil ihre Wirkung ausüben könnten (WILLNER 1983). So fanden CARLSSON und LINDQVIST (1978), daß einige Antidepressiva im Akutversuch eine Zunahme der Synthese von Dopamin, andere eine Abnahme der Synthese und eine dritte Gruppe schließlich keine Veränderung der Synthese von Dopamin verursacht. In chronischen Versuchen konnten keine konsistenten Veränderungen des Umsatzes festgestellt werden. Hingegen zeigte sich, daß die trizyklischen Antidepressiva eine zunehmende Unterempfindlichkeit des präsynaptischen Dopaminrezeptors bewirken, wobei diese Unterempfindlichkeit schon nach einmaliger Verabreichung des Antidepressivums eintritt. Verhaltensuntersuchungen an Ratten haben gezeigt, daß eine chronische Behandlung mit Antidepressiva, wie auch wiederholte Elektrokrampfbehandlungen und selektiver REM-Schlafentzug zu einer Zunahme der motorischen Aktivität führen, wie sie auch durch Apomorphin, einem Dopaminagonisten, induziert wird. Diese Befunde weisen darauf hin, daß durch Antidepressiva die Aktivität postsynaptischer Neurone, die von Dopamin gesteuert werden, gesteigert wird (WILLNER 1983).

Die Synthese von Dopamin wurde bereits bei der Besprechung des Noradrenalins geschildert; Dopamin wird aus Phenylalanin oder Tyrosin gebildet, wobei als Zwischenstufe das noch hirngängige L-Dopa entsteht. Der Abbau von Dopamin erfolgt, wie bei Noradrenalin, durch die MAO und die COMT mit Desaminierung, respektive O-Methylierung zu Homovanillinsäure. Wie bereits im Abschnitt «Noradrenalin» erwähnt, ist der Versuch einer Beeinflussung der dopaminergen Übertragung durch Verabreichung von Tyrosin oder Dopamin ohne Nutzen; allein die Verabreichung von L-Dopa führt zu einer Steigerung der Dopamin-Synthese, wie sie auch beim Morbus Parkinson seit Jahren angewandt wird. Die klinische Wirksamkeit einer Verabreichung von L-Dopa allein bei Depressionen war jedoch insgesamt mäßig. Andere Möglichkeiten zur Beeinflussung der dopaminergen Transmission bestehen, analog zu Serotonin und Noradrenalin, in der Hemmung der Wiederaufnahme von Dopamin in das präsynaptische Neuron. Dieses Wirkprinzip wurde bisher erst von wenigen Antidepressiva verwendet (z.B. Amineptin, Nomifensin, Diclofensin). Diese Substanzen haben jedoch auch Wirkungen auf andere Transmitter, so daß schwer beurteilbar ist, welcher Anteil ihrer antidepressiven Wirksamkeit auf der Beeinflussung der dopaminergen Transmission beruht. Auch die Hemmung der Monoaminoxydase – Typ B, die vorwiegend Dopamin abbaut, ist eine weitere Möglichkeit die dopaminerge Transmission zu verstärken. Dies ist ein Prinzip, das derzeit durch einen selektiven MAO-B-Hemmer, Deprenyl, verwirklicht wird. Dessen antidepressive Wirksamkeit wird aber als gering eingeschätzt und es wird überwiegend zur Behandlung des Morbus

Parkinson eingesetzt. Für die Beeinflussung dopaminerger Funktionen durch gezielte Beeinflussung der präsynaptischen Rezeptoren stehen noch keine Substanzen zur Verfügung. Eine massive Verminderung der dopaminergen Transmission wird bekanntlich durch die Dopaminrezeptoren blockierenden Neuroleptika verursacht (s. auch Kapitel 4). Ein weiterer Hinweis für die Beteiligung des dopaminergen Systems bei Depressionen ergibt sich bei Berücksichtigung der sogenannten pharmakogenen Depression, einer Depression, die nach Neuroleptikabehandlung auftreten soll.

6.4 Azetylcholin

Azetylcholin wird aus Cholin und Azetyl-CoA mit Hilfe der Cholinazetyltransferase synthetisiert und durch die Azetylcholinesterase abgebaut, wobei es wieder in die beiden Komponenten Cholin und Essigsäure gespalten wird. Cholinerge Neurone, d.h. Neurone, die Azetylcholin als Transmitter verwenden, kommen im ZNS in sehr großer Zahl vor. Betreffend ihrer Funktion wird auf Kapitel 1 verwiesen, es sollte aber hier erwähnt werden, daß eine Verminderung cholinerger Afferenzen zum Kortex mit dementiellen Abbauprozessen in Verbindung gebracht wird.

Es gibt eine Reihe von Argumenten, die dafür sprechen, daß auch Azetylcholin an affektiven Erkrankungen beteiligt ist. Im peripheren autonomen Nervensystem ist seit langem der Antagonismus zwischen Sympathikus und Parasympathikus bekannt, deren präganglionäre Neurone ausschließlich cholinerg sind. Für die postganglionären Fasern trifft dies fast nur für den Parasympathikus zu. Auch zentral besteht ein partieller Antagonismus zwischen noradrenergen und cholinergen Strukturen (CARLTON 1963). So bedingen z.B. zentral aktive Cholinomimetika im Tierversuch eine verminderte Selbststimulierung und eine Abnahme motorischer Aktivitäten. Diese Wirkungen sind gegensätzlich zu denen, die von Sympathomimetika verursacht werden. Umgekehrt erhöhen zentral wirkende Anticholinergika die motorische Aktivität. Die Wirkung von Reserpin gilt als ein wesentlicher Hinweis für eine Unterfunktion des noradrenergen Systems bei Depressionen, jedoch gibt es eine Reihe von Hinweisen (Übersicht bei JANOWSKI et al. 1972) die zeigen, daß Reserpin auch cholinomimetische Eigenschaften hat. Und im Gegensatz zu Reserpin führt das Antihypertensivum α-Methylparatyrosin, ein spezifischer Blocker der Katecholaminsynthese, nicht zu Depressionen bei der Behandlung von Hochdruckpatienten. Dies weist darauf hin, daß die depressionsauslösende Wirkung von Reserpin möglicherweise nicht nur, oder überhaupt nicht durch die Beeinflussung des noradrenergen Systems, sondern durch seine cholinomimetischen Eigenschaften bedingt ist.

Die meisten trizyklischen Antidepressiva haben wesentliche anticholinerge Nebenwirkungen und umgekehrt sollen sowohl Atropin als auch Skopolamin antidepressive Wirkungen zeigen. Dagegen wird von Physostigmin, einem Azetylcholinesterase-Hemmer eine depressogene Wirkung berichtet (MODESTIN et al. 1973). Diese verschiedenen Befunde führten zur Hypothese eines noradrenergen-cholinergen Ungleichgewichtes bei affektiven Krankheiten (JANOWSKI et al. 1972). Hiernach liegt bei Depressionen eine Verschiebung dieses noradrenerg-cholinergen Gleichgewichtes in Richtung cholinerge Überfunktion, noradrenerge Unterfunktion und bei Manien eine Verschiebung in Richtung cholinerge Unterfunktion und noradrenerge Überfunktion vor. Eine indirekte Bestätigung für diese Hypothese, zumindest für den Teil, der eine cholinerge Überfunktion bei Depressionen annimmt, ergibt sich aus Befunden von NADI et al. (1984), die bei depressiven Patienten, die zum Zeitpunkt der Untersuchung symptomlos waren, sowie bei einem Teil der Angehörigen dieser Patienten eine erhöhte Anzahl von Muskarin-Rezeptoren auf Fibroblasten gefunden haben. Obwohl diese Hypothese einer cholinergen Überfunktion bzw. eines Ungleichgewichtes zwischen noradrenergen und cholinergen Strukturen einiges für sich hat, hat sie jedoch bisher zu keinen neuen therapeutischen Ansätzen geführt, da die Gabe von Atropin und anderen Anticholinergika letztlich mit zu starken peripheren Nebenwirkungen verbunden ist. In der Tat versucht man doch bei der Entwicklung neuer Antidepressiva Substanzen mit möglichst geringen anticholinergen Wirkungen zu finden.

6.5 Andere Transmitter

6.5.1 Histamin

Histamin ist ein Diamin, das überwiegend peripher aber auch zentral als Transmitter vorkommt. Es werden H_1-Rezeptoren, die eine (zentral) sedierende Wirkung vermitteln sollen, und H_2-Rezeptoren unterschieden. Ausgehend von verschiedenen Befunden, u.a. auch von der Tatsache, daß die trizyklischen Antidepressiva auch ausgeprägte Histaminrezeptoren-blockierende Eigenschaften haben, haben KANOF und GREENGARD (1978) die Hypothese aufgestellt, daß die Wirkung der Antidepressiva über H_2-Rezeptoren vermittelt werde. Um diese Hypothese zu testen, verglichen BECKMANN und SCHMAUS (1983) Promethazin und Amitriptylin, zwei Substanzen, die vergleichbare blockierende Wirkungen sowohl auf H_1- und H_2- als auch auf cholinerge Rezeptoren haben sollen. Diese Autoren fanden hierbei, daß Amitriptylin eine deutlich bessere antidepressive Wirkung zeigte als Promethazin und schlossen daraus, daß den H_2-Rezeptoren zur Vermittlung einer antidepressiven Wirkung keine Rolle zukomme. Dieser Schluß erscheint jedoch nicht gerechtfertigt, weil dabei eine leichte Dopamin-Rezeptoren blockierende Wirkung von Promethazin nicht berücksichtigt wird.

Es gibt zwar gegenwärtig keine wesentlichen Argumente dafür, kann aber umgekehrt zur Zeit nicht ausgeschlossen werden, daß die stimmungsaufhellende Wirkung der Antidepressiva zumindest teilweise über Histamin-Rezeptoren vermittelt wird.

6.5.2 GABA

Der überwiegende Teil der inhibitorisch wirkenden Synapsen im Gehirn sind GABAerg, d.h. sie benutzen Gammaaminobuttersäure (GABA) als Transmitter. GABAerge Neurone sind auf das ZNS beschränkt und sie machen im Gehirn je nach Region wahrscheinlich 20–50% sämtlicher Synapsen aus (JUNGERMANN u. MÖHLER 1980). Benzodiazepine verstärken die GABAerge Transmission und damit die von den GABAergen Neuronen ausgeübte Hemmung (siehe auch Kapitel 1 und 2). GABAerge Funktionsänderungen sind bisher nicht mit affektiven Erkrankungen in Zusammenhang gebracht worden, bis auf Berichte über neuere Benzodiazepine, die eine antidepressive Wirkung haben sollen. Bei diesen Berichten ist jedoch zu bedenken, daß diese Befunde an Patienten erhoben wurden, die nach einem der neuen, in der Einleitung bereits erwähnten diagnostischen Systeme als «depressiv» klassifiziert wurden, wobei offen bleiben muß, inwieweit diese Krankheitsbilder noch dem herkömmlichen Bild von schweren endogenen Depressionen entsprechen.

6.5.3 Neuropeptide

In diese Rubrik fallen Substanzgruppen wie die Enkephaline, Endorphine und Substanz P. Es ist möglich, daß diese Substanzen bei Depressionen mitbeteiligt sind; jedoch sind die Kenntnisse noch zu ungenügend, um hierüber Näheres sagen zu können. Es ist auch noch unklar, inwieweit sich aus der zunehmenden Kenntnis über die Funktionen dieser Neuropeptide neue therapeutische Ansätze zur Behandlung der Depression ergeben werden. Daß dies indessen im Falle der Endorphine nicht völlig abwegig ist, ergibt sich aus der Tatsache, daß vor der Ära der modernen Antidepressiva Depressionen auch mit Opium z.T. erfolgreich behandelt wurden, ohne daß es bei diesen Patienten zu einer Abhängigkeit kam.

6.6 Wirkungen der Antidepressiva auf den Schlaf

Schlafstörungen depressiver Patienten sind seit langem bekannt und gehören mit zum klinischen Bild der Depression. Aber erst mit der Entwicklung des Schlaf-EEGs konnte eine Reihe von Befunden erhoben werden, die die Schlafstörungen depressiver Patienten näher charakterisieren und zum Teil auch subklinische Befunde darstellen. Diese Befunde beinhalten eine verkürzte REM-Latenz, eine Zunahme der gesamten REM-Zeit und der REM-Aktivität hauptsächlich im 1. Teil der Nacht und eine Abnahme des Anteils der durch Überwiegen der Deltawellen gekennzeichneten Schlafstadien NREM-3 und -4 (KUPFER u. REYNOLDS 1983; Shipley et al. 1985). Von diesen Befunden ist wohl die verkürzte REM-Latenz derjenige, welcher am konstantesten auch von anderen Autoren bei depressiven Patienten immer wieder berichtet wurde. Tierexperimentelle Untersuchungen hierzu basieren im wesentlichen auf der Ableitung der sog. PGO-Wellen. PGO-Wellen sind typische Potentialänderungen, die aus der Brücke (Pons, P), dem Corpus geniculatum lateralis (G) und dem okzipitalen Kortex (O) abgeleitet werden können. Diese Wellen scheinen den paradoxen Schlaf, bzw. die REM-Phasen einzuleiten und treten während dieser REM-Phasen auf (RUCH-MONACHON et al. 1976a). Bei Katzen können PGO-Wellen durch Reserpin und Tetrabenazin, welche beide die präsynaptischen Speicher entleeren und durch Parachlorophenylalanin (PCPA), welches die Tryptophan-Hydroxylase hemmt, also durch Substanzen, welche die noradrenerge bzw. serotonerge Transmission vermindern, induziert werden. Intraventrikuläre Injektionen von Noradrenalin bewirken eine Abnahme dieser künstlich induzierten PGO-Wellen. Diese Befunde geben Anlaß zu der

Vermutung, daß die PGO-Wellen, wie auch möglicherweise die Regulierung und Ingangsetzung der REM-Phasen unter der dämpfenden Kontrolle monoaminerger Strukturen steht (RUCH-MONACHON et al. 1976b). Diese Überlegungen gaben auch Anlaß dazu zu untersuchen, welche Auswirkungen die Verabreichung von Antidepressiva auf die PGO-Wellen hat. Die Befunde sind hier relativ einheitlich dahingehend, daß Antidepressiva – zumindest die derzeit verfügbaren – die PGO-Aktivität reduzieren, beziehungsweise gänzlich unterdrücken. Die Wirkungen von Antidepressiva bei gesunden Freiwilligen und depressiven Patienten stimmen mit diesen Befunden dahingehend überein, daß Antidepressiva sehr einheitlich eine Zunahme der REM-Latenz, eine Abnahme der gesamten REM-Zeit und eine (initiale) Abnahme der REM-Aktivität bewirken. Während solche Befunde auf eine überwiegend monoaminerge Kontrolle schließen lassen, nehmen SITARAM und GILLIN (1980) eine überwiegend cholinerge Steuerung des REM-Schlafes an. So läßt sich zum einen in Analogie zu anderen Antidepressiva die REM-Latenz durch Skopolamin deutlich verlängern, während umgekehrt Arecolin, ein Muskarin-Agonist, und Prostigmin, ein Cholinesterasehemmer, den REM-Schlaf induzieren können. Weiterhin läßt sich durch Arecolin der REM-Schlaf bei depressiven Patienten signifikant schneller induzieren als bei gesunden Probanden. Da diese Befunde auch bei Patienten mit remittierten Depressionen – also im freien Intervall – nachweisbar waren, gehen diese Autoren von einer konstant vorhandenen cholinergen Überfunktion bei Depressionen aus. Diese Hypothese wäre vereinbar mit der von NADI et al. (1984) beschriebenen Überempfindlichkeit cholinerger Rezeptoren an Fibroblasten depressiver Patienten.

6.7 Wirkungen von Antidepressiva auf zirkadiane Rhythmen

Es ist bekannt, daß bei depressiven Erkrankungen verschiedene Veränderungen der circadianen Rhythmen vorliegen, wie des o.g. Schlaf/Wachrhythmus und der physiologischen Schwankungen von Hormonen und Elektrolyten. Diese Veränderungen werden auch mit der Pathogenese der Depression in Verbindung gebracht (WEHR u. WIRZ-JUSTICE 1982), wobei es allerdings schwer ist, zu unterscheiden, welches die Ursache und welches die Folge ist. BALTZER und WEISSKRANTZ (1975) untersuchten bei Ratten die Wirkung von Antidepressiva, Neuroleptika und einem Anxiolytikum auf die motorische Aktivität im Rahmen des circadianen Rhythmus. Hierbei zeigte sich, daß allein die Antidepressiva, nicht aber die Neuroleptika oder das Anxiolytikum im Vergleich zu Plazebo den vorher künstlich veränderten Rhythmus deutlich schneller zur Ausgangslage zurückbrachten. In einer anderen Arbeit wurde gezeigt, daß Imipramin und Pargylin, ein MAO-Hemmer, den circadianen Rhythmus bei in Dunkelheit lebenden Hamstern verlängerten (GOODWIN et al. 1982). Auch Wehr und Wirz-Justice berichten über eine phasenverlängernde und -verzögernde Wirkung von Imipramin und Chlorgyline, einen weiteren MAO-Hemmer (1982). Lithium, dem in neuester Zeit neben den bekannten präventiven Wirkungen auch antidepressive Wirkungen zugeschrieben werden, hat ebenfalls einen verlängernden Einfluß auf den circadianen Rhythmus eines kleinen Säugers, Meriones Crassus, (ENGELMANN 1973). Diese Ergebnisse müssen in Zusammenhang gesehen werden mit den Wirkungen der Antidepressiva auf den Schlaf (s.o.) und den Wirkungsweisen anderer antidepressiver Behandlungen, nämlich dem Schlafentzug und der Lichttherapie (s.u.). Zusammen stellen sie gute Hinweise dafür dar, daß Antidepressiva und andere Behandlungen ihre Wirkung über eine Korrektur gestörter Rhythmen ausüben können. Auch circadiane Veränderungen verschiedener Rezeptoren wurden beschrieben (WEHR u. WIRZ-JUSTICE 1982). Hieraus ergibt sich eine mögliche Integration der Hypothesen über gestörte Rhythmen mit pharmakologischen Befunden, welche eventuell Konsequenzen für die medikamentöse Depressions-Therapie haben wird.

6.8 Wirkungen anderer antidepressiver Behandlungen

Auf andere Therapieverfahren und deren Wirkungsmechanismen kann hier nur am Rande eingegangen werden; jedoch sollen diese Verfahren erwähnt werden, da dies möglicherweise Rückschlüsse auf den Wirkungsmechanismus der Antidepressiva zuläßt.

An erster Stelle sei hier die Elektrokrampfbehandlung genannt, welche oben bereits mehrfach erwähnt wurde. Die Elektrokrampfbehandlung ist ein anerkanntermaßen wirksames Therapieverfahren zur Behandlung schwerer (endogener?) Depressionen, welches aber in einigen Ländern kaum mehr angewandt wird. Dabei wurde erst kürzlich in Übersichten gezeigt, daß die Elektrokrampfbehandlung eine wirksamere Behandlungsmethode als trizyklische Antidepressiva darstellt (JANICAK et al. 1985; SAUER u. LAUTER 1987). Diese Aussage gewinnt entsprechende Bedeutung, wenn man berücksichtigt, daß es bisher bei keinem Antidepressivum möglich war, eine Überlegenheit über andere Antidepressiva konsistent nachzuweisen. Über die Wirkungsmechanismen der Elektrokrampfbehandlung kann nur spekuliert werden. Sicher ist, daß ihre Wirksamkeit nicht auf der Narkose und dem apparativen und personellen Aufwand begründet wird, den eine Elektrokrampfbehandlung notwendig macht, wie sich aus Versuchen mit simulierten Elektrokrampfbehandlungen (EK) ergab. Es ist bekannt, daß die EK bei einmaliger Verabreichung eine Zunahme der Noradrenalinsynthese, eine Hemmung der Wiederaufnahme von Noradrenalin und eine erhöhte Freisetzung von Serotonin bewirken. Alle diese Befunde würden zugunsten einer erhöhten noradrenergen und serotonergen Transmission bei einmaliger Verabreichung sprechen. Bei mehrfacher Verabreichung ist wohl für Noradrenalin weiterhin eine Umsatzzunahme nachweisbar, für Serotonin sind die Befunde jedoch uneinheitlich. Weiterhin konnten VETULANI et al. (1976) zeigen, daß nach wiederholter EK sich auch eine Unterempfindlichkeit (‹down-regulation›) der postsynaptischen β-Rezeptoren einstellt. Damit zeigt die EK insgesamt denjenigen der trizyklischen Antidepressiva sehr ähnliche Wirkungen auf die Monoamine Noradrenalin und Serotonin. Ergebnisse von Wirkungen auf andere Transmitter liegen nicht vor, können aber nicht ausgeschlossen werden.

Ein weiteres, nicht medikamentöses Behandlungsverfahren, das sich noch in der Erprobungsphase befindet, ist die Lichttherapie. Auch hier ist noch nicht bekannt, welcher Mechanismus diesem Verfahren zugrunde liegt, und ob die Wirkung der Lichttherapie allein von der Dauer der Lichtapplikation oder auch vom Zeitpunkt der Applikation innerhalb des circadianen Rhythmus abhängig ist.

Über den Schlafentzug als ein weiteres Therapieverfahren berichteten erstmals PFLUG und TÖLLE 1971. Schlafentzug für eine ganze oder einen Teil der Nacht führt bei vielen Patienten zu einer deutlichen, bereits am nächsten Tag nachweisbaren Besserung der depressiven Stimmung, wobei diese Besserung aber meistens nur von sehr kurzer Dauer ist. Varianten dieser Methode sind partieller Schlafentzug und der selektive Entzug von REM-Schlaf. Über den Wirkungsmechanismus, der dem Schlafentzug zugrunde liegt, kann nur spekuliert werden, daß es zu einer Korrektur gestörter circadianer Rhythmen kommt. Der selektive REM-Schlafentzug zeigt Parallelen zu der REM-Schlaf unterdrückenden Wirkung der AD.

6.9 Lithium

Die antimanische und die prophylaktische Wirkung von Lithium bei der Behandlung bipolarer affektiver Psychosen und monopolarer Depressionen gilt als anerkannt. Dagegen wird Lithium keine oder allenfalls nur eine marginale antidepressive Wirkung zugeschrieben. Neueren Berichten zufolge verstärkt aber Lithium die Wirksamkeit von trizyklischen Antidepressiva, bzw. bewirkt bei Patienten, die bisher therapieresistent waren, eine deutliche Besserung (DE MONTIGNY et al. 1981, 1983). Die Wirkungsweise von Lithiumsalzen ist noch nicht gänzlich geklärt. Eine serotoninagonistische Wirkung, die nicht über eine Wiederaufnahmehemmung, sondern über eine vermehrte Tryptophanaufnahme zustande kommen soll, wurde bereits erwähnt (MÜLLER-OERLINGHAUSEN 1985). Es gibt eine Reihe von weiteren Befunden, die sich unter einer Lithium-Behandlung nachweisen lassen. Diese betreffen zum einen Veränderungen circadianer Rhythmen (WIRZ-JUSTICE 1981). Lithium verlängert die circadianen Perioden über einen noch unbekannten Mechanismus. Weiterhin verhindert Lithium die Entwicklung einer Überempfindlichkeit von dopaminergen, beta-adrenergen und cholinergen Rezeptoren, zeigt jedoch keinen Einfluß auf die Entstehung einer Subsensitivität von beta-adrenergen und serotonergen Rezeptoren (BELMAKER et al. 1983). Diese Wirkungen von Lithium auf Rezeptoren werden möglicherweise über eine Beeinflussung des Kalziumstoffwechsels vermittelt. Es wird angenommen, daß Lithium bei der Kontrolle des intrazellulären Kalziums beteiligt ist (GLEN 1985). Lithium- und Kalziumantagonisten zeigten hiernach synergistische Wirkungen auf das intrazelluläre Kalzium, wobei sie aber an verschiedenen Punkten angreifen und sich so möglicherweise auch therapeutisch ergänzen könnten (WOOD 1985).

6.10 Versuch einer Synthese der Wirkungsmechanismen

Welches Bild ergibt sich beim Versuch die zahlreichen Einzelbefunde, die mit Antidepressiva sowohl in tier- als auch humanpharmakologischen Untersuchungen erhoben wurden, zusammenzusetzen? Lassen sich diese verschiedenen Befunde zu einem Mechanismus zusammensetzen, der für die antidepressive Wirkung verantwortlich ist? Hierzu ist zunächst festzustellen, daß die hypothetische Annahme eines Wirkungsmechanismus gleichzeitig wesentliche Kenntnisse über die Ätiologie und die Pathogenese der Depression voraussetzt. Ohne diese Kenntnisse bleiben Überlegungen über den Wirkungsmechanismus unverbindlich. Nun ist es aber so, daß gerade die Kenntnisse der verschiedenen Einzelwirkungen von Antidepressiva, insbesondere auf dem Gebiete der Monoamine ihrerseits die Erforschung der biologischen Grundlagen der Depression außerordentlich befruchtet haben (cf. BECKMANN 1978). Diese Forschung hat nun eine Reihe verschiedener Störungen im Bereich der Monoamine aufgezeigt. Zu nennen wären hier die Arbeiten von BECKMANN und GOODWIN (1975) über die verminderte MHPG-Ausscheidung im Urin von depressiven Patienten. Obwohl diese Ergebnisse zum Teil angefochten werden (KOPIN et al. 1984), stellen sie doch einen weiteren Baustein in der Noradrenalinmangel-Hypothese dar. Ausgehend von der Beobachtung, daß Reserpin (welches die präsynaptischen Speicher entleert und somit einen noradrenergen Mangelzustand verursacht) gehäuft Depressionen auslöst und daß die Behandlung mit Substanzen wie MAO-Hemmern und Wiederaufnahmehemmern (die akut die noradrenerge Transmission erhöhen) erfolgreich ist, wurden von SCHILDKRAUT (1965) und BUNNEY und DAVIES (1965) die Hypothese aufgestellt, daß der Depression ein noradrenerger Mangelzustand zugrunde liege. Sekundäre trizyklische Antidepressiva würden durch die Hemmung der Wiederaufnahme diese verminderte noradrenerge Übertragung ausgleichen. Dieser mögliche Wirkungsmechanismus traf jedoch nicht, oder nur ungenügend, für die tertiären Antidepressiva wie Clomipramin und Amitriptylin zu, die überwiegend die Serotonin-Wiederaufnahme hemmen. Bereits 1967 formulierte COPPEN die Hypothese, daß bei einem Teil der depressiven Patienten ein Serotoninmangel zugrunde liegen könne und berichtete, daß eine Behandlung mit Tryptophan eine antidepressive Wirkung zeige. In Analogie zur MHPG-Erniedrigung konnten ASHCROFT et al. (1966) eine Erniedrigung von 5-Hydroxyindolessigsäure, dem Abbauprodukte von Serotonin im Liquor depressiver Patienten feststellen. ASBERG und Mitarbeiter (1976a, b) beschrieben eine bimodale Verteilung der 5-HIAA-Konzentrationen im Liquor und nahmen an, daß es eine Untergruppe depressiver Patienten gäbe, bei denen ein Serotoninmangelzustand vorliege. Auch eine Erniedrigung der Konzentration von Tryptophan im Serum wurde beschrieben und schien damit diese Annahme zu bestätigen. Die Versuche einer «Substitutionsbehandlung» mit Tryptophan brachten aber insgesamt einen nur mäßigen Erfolg (D'ELIA et al. 1978).

Die Befunde von VETULANI und SULSER über die ‹down regulation› der β-Rezeptoren nach chronischer Applikation von Desipramin und anderen Antidepressiva wurden von SULSER und anderen Mitarbeitern quasi in Umkehrung der Noradrenalinmangel-Hypothese dahingehend interpretiert, daß bei der Depression ein hypernoradrenerger Zustand vorliege. Dieser erhöhte hypernoradrenerge Zustand bzw. eine Hypersensibilität der postsynaptischen β-Rezeptoren werde durch die Antidepressiva wieder normalisiert, indem diese eine Subsensitivität der β- Rezeptoren induzierten. SULSER et al. führen mehrere wichtige Argumente für diese Hypothese an. Erstens konnten sie zeigen, daß sich eine ‹β-down-regulation› nicht nur nach Verabreichung von Desipramin, sondern auch nach fast allen anderen Antidepressiva einschließlich einer Elektrokrampfbehandlung einstellt; und zweitens, daß der zeitliche Verlauf der Entwicklung der ‹β-down-regulation› dem zeitlichen Verlauf der Wirkung der Antidepressiva entspreche, deren volle Wirkung sich auch erst nach zwei Wochen zeige. Diese Auffassung über den

Wirkungsmechanismus von Antidepressiva mit der impliziten Hypothese, daß der Depression eine Noradrenalin-Überfunktion zugrunde liege, ist nicht unwidersprochen geblieben. Die langsam sich entwickelnde Unterempfindlichkeit der postsynaptischen β-Rezeptoren kann durchaus als Folge des Überangebotes von Noradrenalin im synaptischen Spalt betrachtet werden, wie dies auch durch die nachgewiesene, sich langsam einstellende Subsensitivität der $α_2$-Rezeptoren unterstrichen wird. Weiterhin ist auch bei Serotonin-Rezeptoren nach chronischer Gabe von Serotonin-Aufnahmehemmern eine Unterempfindlichkeit festgestellt worden, wenngleich hier die Ergebnisse (noch) nicht einheitlich sind. Dies würde dafür sprechen, daß die sich nach chronischer Gabe einstellende Subsensitivität verschiedener Rezeptoren die Folge des Überangebotes an Transmitter ist, welches durch die Wiederaufnahmehemmung hervorgerufen wird. Die beschriebene Überempfindlichkeit von postsynaptischen $α_1$-Rezeptoren scheint hierzu nicht zu passen, ist jedoch erklärbar durch die Tatsache, daß die meisten trizyklischen Antidepressiva gleichzeitig $α_1$-blockierende Eigenschaften haben. Die Ergebnisse von SULSER et al., die besagen, daß sämtliche Antidepressiva eine ‹down-regulation› der synaptischen β-Rezeptoren bedingen, werden von anderen Autoren (TANG et al. 1981) in Frage gestellt dahingehend, daß Serotonin-Aufnahmehemmer diesen Effekt nicht zeigen würden. Ein weiteres Argument gegen die These einer primären Überempfindlichkeit der noradrenergen Rezeptoren, die durch Antidepressiva herabgeregelt werden müßte, kann darin gesehen werden, daß der Betablocker Propanolol, welcher die Transmission der β-Rezeptoren drastisch und schnell herabsetzt, depressionsfördernd sein kann, und daß Salbutamol, ein β-Rezeptoragonist, antidepressive Wirkungen haben soll. WILLNER (1984b) hat in einer Übersicht darauf hingewiesen, daß die Fähigkeit der Antidepressiva, β-Rezeptoren unterempfindlich zu machen mit ihrer klinischen Potenz negativ korreliert, wobei er sich auf klinisch verabreichte Dosen und die Potenz der Substanzen im ‹behavioral despair›-Modell stützt. WILLNER zieht den Schluß, daß je potenter eine Substanz β-Rezeptoren unterempfindlich macht, desto weniger potent würde sie klinisch sein (s. Abb. 10). Dies bringt ihn zu dem Schluß, daß die ‹β-down-regulation› nicht der wesentliche Wirkungsmechanismus der Antidepressiva ist. Dies führt zur Noradrenalinmangel-Hypothese zurück und wirft die Frage auf, inwieweit die ‹β-down-regulation› letztlich nicht ein unerwünschtes Adaptationsphänomen ist, und für einen Wirkungsverlust – nach langdauernder Applikation – von Antidepressiva verantwortlich ist.

Analoge Überlegungen können zum serotonergen System angestellt werden, wobei hier jedoch die Berichte über Änderungen der Rezeptorempfindlichkeiten noch eher uneinheitlich sind. Auch ist noch unklar, wie das noradrenerge und das serotonerge System sich zueinander verhalten. Es hat sich bisher leider nicht eindeutig eine «serotonerge» oder «noradrenerge» Depression einfach und zuverlässig identifizieren lassen, d.h. Depressionstypen, die dann entsprechend mit einem Serotonin- oder Noradrenalinwiederaufnahmehemmer behandelt werden könnten. PRANGE et al. (1974) haben versucht, in einem Modell beide Systeme zu verbinden. Danach habe ein Mangel an Serotonin eine permissive Rolle für das Entstehen affektiver Erkrankungen, während ein Zuwenig an Katecholaminen einer Depression und ein Zuviel einer Manie entspräche (Abb. 11). Bei diesen Überlegungen sind bisher die Befunde, die das cholinerge System betreffen, außer

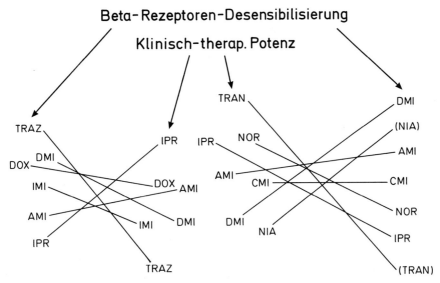

Abb. 10: Beziehung zwischen klinischer Potenz und der Potenz, Betarezeptoren zu desensibilisieren (WILLNER 1984). AMI = Amitriptylin, CMI = Chlorimipramin, DMI = Desmethylimipramin, DOX = Doxepin, IMI = Imipramin, IPR = Iprindol, NIA = Nialamid, NOR = Nortriptylin, TRAN = Tranylcypromin, TRAZ = Trazodon. Auf beiden Außenseiten sind die Substanzen von oben nach unten in absteigender Reihenfolge entsprechend ihrer Potenz, β-Rezeptoren zu desensibilisieren, aufgetragen. In der Mitte sind die Substanzen entsprechend ihrer klinischen Potenz (von oben nach unten absteigend) aufgetragen, basierend auf den üblicherweise in der Klinik verabreichten (mg-) Dosen.

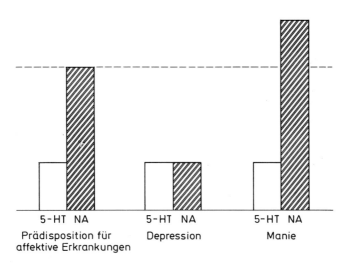

Abb. 11: Permissive Hypothese affektiver Erkrankungen (PRANGE et al., 1974). 5-HT = Serotonin, NA = Noradrenalin

acht gelassen worden. JANOWSKY und Mitarbeiter (1972) haben darauf hingewiesen, daß die Wirkungen von Reserpin sehr wohl auch über eine Cholinrezeptorenstimulierende Wirkung erfolgen können, und daß die meisten Antidepressiva ausgeprägte anticholinerge Wirkungen haben. Die Verkürzung der REM-Latenz im Schlaf-EEG bei depressiven Patienten kann als gesicherter Befund angesehen werden. Der REM-Schlaf läßt sich durch Cholinergika induzieren und durch Anticholinergika unterdrücken (SITARAM und GILLIN, 1980). Auch der Befund, daß Kokain, eine Substanz, die Noradrenalin freisetzt und die Wiederaufnahme stark hemmt, und somit eine deutliche Verstärkung der noradrenergen Transmission bewirkt, nicht oder nur ungenügend antidepressiv wirkt, sind Hinweise dafür, daß nicht das noradrenerge System allein bei der Depression beteiligt ist.

Ausgehend von den bekannten Störungen des Schlaf/Wach-Rhythmus und anderer Rhythmen, den Wirkungen der Antidepressiva auf den REM-Schlaf sowie der Wirksamkeit anderer biologischer Therapieverfahren wie Schlafentzug oder Lichttherapie, müssen für die Wirkungen der Antidepressiva auch andere Mechanismen als die erwähnten Neurotransmitter in Betracht gezogen werden. Insbesondere die circadianen Rhythmen verdienen Beachtung, da sich hier scheinbar Zusammenhänge finden lassen zwischen nachweisbaren Störungen bei Depressiven und den Wirkungen der Antidepressiva (auch Lithium) auf diese Rhythmen. Wenn man das Muster des REM-Schlafes ebenfalls als Teil dieser circadianen Rhythmen ansieht, ist dies hierfür ein weiterer Hinweis. Bei depressiven Patienten ist die REM-Latenz verkürzt und Antidepressiva unterdrücken den REM-Schlaf. Bei Betrachtung dieser Befunde muß man jedoch vorsichtig abschätzen, welches dieser Phänomene primär und welches sekundär ist. So sprechen die tierexperimentellen Befunde über die PGO-Wellen (einem möglichen REM-Schlaf-Äquivalent) dafür, daß diese Wellen dämpfender noradrenerger und serotonerger Kontrolle unterstehen. Demzufolge wären die Störungen des REM-Schlafes, wie auch die Wirkungen der Antidepressiva hierauf Sekundärphänomene der entsprechenden Neurotransmitter, bzw. deren Veränderungen. Aber auch für die Neurotransmitter selbst wissen wir nicht, inwieweit die Veränderungen dieser Transmitter die grundlegenden Veränderungen der Depression darstellen oder diese Veränderungen nicht auch Sekundärphänomene tieferliegender Störungen sind. Wird nicht ein Zirkelschluß begangen bei der Überlegung, daß Imipramin antidepressiv wirkt, Imipramin die Wiederaufnahme von Noradrenalin hemmt und damit die noradrenerge Transmission verstärke und folglich bei Depressiven als Primärprozeß die noradrenerge Transmission herabgesetzt sein soll? Ähnliches gilt für Serotonin. Die Kenntnisse über die Wiederaufnahmehemmung von Noradrenalin und Serotonin haben dazu geführt, daß die Forschung sich intensiv mit Störungen dieser Transmitter befaßt hat und hier auch entsprechend viele Befunde erhoben worden sind. Dieser fragliche Zirkelschluß hat auch dazu geführt, daß sämtliche neuen Antidepressiva immer wieder an den gleichen Mechanismen ansetzen. Möglicherweise handelt es sich, wie oben bereits erwähnt, bei den Transmitterstörungen um Sekundärphänomene, um eine pathogenetische Endstrecke depressiver Erkrankungen. Die Antidepressiva greifen nun in dieses relativ distale Segment ein. Ihre Wirksamkeit ist anerkannt, aber begrenzt (MORRIS u. BECK 1974), da nur ca. zwei Drittel aller Patienten auf eine Therapie mit Antidepressiva erfolgreich ansprechen, und eine Therapie mindestens 10 bis 14 Tage benötigt, um ihre volle Wirkung zu zeigen. Möglicherweise liegt diese begrenzte Wirkung an dem Eingreifen in ein distales Segment der Pathogenese der Depression.

Zum Schluß sei die Frage erlaubt, warum nach nur einem Wirkungsmechanismus der Antidepressiva gefragt wird. Es handelt sich bei den Depressionen um phänomenologisch und auch ätiologisch so unterschiedliche Bilder, daß es vielleicht nicht gerechtfertigt ist, hier von einer einzigen Krankheit zu sprechen, sondern eher der Begriff depressives Syndrom angebracht sein könnte. Bekannt ist auch, daß unterschiedliche Patienten unterschiedlich auf Antidepressiva ansprechen (BIELSKI und FRIEDEL 1976). Es ist kaum möglich, bei der derzeit unbefriedigenden Krankheitseinteilung der Depressionen und dem heutigen Wissensstand einen Transmitter oder auch eine bestimmte Kombination von Transmittern in einer vorgegebenen Verschaltung als den eigentlichen Angriffspunkt der Antidepressiva zu bezeichnen. Es ist – in Fortführung zu dem Obengesagten – denkbar, daß die Transmitterstörungen eine pathogenetische Endstrecke der Depressionen darstellen, wobei diese Endstrecke wahrscheinlich von manchen Typen von Depressionen schneller, von anderen langsamer erreicht wird. Die Behandlung mit Antidepressiva setzt an diesem in der Pathogenese distalen Segment an, wobei es bei dieser Behandlung möglicherweise nur darauf ankommt, eine vorübergehende Erschütterung eines dieser Systeme zu erzeugen und es eine geringere Rolle spielt, welcher Transmitter primär beeinflußt wird.

7 Anmerkungen zur Pharmakokinetik

Die Pharmakokinetik einer Substanz ist im wesentlichen durch die folgenden Parameter gekennzeichnet: *Resorptionsquote, Bioverfügbarkeit, Zeit bis zur maximalen Serumkonzentration* (T-max.), *maximale Serumkonzentration* nach Einnahme einer definierten Dosis (C-max.), *Verteilungsvolumen, Eiweißbindung, Halbwertszeit* und *Ausscheidungsmodus* sowie *Metabolisierung*. Zur Resorptionsquote der Antidepressiva kann gesagt werden, daß diese fast vollständig, d.h. mehr als 99% resorbiert werden. Ihre Bioverfügbarkeit, d.h. der Anteil, der in die systemische Zirkulation gelangt, ist jedoch zum Teil erheblich reduziert, da die Antidepressiva schon nach der Resorption bereits bei der ersten Leberpassage zu einem erheblichen Teil metabolisiert werden. Dieser ‹first pass effect› schwankt zwischen den einzelnen Substanzen als auch interindividuell z.T. recht erheblich und führt dazu, daß zum Teil nur 40, 20 oder 10% der resorbierten Substanz den systemischen Kreislauf erreichen und damit für die Wirkung zur Verfügung stehen. Die interindividuellen Unterschiede im Ausmaß des ‹first pass effect› führen zu dem bekannten unterschiedlichen Ansprechen von Patienten auf gleiche Dosierungen. Eine Übersicht über die wichtigsten pharmakokinetischen Parameter einiger trizyklischer Antidepressiva ist in Tabelle 6 gegeben. Hierbei ist anzumerken, daß die Angaben je nach Untersuchung zum Teil erheblich streuen, zum Teil auch in Abhängigkeit davon, ob es sich bei den Kollektiven um Gesunde oder Patienten handelt. Die Zeitspanne von der Einnahme bis zur maximalen Serumkonzentration liegt bei den meisten trizyklischen Antidepressiva im Bereich von 4 Stunden, die Eiweißbindung schwankt zwischen 75–98%, die Verteilungsvolumina zwischen 10–20 l/kg. Die Substanzen sind liquorgängig.

Tabelle 6: Pharmakokinetische Parameter einiger Antidepressiva

	Amitriptylin	Maprotilin	Clomipramin	Imipramin
Resorption	> 99%	> 99%	> 99%	> 99%
T-max[1] (Std.)	4.5	8–24	2–4	4–8
Eiweißbindung		88%	97%	70–90%
Verteilungsvolumen (l/kg)	24	23	12	41
Halbwertszeit (Std.)	17–36	43	22	10–16

[1] Zeit bis zur max. Serum-Konzentration

Bei der Metabolisierung entstehen zum Teil aktive Produkte, häufig auch bereits bei der ersten Leberpassage. In einem solchen Falle kann eine niedrige Bioverfügbarkeit der Muttersubstanz somit durch einen höheren Anteil aktiver Metaboliten kompensiert werden.

Die Befunde über Beziehungen zwischen Serumspiegel und klinischer Wirkung sind bei Antidepressiva nicht einheitlich (APA-Task Force, 1985). Für Imipramin konnte gezeigt werden, daß Patienten mit einem Serumspiegel von über 200 ng/ml prozentual besser ansprechen als Patienten mit einem niedrigen Spiegel. Weiterhin zeigte sich, daß bei Serumspiegeln über 250 ng/ml wohl mehr Nebenwirkungen aber keine stärkere antidepressive Wirkung mehr beobachtet werden konnte. Im Falle des Nortriptylins wurde dagegen ein therapeutisches Fenster zwischen 50 und 150 ng/ml beschrieben, innerhalb welchem eine günstige antidepressive Wirkung zu beobachten sei, unterhalb und oberhalb es jedoch zu keinem klinischen Ansprechen komme. Für Desipramin wurde eine lineare Beziehung beschrieben; im Falle von Amitriptylin zeigten sich die meisten Diskrepanzen; einige Studien gaben Hinweise für ein therapeutisches Fenster, andere für eine lineare Beziehung, wieder andere Studien zeigten keinerlei Beziehung zwischen Dosis und therapeutischem Ansprechen (Übersicht bei APA-Task Force Report, 1985). Die Gründe für diese letztlich noch sehr uneinheitlichen Befunde bleiben unklar. Für weitere Einzelheiten sei auch auf das Kapitel ‹Pharmakokinetik› von G. WOLFERSDORF und G. WITZNICK in ‹Therapie mit Antidepressiva› (in dieser Reihe) verwiesen.

8 Anmerkungen zu den Nebenwirkungen der Antidepressiva

Antidepressiva verursachen eine Reihe von Nebenwirkungen, die überwiegend leichter Natur, zum Teil aber auch nicht unbedenklich sind. Diese Nebenwirkungen können unter zwei verschiedenen Aspekten betrachtet werden: Zum einen im Hinblick auf das betroffene Organsystem (z.B. Herz/Kreislaufsystem, ZNS) oder im Hinblick auf die Pathogenese. Da eine ausführliche Darstellung der Nebenwirkungen gegliedert nach Organsystemen bereits im Beitrag von G. WOLFERSDORF

und G. Witznik (in dieser Reihe) enthalten ist, seien an dieser Stelle nur einige kurze Bemerkungen zur Pathogenese der Nebenwirkungen erlaubt. Nebenwirkungen können nach pathogenetischen Gesichtspunkten in drei Gruppen eingeteilt werden:
1. Nebenwirkungen, die den pharmakologischen Wirkungen inherent sind. Dies bedeutet z.B., daß ein Noradrenalin-Wiederaufnahmehemmer, der die noradrenerge Transmission verstärkt, auch in der Peripherie zu Zeichen einer Sympathomimetik (z.B. Tachykardie) führen kann.
2. Nebenwirkungen, die Ausdruck der Toxizität einer Substanz für ein oder mehrere Organsysteme darstellen.
3. Nebenwirkungen, die Ausdruck einer allergischen Reaktion sind.

In die *erste Gruppe* fallen die weitaus meisten Nebenwirkungen der derzeit gebräuchlichen Antidepressiva. Diese Nebenwirkungen sind zu einem großen Teil anticholinerger Art und Folge der atropinähnlichen Wirkungskomponente der meisten Antidepressiva. Entsprechend des breiten Einflußbereiches des vegetativen Nervensystems sind diese Wirkungen vielfältig und reichen von Akkomodationsstörungen bis hin zum Harnverhalt. Bei vielen neueren, insbesondere atypischen Antidepressiva wurde aufgrund tierpharmakologischer Untersuchungen behauptet, sie seien frei von anticholinergen Nebenwirkungen. Trotzdem wurden im klinischen Gebrauch sogenannte anticholinerge Nebenwirkungen beobachtet. Dies ist dadurch erklärbar, daß diese Nebenwirkungen nicht nur durch atropinähnliche Wirkungskomponenten hervorgerufen werden können, welche zu einer Parasympathikolyse führen, sondern ebenso durch eine Aktivierung des noradrenergen Schenkels des autonomen Nervensystems. Dies beruht darauf, daß die weitaus meisten Organe von beiden Schenkeln des vegetativen Nervensystems innerviert werden und diese sich gegenseitig antagonisieren. Die Bezeichnung ‹anticholinerg› ist für diese Nebenwirkungen daher nicht immer korrekt (Bein, 1977).

Nebenwirkungen der *Gruppe 2* führen zu einer zellulären Schädigung oder Zellnekrose eines oder mehrerer ausgewählter Organe. Die Nebenwirkungen dieser Gruppe sind bei den Antidepressiva insgesamt deutlich seltener. Ein Beispiel hierfür ist die Lebertoxizität der alten, irreversiblen Monoaminoxydasehemmer.

Während die Nebenwirkungen der Gruppe 1 und 2 dosisabhängig sind, trifft dies für die Nebenwirkungen der *Gruppe 3* nicht zu. Diese Nebenwirkungen sind sehr selten, aber am wenigsten berechenbar, und es können auch von Tierexperimenten her keine Schlüsse auf das mögliche Auftreten solcher Nebenwirkungen beim Menschen sein. Ein Beispiel hierfür sind die durch Nomifensin induzierten hämolytischen Anämien (Salama und Mueller-Eckhardt, 1985) die selten nach wiederholter Exposition und gelegentlich mit letalem Ausgang auftraten. Diese Nebenwirkungen haben erst kürzlich zur Zurücknahme dieser Substanz vom Markt geführt. Auch der Serotonin-Wiederaufnahmehemmer Zimelidin hatte in einer Reihe von Fällen zu allergischen Polyneuritiden und Polyradikulitiden geführt, welche ebenfalls eine Rücknahme dieser Substanz bedingten.

9 Epilog

Abschließend soll nochmals betont werden, daß es Ziel dieses Kapitels war, dem Leser einige Grundlagen der Antidepressiva zu vermitteln. Hierbei wurde der Einfachheit der Darstellung der Vorzug gegeben, um gerade dem Nichtfachmann den Zugang zum Verständnis einer Substanzklasse zu ermöglichen, deren Anwendung in der Psychiatrie gegenwärtig ständig zunimmt. Besondere Bedeutung wurde dem Kapitel «Wirkungsmechanismen» zugemessen. So schwer trotz der Vielzahl der Einzelbefunde von Transmitterveränderungen nach Antidepressiva eine Synthese ist, so wahrscheinlich werden doch von hier im Zusammenhang mit den zunehmenden Erkenntnissen über gestörte circadiane Rhythmen neue Impulse ausgehen, die zu Fortschritten in der Behandlung der Depressionen führen werden.

Literatur

AGHAJANIAN, G.K.; GRAHAM, A.W.; SHERARD, M.H.: Serotonin-Containing Neurons in Brains: Depression of Firing by Monoamine Oxidase Inhibitors. Science, 1100–1102 (1970).
AGHAJANIAN, G.K.: The Modulatory Role of Serotonin at Multiple Receptors in Brain. In: JACOBS, R.L.; GELPIN, A., eds., Serotonin Neurotransmission and Behaviour, Cambridge, Massachusetts, London: MIT Press (1981).
American Psychiatric Association (APA): Diagnostic and Statistical Manual of Mental Disorders. Third Edition. Washington, DC, APA (1980).
American Psychiatric Association (APA) Task Force Report: Tricyclic Antidepressants – Blood Level Measurements and Clinical Outcome: Am. J. Psychiatry 142, 155–162 (1985).
ANTELMAN, S.M.; CAGGIULA, A.R.: Norepinephrine-dopamine interactions and behavior. Science 195, 646–653 (1977).
ASBERG, M.; TRÄSKMAN, L.; THOREN, P.: 5-HIAA in the cerebrospinal fluid. Arch. Gen. Psychiatry 33, 1193–1197 (1976a).
ASBERG, M.; THOREN, P.; TRÄSKMAN, L.; BERTTILSSON, L.; RINGBERGER, V.: Serotonin depression – a biochemical subgroup within the affective disorders? Science 191, 478–480 (1976b).
BALTZER, V.; WEISKRANTZ, L.: Antidepressant agents and reversal of diurnal activity cycles in the rat. Biological Psychiatry 10, 199–209 (1975).
BAN, T.A.: Psychopharmacology of Depression. Basel: Garker 1981.
BANERJEE, S.P.; KUNG, S.L.; RIGGI, ST.J.; CHANDA, S.K.: Development of β-adrenergic receptor subsensitivity by antidepressants. Nature 268, 455–456 (1977).
BAUMANN, P.A.; KOELLA, W.P.: Feedback control of noradrenaline release as a function of noradrenaline concentration in the synaptic Cleft in Cortical Slices of the Rat. Brain Research 189, 487–448 (1980).
BECKMANN, H; GOODWIN, F.K.: Antidepressant response to tricyclics and urinary MHPG in unipolar patients: Clinical response to imipramine or amitriptyline. Arch.Gen. Psychiatr. 32, 17–21 (1975).
BECKMANN, H.: Biochemische Grundlagen der endogenen Depression. Nervenarzt 49, 557–568 (1978).
BECKMANN, H.; SCHMAUSS, M.: Clinical investigations into antidepressive mechanisms. Arch. Psychiatr. Nervenkr. 233, 59–70 (1983).

BEIN, H.-J.: Prejudices in Pharmacology and Pharmacotherapy. The so-called anticholinergic effect of antidepressiva. Agents and Actions 7, 313–315 (1977).
BELMAKER, R.H.; LERER, B.; KLEIN,E.; NEWMAN, M.; DICK, E.: Clinical implications of research on the mechanism of action of lithium. Prog. Neuropsychopharmacol. 7, 287–296 (1983).
BEVAN, P.; BRADSHAW, C.M.; SZABADI, E.: The pharmacology of adrenergic neuronal responses in the cerebral cortex: evidence for excitatory α- and inhibitory β-receptors: Br. J. Pharmac. 59, 635–641 (1977).
BIELSKI, R.J.; FRIEDEL, R.O.: Prediction of tricyclic antidepressant response: a critical review. Arch.Gen. Psychiatry, 33, 1497–1499 (1976).
BLIER, P.; DE MONTIGNY, C.: Effect of chronic tricyclic antidepressant treatment on the serotonergic autoreceptor. Naunyn-Schmideberg's Arch. Pharmacol. 314, 123–128 (1980).
BUNNEY, W.E.; DAVIS, J.M.: Norepinephrine in depressive reactions. Arch. Gen. Psychiat 13, 483–494 (1965).
CADE, J.F.J.: Lithium salts in the treatment of psychotic excitement. Med J Aust 36, 349 (1949).
CARLSSON, A.: Effects of drugs on amine uptake mechanism in the brain. In: SCHUMANN, H.J.; KRONEBERG, G., (Eds.), New Aspects of Storage and Release Mechanisms of Catecholamines, 49–55, Heidelberg: Springer 1970.
CARLSSON, A.; LINDQVIST, M.: Effects of antidepressant agents on the synthesis of brain monoamines. J. Neural Transmission 43, 73–91 (1978).
CARLTON, P.L.: Cholinergic mechanism in the control of behavior by the brain. Psychol.-Rev. 70, No. 1, 19–39 (1963).
CARNEY, M.W.P.; ROTH, M.; GARSIDE, R.F.: The diagnosis of depressive syndromes and the prediction of E.C.T. response. Brit. J. Psychiat. 111, 659–674 (1965).
CERLETTI, U.: L'electroschock. Riv. Sper. Freniat. 64, 209–310 (1940).
CHARNEY, D.S.; MENKES, D.B.; HENINGER, G.R.: Receptor sensitivity and the mechanism of action of antidepressant treatment. Arch. Gen. Psychiatry 38, 1160–1180 (1981).
CHIODO, L.A.; ANTELMAN, S.M.: Repeated tricyclics induce a progressive dopamine autoreceptor subsensitivity independent of daily drug treatment. Nature 287, 451–454 (1980).
COPPEN, A.: The biochemistry of affective disorders. Brit. J. Psychiat. 113, 1237–1264 (1967).
COPPEN, A.; SHAW, D.M.; FARRELL, J.P.: Potentiation of the antidepressive effect of a monoamine-oxidase inhibitor by tryptophan. The Lancet, January 12, 79–81 (1963).
CRANE, G.E.:Iproniazid (Marsilid) phosphate, a therapeutic agent for mental disorders and debilitating diseases. Psych. Rs. Rep. Amer. Psych. Assoc. 8, 142–152 (1957).
D'ELIA, G.; HANSON, L.; RAOTMA, H.: L-Tryptophan and 5-hydroxytryptophan in the treatment of depression. Acta psychiat. scand. 57, 239–252 (1978).
DAVIS, J.M.; MAAS, J.W. (eds): The Affective Disorders. Washington D.C.: American Psychiatric Press, Inc. 1981.
DELAY, J.; LAINE, B.; BUISSON, J.F.: Note concernant l'action de l'isonicotinylhydrazine dans le traitement des états dépressifs. Ann. Médicopsychol. 2, 689–692 (1952).
DE MONTIGNY, C.; AGHAJANIAN, G.K.: Tricyclic antidepressants: long-term treatment increases responsivity of rat forebrain neurons to serotonin. Science 202, 1303–1306 (1978).
DE MONTIGNY, C.; GRUNBERG, F.; MAYER, A.; DESCHENES, J.-P.: Lithium induces rapid relief of depression in tricyclic antidepressant drug non-responders. Brit. J. Psychiat. 138, 252–256 (1981).
DE MONTIGNY, C.; COURNOYER, G.; MORISETTE, R.; LANGLOIS, R.: Lithium carbonate addition in tricyclic antidepressant-resistant unipolar depression. Arch. Gen. Psychiatry 40, 1327–1334 (1983).
ECCLESTON, D.: Monoamines in affective illness is there a place for 5HT? Brit. J. Psychiat. 138, 2257–258 (1981).

ENGELMANN, W.: A slowing down of circadian rhythms by lithium ions. Z.Naturforsch. *28c*, 733–736 (1973).

EYSENCK, H.J.: The classification of depressive illnesses. Brit. J. Psychiat. *117*, 241–50 (1970).

FEIGHNER, J.P.; ROBINS, E.; GUZE, S.B. et al.: Diagnostic criteria for use in psychiatric research. Arch. Gen. Psychiatry *35*, 773–782 (1978).

FOOTE, ST.L.; FREEDMAN, R.; OLIVIER, A.P.: Effects of putative neurotransmitters on neuronal activity in monkey auditory cortex. Brain Research *86*, 229–242 (1975).

GALLAGER, D.W.; BUNNEY, W.E.: Failure of chronic lithium treatment to block tricyclic antidepressant-induced 5-HT supersensitivity. Naunyn-Schmiedeberg's Arch. Pharmacol. *307*, 129–133 (1979).

GILLESPIE, R.D.: The clinical differentiation of types of depression. Guy's Hospital Reports *79*, 306–344 (1929).

GILLESPIE, R.D.; MANIER, D.H.; SULSER, F.: Communications in Psychopharmacology *3*, 191–195 (1979).

GLASSMAN, A.H.; PLATMAN, ST.R.: Potentiation of a monoamine oxidase inhibitor by tryptophan: J. Psychiat. Res. *7*, 83–88 (1969).

GLEN, A.I.M.: Lithium prophylaxis of recurrent affective disorders. Journal of Affective Disorders *8*, 259–265 (1985).

GLOWINSKI, J.; AXELROD, J.: Inhibition of uptake of tritiated-noradrenaline in the intact rat brain by imipramine and structurally related compounds. Nature *204*, 1318–1319 (1964).

GOODWIN, F.K.; BRODIE, H.K.H.; MURPHY, D.L.; BUNNEY, W.E.: L-dopa, catecholamines and behavior: A clinical and biochemical study in depressed patients. Biological Psychiatry, *2*, 341–366 (1970).

GOODWIN, F.K.; WIRZ-JUSTICE, A.; WEHR, T.A.: Evidence that pathophysiology of depression and the mechanism of action of antidepressant drugs both involve alterations in circadian rhythms. In: COSTA, E.; RACAGNI, G. (Eds.), Typical and Atypical Antidepressants, Clinical Practice 1–11, New York: Raven 1982.

HEYDORN, W.E.; BRUNSWICK, D.J.; FRAZER, A.: Effect of treatment of rats with antidepressants on melatonin concentrations in the pineal gland and serum. The Journal of Pharmacology and Experimental Therapeutics *222*, 534–543 (1982).

HUANG, Y.H.; MAAS, J.W.; HU, G.H.: The time course of noradrenergic pre- and postsynaptic activity during chronic desipramine treatment. Eur. J. Pharmaco. *68* 41–47 (1980).

JANICAK, P.G.; DAVIS, J.M.; GIBBONS, R.D.; ERICKSEN, S.; CHANG, S.; GALLAGHER, P.: Efficacy of ECT: a meta-analysis. Am.J.Psychiatry *142*, 297–302 (1985).

JANOWSKY, D.S.; EL-YOUSEF, M.; DAVIS, J.M.; SEKERKE, H.J.: A Cholinergic- adrenergic hypothesis of mania and depression. The Lancet, Sept. 23, 632–635 (1972).

JANOWSKY, A.; STERANKA, L.R.; GILLESPIE, D.D.; SULSER, F.: Role of neuronal signal input in the down-regulation of central noradrenergic receptor function by antidepressant drugs. Journal of Neurochemistry *39*, 290–291 (1982).

JUNGERMANN, K.; MÖHLER, H.: Biochemie. Ein Lehrbuch für Studierende der Medizin, Biologie und Pharmazie. Berlin: Springer Verlag 1980.

KANOF, P.D.; GREENGARD, P.: Brain histamine receptors as targets for antidepressant drugs. Nature *272*, 329–333 (1978).

KAPFHAMMER, H.-P.; RÜTHER, E.: Dopaminagonisten in der Therapie des Parkinsonssyndroms. Nervenarzt *56*, 69–81 (1985).

KENDELL, R.E.: The classification of depressions: a review of contemporary confusion. Brit. J. Psychiat. *129*, 15–28 (1976).

KIELHOLZ, P.: Diagnose und Therapie der Depressionen für den Praktiker. München: J.F. Lehmanns 1971.

KILOH, L.G.; GARSIDE, R.F.: The independence of neurotic depression. Brit. J. Psychiat. *109*, 451–463 (1963).

Kopin, I. J.; Jimerson, D. C.; Markey, S. P.; Ebert, M. H.; Polinsky, R. J.: Disposition and metabolism of MHPG in human: application to studies in depression: Pharmacopsychiat. 17, 3–8 (1984).

Kuhn, R.: Du traitement des états dépressifs par un dérivé de l'iminodibenzyle. G 22355. Journ. Suisse Med. 89, 35–36 (1957).

Kupfer, D. J.; Reynolds, C. F.: Neurophysiologic studies of depression: current concepts and approaches. Dahlem Konferenz, Springer-Verlag, Berlin, pp 235–252 (1983).

Loomer, M. P.; Saunders, J. C.; Kline, N. S.: Iproniazid, an amine oxidase inhibitor, as an exemple of a psychic energizer. Am. Psychiat. Ass. Res. Rep. 8, 129–141 (1957).

Maggi, A.; U'Prichard, D. C.; Enna, S. J.: Differential effects of antidepressant treatment on brain monoaminergic receptors. European Journal of Pharmacology 61, 91–98 (1980).

Matussek, M.; Söldner, D.; Nagel: Identification of the endogenous depressive syndrome based on the symptoms and the characteristics of the course. Brit. J. Psychiat. 138, 361–372 (1981).

McNaughton, N.; Mason, S. T.: The Neuropsychology and neuropharmacology of the dorsal ascending noradrenergic bundle – a review. progress in Neurobiology 14, 157–219 (1980).

Menkes, D. B.; Aghajanian, G. K.: α_1-Adreneceptor-mediated responses in the lateral geniculate nucleus are enhanced by chronic antidepressant treatment. European Journal of Pharmacology 74, 27–35 (1981).

Modestin, J.; Hunger, J.; Schwartz, R. B.: Über die depressogene Wirkung von Physiostigmin. Arch. Psychiat. Nervenkr. 218, 67–77 (1973).

Moises, H. C.; Woodward, D. J.; Hoffer, B. J.; Freedham, R.: Interactions of norepinephrine with Purkinje cell responses to putative amino acid neurotransmitters applied by microiontophoresis. Exp. Neurol. 64, 493–515 (1979).

Moller, S. E.; Kirk, L.; Fremming, K. H.: Plasma amino acids as an index for subgroups in manic depressive psychosis: correlation to effect of tryptophan. Psychopharmacology 49, 205–213 (1976).

Nadi, N. S., Nurnberger, J. J., Gershon, E. S.: Muscarinic cholinergic, receptors on skin fibroblasts in familial affective disorder. The New England Journal of Medicine 311, 225–230 (1984).

Ruch-Monachon, M. A.; Jalfre, M.; Haefely, W.: Drugs and PGO waves in the lateral geniculate body of the curarized cat. I. PGO wave activity induced by Ro 4–1284 and by p-chlorophenylalamine (PCPA) as a basis for neuropharmacological studies. Archives Internationales de Pharmacodynamie et de Thérapie 219, 251–268 (1976a).

–: Drugs and PGO waves in the lateral geniculate body of the curarized cat. III. PGO wave activity and brain catecholamines. Archives internationales de Pharmacodynamie et de Thérapie 219, 287–307 (1976b).

Salama, A.; Mueller-Eckhardt, Ch.: The role of metabolite-specific antibodies in nomifensine-dependent immune hemolytic anemia. N. Engl. J. Med. 313, 469–474 (1985).

Sauer, H.; Lauter, H.: Elektrokrampftherapie, I. Wirksamkeit und Nebenwirkungen der Elektrokrampftherapie. Nervenarzt 58, 201–209 (1987).

–: Elektrokrampftherapie. II. Indikationen, Kontraindikationen und therapeutische Technik der Elektrokrampftherapie. Nervenarzt 58, 210–218 (1987).

Scherbel, A. L.: The effect of isoniazid and of iproniazid in patients with rhumatoid arthritis. Cleveland Clin. Guart. 24, 90–97 (1957).

Schildkraut, J. J.: The catecholamine hypothesis of affective disorders: A review of supporting evidence. Am.J.Psychiatr. 122, 509–522 (1965).

Schneider, K.: Klinische Psychopathologie. Stuttgart: Thieme 1950.

Schou, M.; Joel-Nielsen, N.; Stromgren, E. et al.: The treatment of manic psychosis by the administration of lithium salts. J Neurol Neurosurg Psychiat 17, 250 (1954).

Schultz, J.: Psychoactive drug effects on a system which generates cyclic AMP in brain. Nature 261, 417–418 (1976).

Schweizer, J. W.; Schwartz, R.; Friedhoff, A. J.: Intact presynaptic terminals required

for beta-adrenergic receptor regulation by desipramine. Journal of Neurochemistry 33, 377–379 (1979).
SELIGMAN, M.E.P.: Helplessness: On depression, development, and death. San Francisco: W.H. Freemann 1975.
SHIPLEY, J.E.; KUPFER, D.J.; GRIFFIN, S.J.; DELAY, R.S.; COBLE, P.A.; MCEACHRAN, A.B.; GROCHOCINSKI, V.J.; ULRICH, R.; PEREL, J.M.: Comparison of effects of desipramine and amitriptyline on EEG sleep of depressed patients. Psychopharmacology 85, 14–22 (1985).
SHOPSIN, B.; FRIEDMAN, E.; GERSHON, S.: Parachlorophenylalanine reversal of tranylcypromine effects in depressed patients. Arch. Gen. Psychiatry 33, 811-819 (1976).
SITARAM, N.; GILLIN, J.CH.: Development and use of pharmacological probes of the CNS in man: evidence of cholinergic abnormality in primary affective illness. Biological Psychiatry 15, 925–955 (1980).
SMITH, CH.B.; GARCIA-SEVILLA, J.A.; HOLLINGSWORTH, P.J.: α_2-Adrenoreceptors in rat brain are decreased after long-term tricyclic antidepressant drug treatment. Brain Research 210, 413–418 (1981).
SNYDER, S.H.: Cholinergic mechanisms in affective disorders. The New England Journal of Medicine, July 26, 254 (1984).
SPITZER, R.L.; ENDOCOTT, J.; ROBINS, E.: Research diagnostic criteria: rationale and reliability. Arch.Gen. Psychiatry 35, 773–782 (1978).
SULSER, F.: Noradrenergic receptor regulation and the action of antidepressants. depression and antidepressants – recent events. N.V. Asta Nobelpharm S.A. Brussels, 1978.
–: Mode of action of antidepressant drugs. J. Clin. Psychiatry 44, 14–20 (1983).
TANG, S.W.; SEEMAN, PH.: Effect of antidepressant drugs on serotonergic and adrenergic receptors. Naunyn-Schmiedeberg's Arch. Pharmacol. 311, 255–261 (1980).
TANG, S.W.; SEEMANN, PH.; SING, K.: Differential effect of chronic desipramine and amitriptyline treatment on rat brain adrenergic and serotonergic receptors. Psychiatry Research 4, 129–138 (1981).
VAN PRAAG, H.M.: Depression, suicide and metabolism of serotonin in the brain. Journal of Affective Disorder 4, 275–290 (1982).
VETULANI, J.; STAWARZ, R.J.; DINGELL, J.V.; SULSER, F.: A possible common mechanism of action of antidepressant treatments. Naunyn-Schmiedeberg's Arch. Pharmacol. 293, 109–114 (1976).
VETULANI, J.; SULSER, F.: Action of various antidepressant treatments reduces reactivity of noradrenergic cyclic AMP-generating system in limbic forebrain. Nature 257, 495–496 (1975).
WALINDER, J.; SKOTT, A.; CARLSSON, A.; NAGY,A.; ROOS, B.-E.: Potentiation of the antidepressant action of clomipramine by tryptophan. Arch. Gen. Psychiatry 33, 1384–1389 (1976).
WEHR, T.A.; WIRZ-JUSTICE, A.: Circadian rhythm mechanisms in affective illness and in antidepressant drug action. Pharmakopsychiatria 15, 31–39 (1982).
WHYBROW, P.C.; AKISKAL, H.S.; MCKINNEY, W.T. (eds.): Mood disorders, towards a new psychobiology. New York and London: Plenum Press 1984.
WILLNER, P.: Dopamine and depression: a review of recent evidence. III. the effects of antidepressant treatments. Brain Research Review 6, 237–246 (1983).
–: The validity of animal models of depression. Psychopharmacology 83, 1–16 (1984a).
–: The ability of antidepressant drugs to desensitize β-receptors is inversely correlated with their clinical potency. Journal of Affective Disorders 7, 53–58 (1984b).
WIRZ-JUSTICE, A.: The effects of lithium on the circadian system. In: EMRICH, H.M.; ALDENHOFF, J.B.; LUX, H.D. (Eds.), Basic Mechanisms in the Action of Lithium, 249 (Int. Congr. Ser., No. 572). Excerpta Medica, Amsterdam, Oxford, Princeton (1981).
WOOD, K.: The neurochemistry of mania. The effect of lithium on catecholamines, indolamines and calcium mobilization. Journal of Affective Disorders 8, 215–223 (1985).
YUWILER, A.; OLDENDORF, W.H.; GELLER, E.; BRAUN, L.: Effect of albumin binding and

amino acid competition on tryptophan uptake into brain. Journal of Neurochemistry *28*, 1015–1023 (1977).
ZARIFIAN, E.; LOO, H.: Les antidépresseurs. Editions Printel 1982.

Weiterführende Literatur

BALDESSARINI, R. J.: Biomedical aspects of depression and its treatment. American Psychiatric Press, Inc. 1983.
CLAYTON, P. J.; BARRETT, J. E.: Treatment of depression. Old controversies and new approaches. New York: Raven Press 1983.
WHYBROW, P. C.; AKISKAL, H. S.; MCKINNEY, W. T.: Mood disorders. Toward a new psychobiology. New York and London: Plenum Press 1984.
WILLNER, P.: Depression – a psychobiological synthesis. New York: John Wiley & Sons, Inc. 1985.
ZARIFIAN, E.; LOO, H.: Les antidépresseurs, Editions Printel 1982

Kapitel 4
Neuroleptika

E. EICHENBERGER, P. L. HERRLING und D. LOEW

1 Einleitung: Definition und historische Entwicklung

Der Begriff Neuroleptikum wurde 1955 von den französischen Psychiatern DELAY und DENIKER für eine Art von nicht narkotisch wirkenden Beruhigungsmitteln vorgeschlagen, die wie Chlorpromazin und Reserpin zur Behandlung psychotischer Zustände, insbesondere bei Schizophrenen, geeignet sind. Obwohl dieser Vorschlag am 2. Internationalen Kongreß für Psychiatrie 1957 in Zürich akzeptiert wurde, hat sich die Gruppenbezeichnung Neuroleptika nicht überall durchgesetzt. Neben verschiedenen, heute nicht mehr verwendeten Synonyma hat sich im englischen Sprachgebiet die unglückliche Bezeichnung «Major Tranquilizer» bis heute gehalten. Oft wird auch der Begriff Antipsychotikum mit Neuroleptikum gleichgesetzt. Wir verstehen unter Neuroleptika eine Gruppe von antipsychotisch wirkenden Substanzen, die durch ihre Beeinflussung zentralnervöser dopaminerger Funktionen charakterisiert sind. Alle heute verwendeten Antipsychotika sind tatsächlich mehr oder weniger starke Neuroleptika, aber es ist durchaus denkbar, ja sogar wünschbar, daß eines Tages Antipsychotika gefunden werden, die keine Neuroleptika mehr sind. Vorstöße in dieser Richtung sind vielleicht die sog. atypischen Neuroleptika Clozapin und Sulpirid.

Chlorpromazin wurde 1950 in den Laboratorien von Rhône-Poulenc als Weiterentwicklung des Antihistaminikums Promazin (Formeln Seite 127) synthetisiert. Seine starke zentral dämpfende Wirkung haben LABORIT et al. (1952) veranlaßt, es in dem sogenannten lytischen Cocktail zur «hibernation artificielle» in der Narkosetechnik zu verwenden. Im gleichen Jahr erschien die erste Mitteilung über die therapeutische Wirkung von Chlorpromazin bei einem manischen Patienten, allerdings in Kombination mit anderen Medikamenten und Elektroschock (HAMON et al. 1952). Das Verdienst, die Anwendung von Chlorpromazin in der Psychiatrie auf breiter Basis abgeklärt zu haben, kommt aber eindeutig DELAY und DENIKER (1952) zu. Sie haben damit eine neue Ära in der Behandlungsmöglichkeit von Psychosen eingeleitet. Das war ein so entscheidender Schritt, daß die Geschichte von Chlorpromazin inzwischen schon mehrfach geschrieben wurde (SWAZEY 1974; CALDWELL 1978; SPIEGEL und AEBI 1981; DENIKER 1983).

Das schon erwähnte Reserpin ist das Reinalkaloid aus der indischen Heilpflanze Rauwolfia serpentina, deren Wirkung bei Bluthochdruck und Geisteskrankheiten 1931 von SEN und BOSE beschrieben worden ist. Reserpin wurde 1952 von einer Forschergruppe der CIBA isoliert und pharmakologisch untersucht. Es verursachte beim Tier ähnliche Verhaltensveränderungen wie Chlorpromazin, wenn auch auf andere Weise, wie sich später herausstellte (Seite 134).

Immerhin war das Anlaß genug, Reserpin neben seiner klassischen Indikation Hypertonie auch in der Psychiatrie zu versuchen. Erste Erfahrungsberichte erschienen 1954 (KLINE, WEBER, DELAY et al.; NOCE et al.). Reserpin hat sich wegen seiner blutdrucksenkenden Wirkung und dem langsamen Wirkungseintritt in der Psychiatrie nicht durchgesetzt, während Chlorpromazin in kurzer Zeit eine beispiellose Verbreitung gefunden und damit das Interesse zahlreicher Forscher geweckt hat. Die pharmakologische Charakterisierung der beiden Substanzen ermöglichte nun die Suche nach neuen chemisch differenten Substanzen mit ähnlichem Wirkungsbild. Die damals postulierten notwendigen Wirkungen eines Neuroleptikums waren:
– Hemmung spontaner und erzwungener motorischer Aktivität
– Katalepsie
– Hemmung pharmakogener, meist durch Amphetamin oder Apomorphin erzeugter Exzitation, Aggression und Stereotypien
– Hemmung bedingter Reflexe

Viele der mit diesen Kriterien gefundenen Neuroleptika sind dem Vorbild Chlorpromazin chemisch noch sehr ähnlich. Es sind Trizyklen wie dieses mit verschiedenen basischen Seitenketten und Ringsubstituenten. Erst JANSSEN ist es gelungen, zwei völlig neue Gruppen von zum Teil stärker als Chlorpromazin wirkenden Neuroleptika zu entwickeln: 1959 die Butyrophenone (JANSSEN und NIEMEGEERS 1959; JANSSEN 1961, 1967) und 1963 die Diphenylbutylpiperidine (JANSSEN und VAN BEVER 1978). Eine weitere homogene chemische Gruppe von Neuroleptika, die vom Procainamid abgeleiteten Benzamide, wurde mit der klinischen Prüfung von Sulpirid durch BORENSTEIN et al. (1969) erschlossen.

Alle klassischen Neuroleptika, Phenothiazine, Thioxanthene, Reserpin und Butyrophenone verursachen bei Tier und Mensch extrapyramidalmotorische Symptome (EPS). Viele Kliniker waren und sind zum Teil noch davon überzeugt, daß diese Wirkung eng mit der antipsychotischen Wirkung von Neuroleptika verknüpft ist, ja daß man sie geradezu als Gradmesser für eine antipsychotische Wirkung betrachten könne (DENIKER 1983; HAASE 1961, 1985). STILLE und HIPPIUS (1971), HIPPIUS (1978) und BENKERT und HIPPIUS (1980) haben wiederholt darauf hingewiesen, daß dieses Konzept aufgegeben werden sollte, da es erstens durch das keine oder nur geringe EPS auslösende, aber antipsychotisch wirksame Clozapin widerlegt sei und zweitens den Weg zur Entwicklung von Antipsychotika ohne EPS blockieren würde. Clozapin ist bis heute allerdings das einzige «EPS-freie» Neuroleptikum geblieben (SIMPSON 1980). Geringere Neigung EPS zu erzeugen wurde auch dem Sulpirid zugeschrieben (MIELKE et al. 1977), was allerdings nicht unbestritten blieb (EDWARDS et al. 1980).

Ein Problem bei der meist nötigen Langzeitbehandlung mit Neuroleptika ist die «compliance», d.h. die Bereitschaft des Patienten, das verordnete Medikament vorschriftsgemäß einzunehmen. Dieser Schwierigkeit konnte mit der Entwicklung von Präparaten mit einer Wirkungsdauer von 1–4 Wochen begegnet werden (siehe unter Chemie, Seite 128f. und Pharmakokinetik Seite 168).

Heute gibt es über 50 chemisch verschiedene Neuroleptika, von denen eine repräsentative Auswahl im Kapitel «Chemie der Neuroleptika» vorgestellt wird. Ihre vielfältigen biologischen Wirkungen können zu einem guten Teil auf Interaktionen mit neuronalen Transmittersystemen zurückgeführt werden, wobei der dopaminergen Transmission, wenigstens bei den klassischen Neuroleptika, eine hervorragende Bedeutung zukommt. Wir beginnen daher das Kapitel Neurobiologie mit der Beschreibung der betroffenen dopaminergen Systeme, ihren Funktionen, ihrer Beeinflussung durch Neuroleptika und deren Folgen. Bei der meist speziesspezifischen Pharmakokinetik beschränken wir uns weitgehend auf Daten, die am Menschen gewonnen worden sind. Bei den Nebenwirkungen schließlich unterscheiden wir zwischen pharmakologisch erklärbaren und noch weitgehend ungeklärten, meist seltenen Ereignissen.

2 Chemie der Neuroleptika

Während mehrerer Jahre waren Chlorpromazin, einige nahe verwandte Phenothiazinderivate und Reserpin die einzigen in der psychiatrischen Therapie verwendeten Neuroleptika. Erst die Entdeckung der antipsychotischen Wirkung von Haloperidol durch Divri et al. (1959) zeigte, daß auch völlig andersartige chemische Verbindungen neuroleptisch wirken können. Die intensive Suche nach weiteren chemisch neuartigen Neuroleptika hat inzwischen zu einer großen Zahl klinisch erprobter Antipsychotika geführt, die strukturchemisch in folgende 5 Hauptgruppen unterteilt werden können:
1. Trizyklen: Phenothiazine, Thioxanthene, Dibenzo-epine
2. Butyrophenone
3. Diphenylbutylpiperidine
4. Benzamide
5. Diverse

In den folgenden Abschnitten werden die für die neuroleptische Wirkung entscheidenden Strukturmerkmale der verschiedenen Neuroleptikatypen besprochen und es wird, wenn nötig, auf pharmakologische Besonderheiten einzelner Verbindungen hingewiesen. Reserpin hat in der psychiatrischen Pharmakotherapie praktisch keine Bedeutung mehr. Es wird aber wegen seiner historischen Rolle unter Diverse noch erwähnt.

2.1 Trizyklen

Trizyklische Verbindungen stellen die weitaus größte Gruppe der Neuroleptika dar. Es sind verschieden stark gewinkelte Ringsysteme, deren 6- oder 7gliedriger Mittelring linear mit 2 Benzolringen oder 1 Benzolring und einem Heterozyklus verbunden ist. Der mittlere Ring trägt eine basische Seitengruppe mit einem terminalen tertiären Stickstoff und ein Benzolring ist an einer für die neuroleptische Wirkung entscheidenden Stelle substituiert. Die Bedeutung dieser Substituenten wird bei den einzelnen Präparategruppen diskutiert. Wir stützen uns dabei weitgehend auf die Arbeiten von Schmutz (1973); Schmutz und Picard (1980) und Buerki (1983).

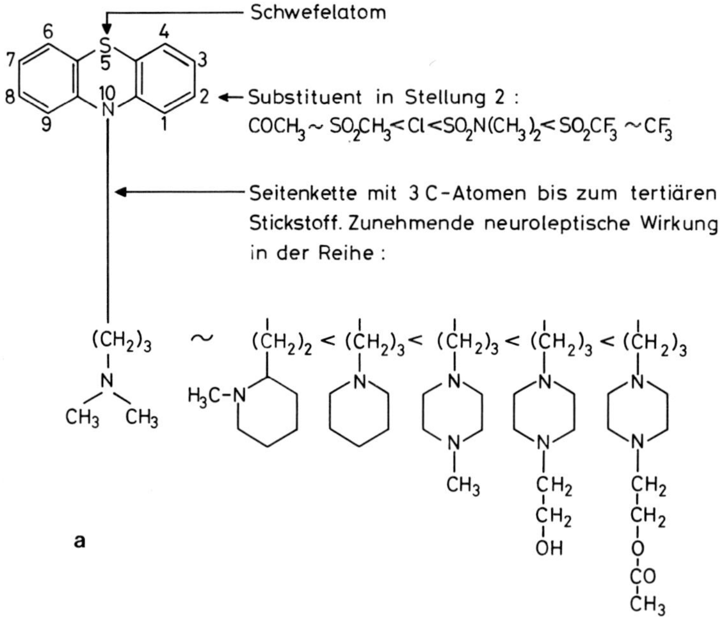

— Schwefelatom

← Substituent in Stellung 2:
COCH$_3$ ~ SO$_2$CH$_3$ < Cl < SO$_2$N(CH$_3$)$_2$ < SO$_2$CF$_3$ ~ CF$_3$

← Seitenkette mit 3 C-Atomen bis zum tertiären Stickstoff. Zunehmende neuroleptische Wirkung in der Reihe:

(CH$_2$)$_3$ ~ (CH$_2$)$_2$ < (CH$_2$)$_3$ < (CH$_2$)$_3$ < (CH$_2$)$_3$ < (CH$_2$)$_3$

a

Chemische Strukturen

1. Promazine

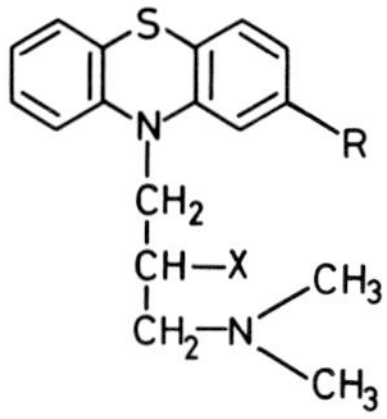

	R	X
Promazin	H	H
Alimemazin	H	CH$_3$(d,l)
Chlorpromazin	Cl	H
Triflupromazin	CF$_3$	H
Levomepromazin	OCH$_3$	CH$_3$(l)
Etymemazin	CH$_2$CH$_3$	CH$_3$

b

2. Perazine

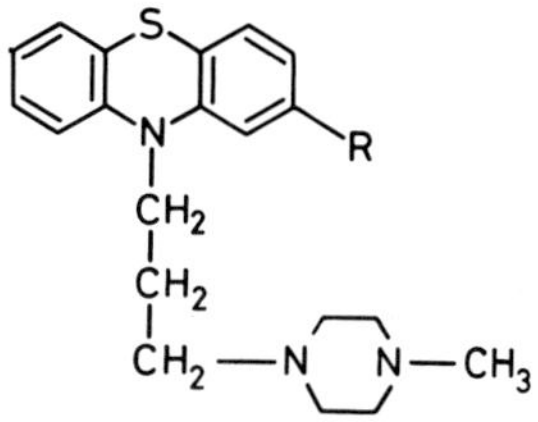

	R
Perazin	H
Prochlorperazin	Cl
Trifluperazin	CF$_3$
Thioproperazin	SO$_2$N(CH$_3$)$_2$

c

Abb. 1a–c

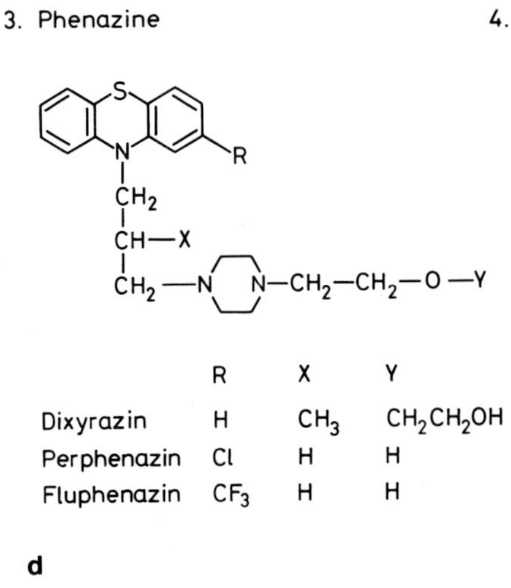

3. Phenazine

4. Piperidinophenazine

	R	X	Y
Dixyrazin	H	CH₃	CH₂CH₂OH
Perphenazin	Cl	H	H
Fluphenazin	CF₃	H	H

d

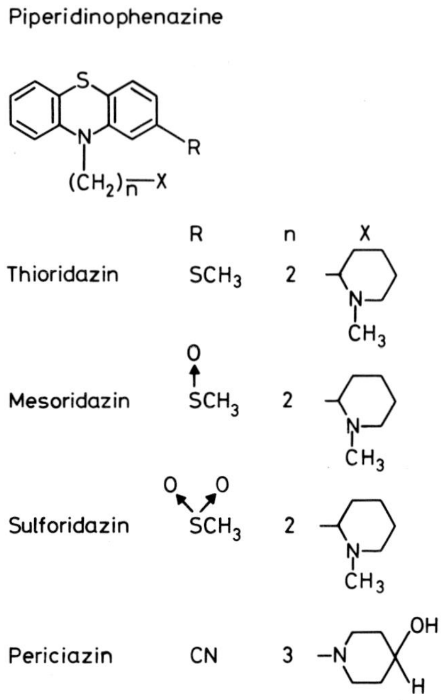

	R	n	X
Thioridazin	SCH₃	2	N-Piperidin-CH₃
Mesoridazin	S(O)CH₃	2	N-Piperidin-CH₃
Sulforidazin	S(O)₂CH₃	2	N-Piperidin-CH₃
Periciazin	CN	3	N-Piperidin-OH

e

Abb. 1 d–e: Für die neuroleptische Wirkung der Phenothiazine wichtige Strukturelemente. Einfluß der Substituenten

2.1.1 Phenothiazine

Prototyp der Phenothiazine ist das Chlorpromazin. Alle übrigen sind Derivate mit anderen Seitenketten in Position 10 und/oder anderen Ringsubstituenten in Position 2. Diese Strukturelemente sind von entscheidender Bedeutung für die neuroleptische Wirkung (Abb. 1a). Unsubstituierte Phenothiazine wie Promazin, Promethazin und Perazin sind pharmakologisch keine oder nur sehr schwache Neuroleptika. Sie werden aber vor allem wegen ihrer dämpfenden Wirkung in den Arzneimittellisten als Neuroleptika geführt. Die Phenothiazine lassen sich aufgrund ihrer basischen Seitenkette weiter unterteilen in Promazine, Perazine, Phenazine und Piperidinophenothiazine (Abb. 1b–e). Präparate mit endständigen Hydroxygruppen können mit Fettsäuren verestert werden, wodurch intramuskulär injizierbare Depotpräparate erhalten werden, z.B. Fluphenazindecanoat und Perphenazinoenanthat. Die Esterbindung wird in vivo langsam enzymatisch gespalten, so daß während 2–4 Wochen wirksame Blutspiegel aufrecht erhalten werden.

2.1.2 Thioxanthene

Bei den Thioxanthenen ist der Stickstoff in Position 10 des Phenothiazinskelettes durch ein Kohlenstoffatom mit Doppelbindung zur basischen Seitenkette ersetzt (Abb. 2). Dadurch wird die räumliche Lage der Seitenkette fixiert und es entste-

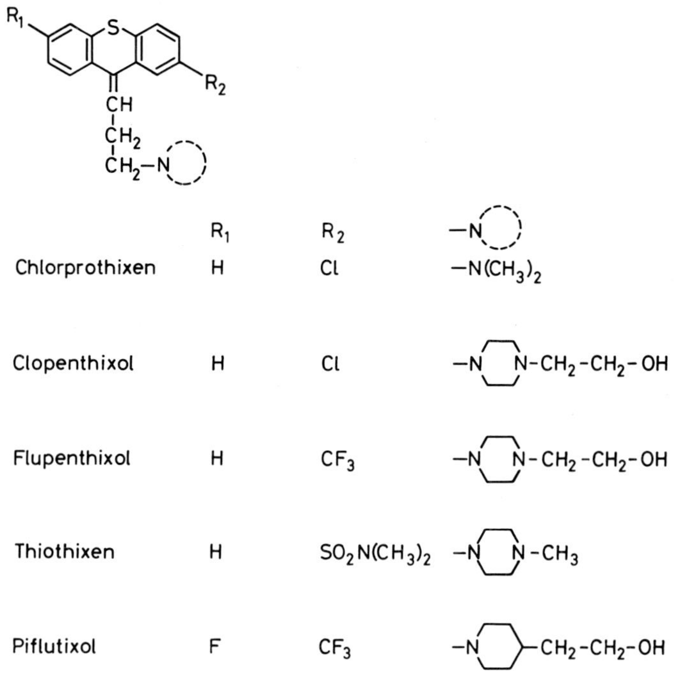

	R_1	R_2	$-N\overset{\frown}{\underset{\smile}{\quad}}$
Chlorprothixen	H	Cl	$-N(CH_3)_2$
Clopenthixol	H	Cl	$-N\overset{\frown}{\underset{\smile}{\quad}}N-CH_2-CH_2-OH$
Flupenthixol	H	CF_3	$-N\overset{\frown}{\underset{\smile}{\quad}}N-CH_2-CH_2-OH$
Thiothixen	H	$SO_2N(CH_3)_2$	$-N\overset{\frown}{\underset{\smile}{\quad}}N-CH_3$
Piflutixol	F	CF_3	$-N\overset{\frown}{\underset{\smile}{\quad}}CH_2-CH_2-OH$

Fluorierung in 7-Stellung (R_1) verlängert die Wirkungsdauer, wahrscheinlich durch metabolische Blockierung.

Abb. 2: Chemische Strukturen der Thioxanthene

hen 2 geometrische Isomere. Bei der cis-Form ist die basische Seitenkette gegen den in 2-Stellung substituierten Benzolring abgewinkelt, bei der trans-Form davon weg. Die cis-Form ist neuroleptisch weitaus aktiver als die trans-Form (Tab. 1) und nur sie ist auch antipsychotisch wirksam (CROW und JOHNSTONE 1977). Im übrigen sind die strukturchemischen Voraussetzungen für eine optimale neuroleptische Wirkung ähnlich wie bei den Phenothiazinen. Durch Veresterung der endständigen OH-Gruppe mit Fettsäuren wurden auch bei den Thioxanthenen Depotpräparate geschaffen: Flupenthixoldecanoat und Clopenthixoldecanoat. Abbildung 2 bringt eine Auswahl von Präparaten der Thioxanthenreihe.

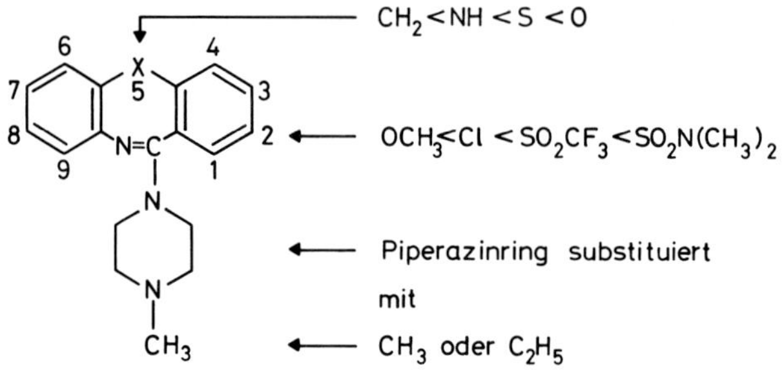

CH$_2$ < NH < S < O

OCH$_3$ < Cl < SO$_2$CF$_3$ < SO$_2$N(CH$_3$)$_2$

Piperazinring substituiert mit

CH$_3$ oder C$_2$H$_5$

Präparate	Brückenatom X	Substitution in Posit. 2	Posit. 8
Clotiapin	S	Cl	H
Loxapin	O	Cl	H
Clozapin	NH	H	Cl

Abb. 3: Für die neuroleptische Wirkung von Dibenzo-epinen wichtige Strukturelemente

2.1.3 Dibenzo-epine

Die Dibenzo-epine sind asymmetrische Moleküle (Abb. 3), die Substitutionsstellen in den beiden Benzolringen sind daher nicht äquivalent wie bei den Phenothiazinen. Nur Moleküle, die in Metastellung zum Atom, das die basische Seitenkette trägt, substituiert sind, sind klassische Neuroleptika. Die Verhältnisse sind in Abbildung 3 dargestellt. In 2-Stellung substituierte Dibenzo-epine sind klassische Neuroleptika wie Loxapin und Clotiapin; Substitution in 8-Stellung dagegen führt zu sogenannten atypischen Neuroleptika wie Clozapin, das nicht mehr kataleptisch, aber antipsychotisch wirkt.

2.2 Butyrophenone

Butyrophenone gehören zusammen mit den chemisch verwandten Diphenylbutylpiperidinen zu den stärksten Neuroleptika. Die für die neuroleptische Wirkung wichtigen Strukturelemente und einige Präparate dieser Verbindungsklasse sind in Abbildung 4 dargestellt. Ersatz des Fluoratoms in Position 4 des Phenylringes durch andere Substituenten, Ersatz der Karbonylgruppe z.B. durch ein Sauerstoffatom, Verlängerung, Verkürzung oder Verzweigung der Kohlenstoffkette führen zu Wirkungsverlust. Dagegen bringt Substitution in Stellung 4 mit einem Aromaten (Phenyl oder Phenyl enthaltendes Ringsystem) Wirkungszunahme. Droperidol, das anstelle des Piperidin- einen 1,2,5,6-Tetrahydropyridinring enthält, ist stark aber kurz wirksam. Es wird hauptsächlich als Neuroleptanalgetikum ver-

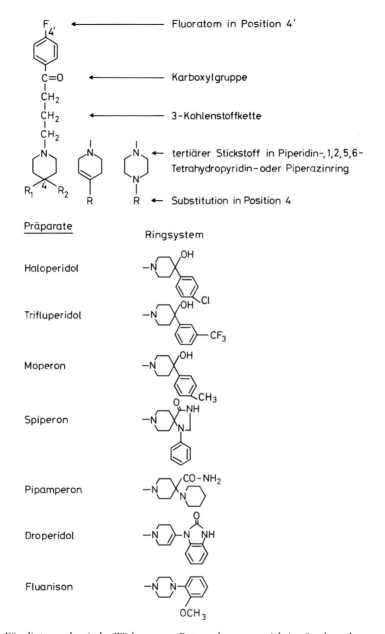

Abb. 4: Für die neuroleptische Wirkung von Butyrophenonen wichtige Strukturelemente

wendet. Pipamperon ist das schwächste Neuroleptikum dieser Gruppe. Als intramuskulär zu verabreichendes Depotpräparat steht Haloperidoldecanoat zur Verfügung.

2.3 Diphenylbutylpiperidine

Die Benzoylgruppe der Butyrophenone ist bei den Diphenylbutylpiperidinen durch eine Diphenylmethangruppe ersetzt. Für optimale Wirkung müssen beide Phenyle fluoriert sein; im übrigen gelten ähnliche Strukturwirkungsbeziehungen wie bei den Butyrophenonen. Die Besonderheit dieser Gruppe ist die lange Wirkungsdauer. Pimozid wirkt oral 24 h, Penfluridol eine Woche und Fluspirilen (injizierbare Mikrokristalle) im. ebenfalls eine Woche. Die wichtigsten Präparate sind in Abbildung 5 zusammengestellt.

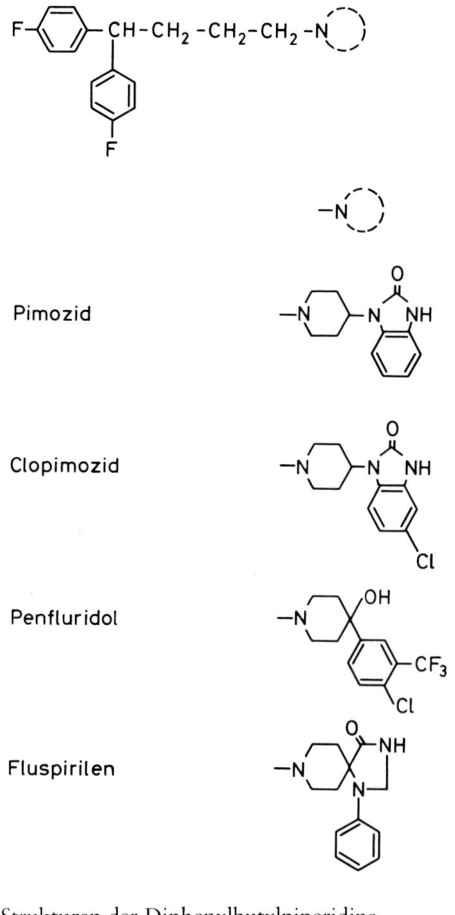

Abb. 5: Chemische Strukturen der Diphenylbutylpiperidine

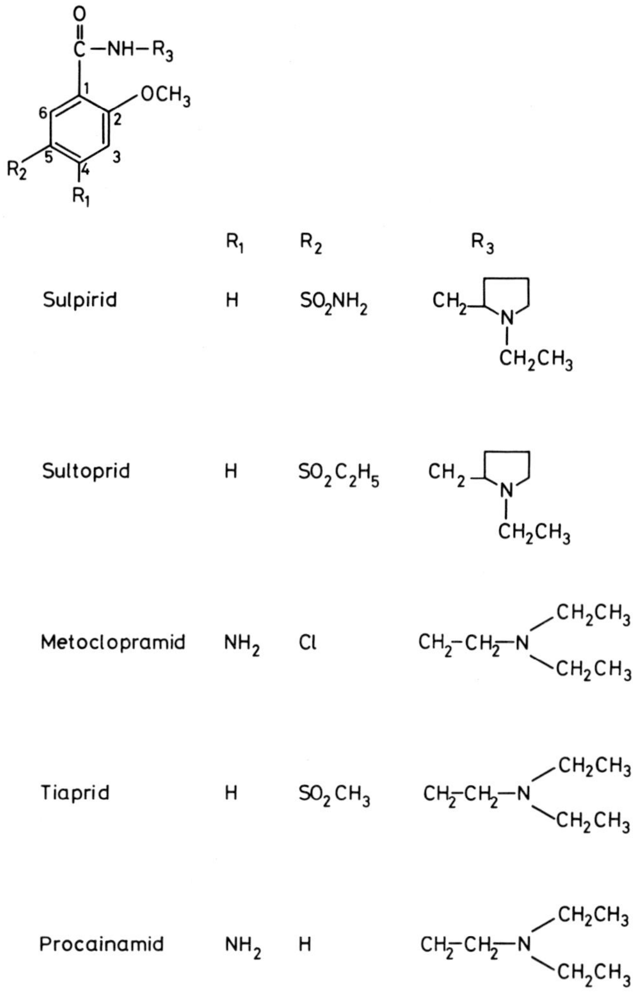

	R_1	R_2	R_3
Sulpirid	H	SO_2NH_2	CH_2–pyrrolidine–CH_2CH_3
Sultoprid	H	$SO_2C_2H_5$	CH_2–pyrrolidine–CH_2CH_3
Metoclopramid	NH_2	Cl	CH_2–CH_2–$N(CH_2CH_3)_2$
Tiaprid	H	SO_2CH_3	CH_2–CH_2–$N(CH_2CH_3)_2$
Procainamid	NH_2	H	CH_2–CH_2–$N(CH_2CH_3)_2$

Abb. 6: Chemische Strukturen der Benzamide

2.4 Benzamide

Benzamide sind vom Procainamid abgeleitete Verbindungen. Sie tragen alle in 2-Stellung des Phenylringes eine Methoxygruppe und der Amidstickstoff ist über 2 C-Atome mit einem tertiären Stickstoff verbunden, der in einen Ring integriert sein kann. Die chemischen Strukturen einiger Benzamide sind in Abbildung 6 wiedergegeben. Die antipsychotische Wirkung von Sulpirid, dem ersten in der Psychiatrie verwendeten Benzamid, war lange Zeit umstritten, scheint aber heute bei genügend hoher Dosierung von bis zu 2 g/die gesichert zu sein. Ihre erste medizinische Anwendung fanden Sulpirid und Metoclopramid als Antiemetika und Darmspasmolytika.

2.5 Verschiedene

In Abbildung 7 sind die Formeln verschiedener neuroleptischer Einzelverbindungen wiedergegeben. Reserpin wird hier noch erwähnt, weil es zusammen mit Chlorpromazin zu Beginn der Pharmakotherapie schizophrener Psychosen verwendet wurde, heute aber kaum mehr im Gebrauch ist. Es hemmt die dopaminerge Transmission nicht wie andere Neuroleptika durch Blockierung von Dopamin (DA)-Rezeptoren, sondern indem es die neuronalen Katecholaminspeicher entleert und so die verfügbare Menge DA reduziert.

Oxypertin, Molindon und Butaclamol sind klassische Neuroleptika, letzteres stark und die beiden anderen mittelstark wirksam. SCH 23390 ist der einzige zur Zeit bekannte, relativ selektive D_1-Antagonist (BARNETT 1986), Setoperon ist ein

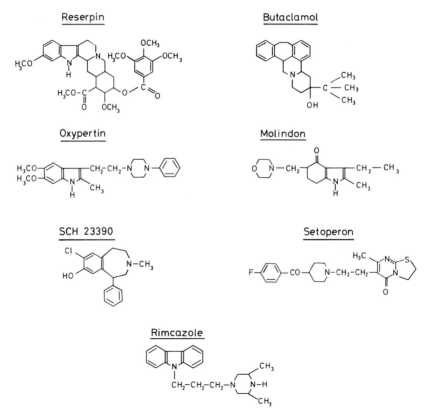

Abb. 7: Chemische Strukturen diverser Neuroleptika

starker Serotonin-Antagonist, (CEULEMANS et al. 1985) und Rimcazole (BW 234 U) ist ein potentielles Antipsychotikum ohne DA-antagonistische Eigenschaften (FERRIS et al. 1986). Diese Präparate werden zur Zeit klinisch geprüft.

3 Physiologische und pharmakologische Grundlagen

Praktisch alle neurobiologischen Wirkungen von NL können auf ihre Interaktion mit den physiologischen Funktionen verschiedener Neurotransmitter zurückgeführt werden. Dies geschieht zumeist über die Blockierung von Rezeptoren dieser Neurotransmitter. Allen NL mit Ausnahme von Reserpin gemeinsam ist die mehr oder weniger starke Blockierung der DA-Rezeptoren. Der erste Hinweis auf diese Wirkungsweise stammt von den schwedischen Autoren CARLSSON und LINDQVIST (1963). Sie haben festgestellt, daß die beiden NL Chlorpromazin und Haloperidol, nicht aber das dem Chlorpromazin chemisch nah verwandte, aber nicht neuroleptische Promethazin den Umsatz der Katecholamine DA und Noradrenalin (NA) im Mäusehirn steigern und sie haben diesen Effekt als kompensatorische Reaktion (feedback activation) der katecholaminergen Neurone auf die durch die Rezeptorblockade unterbrochene Reizübertragung gedeutet. Viele NL, insbesondere Trizyklen, hemmen zwar auch die Reizübertragung durch andere Neurotransmitter wie Serotonin (5-HT), Azetylcholin (ACH) und Histamin (H); diese Mechanismen sind aber für die neuroleptische bzw. die antipsychotische Wirkung nicht essentiell. Die einzige fast allen NL gemeinsame Eigenschaft ist die Blockierung von DA-Rezeptoren. Sie ist Ursache einer ganzen Reihe von biochemischen, elektrophysiologischen und pharmakodynamischen Wirkungen, welche für NL charakteristisch sind.

3.1 Dopamin (DA)-Rezeptoren

DA- Rezeptoren sind Strukturen in Zellmembranen von Neuronen, bestimmten Drüsenzellen und glatter Muskulatur, an die DA bindet und dadurch biologische Reaktionen auslöst, die je nach Lokalisation und Funktion des Rezeptors verschiedenartig sein können: Hemmung oder Förderung der Aktivität der DA-rezeptiven Zelle, Hemmung oder Förderung der Ausschüttung von Neurotransmittern und Hormonen, Aktivierung eines Enzyms etc. Außer DA binden an diese Rezeptoren aber auch analog wirkende sogenannte Agonisten wie z.B. Apomorphin und Antagonisten wie NL. Diese verdrängen bei genügender Konzentration den natürlichen Transmitter von seiner Bindungsstelle und verhindern so seine physiologische Wirkung. Sie blockieren die Rezeptoren.

DA-Rezeptoren können charakterisiert werden entweder aufgrund der funktionellen Folgen ihrer Stimulierung durch DA-Agonisten bzw. ihrer Hemmung durch DA-Antagonisten, oder durch Bindungsstudien («radioreceptor assays») (SEEMAN et al. 1975, 1981; SNYDER et al. 1975). Man verwendet dazu meist mit Tritium radioaktiv markierte DA-Agonisten oder Antagonisten, inkubiert sie zusammen mit verschiedenen Konzentrationen der zu untersuchenden Substanz in einem

Homogenat des interessierenden Hirnteils, das Bruchstücke synaptischer Membranen enthält, und bestimmt nach Abtrennung der Inkubationsflüssigkeit im Rückstand die Radioaktivität, d.h. die Menge des noch an Zellmembranen gebundenen Liganden. Potente Neuroleptika verdrängen den Liganden von seinen Bindungsstellen und reduzieren so die gebundene Radioaktivität. Aus der Konzentrationswirkungsbeziehung wird diejenige Konzentration der untersuchten Substanz errechnet, die 50% des Liganden verdrängt. Für die routinemäßige Untersuchung potentieller NL werden als Liganden spezifische DA-Agonisten und -Antagonisten (z.B. [^{3}H]-Haloperidol und [^{3}H]-Spiperon) verwendet, die mit Affinitäten im nanomolekularen Bereich an DA-Rezeptoren binden.

Im ZNS lassen sich zwei durch ihre Wirkung auf die Adenylatzyklase unterscheidbare Haupttypen von DA-Rezeptoren abgrenzen, die als D_1- und D_2-Rezeptoren bezeichnet werden.

3.1.1 D_1-Rezeptoren

KEBABIAN et al. (1972) haben in DA-reichen Gebieten des Rattenhirns eine durch DA stimulierbare Adenylatzyklase nachgewiesen. Dieses an die Zellmembran gebundene Enzym katalysiert die Umsetzung von Adenosintriphosphat (ATP) in zyklisches Adenosinmonophosphat (cAMP), welches als «second messenger» verschiedene Zellfunktionen reguliert. Damit verfügte man erstmals über ein in vitro-Modell, das es ermöglichte, die Beeinflussung eines DA-abhängigen biochemischen Prozesses durch Agonisten und Antagonisten zu untersuchen. In der Tat blockierten NL der Phenothiazin- und Thioxanthen-Gruppe die DA-stimulierte Bildung von cAMP. Die Wirkung war spezifisch, nicht neuroleptische und nicht antipsychotische Substanzen der gleichen Verbindungsklassen waren inaktiv und die Rangordnung der Wirkstärke entsprach ungefähr derjenigen der klinisch verwendeten antipsychotischen Dosen (BURT et al. 1975). Aber bald mußte man feststellen, daß eine Gruppe stark wirksamer Neuroleptika, die Butyrophenone, nicht in dieses Konzept paßte (HYTTEL 1978). Ihre Hemmung der DA-stimulierten Adenylatzyklase war zum Teil um Zehnerpotenzen geringer als man das aufgrund der bisherigen Erfahrungen erwartet hätte. Der Adenylatzyklase-Test hat dadurch seine Bedeutung als Prädiktor für eine neuroleptische bzw. antipsychotische Wirkung weitgehend verloren.

Einem Vorschlag von KEBABIAN und CALNE (1979) entsprechend bezeichnet man die mit Adenylatzyklase gekoppelten DA-Rezeptoren als D_1-Rezeptoren. Ihre Funktion innerhalb des nigrotelenzephalen DAergen Systems ist unklar (SCATTON 1982); sie scheinen für die antipsychotische Wirkung von NL nicht von ausschlaggebender Bedeutung zu sein (IVERSEN 1985). Neuere Untersuchungen an Ratten mit dem D_1-spezifischen DA-Antagonisten SCH 23390 (Abb. 7) zeigen allerdings eine von D_2-Antagonisten unterscheidbare Wirkung auf DA-abhängige Verhaltensweisen (ROSENGARTEN et al. 1983; MOLLOY und WADDINGTON 1984; ARNT und HYTTEL 1984; CHRISTENSEN et al. 1985), so daß diese Autoren vorschlagen, 3 Typen von NL zu unterscheiden:
1. Selektive D_1-Antagonisten mit dem einzigen bisher bekannten Vertreter SCH 23390.
2. Gemischte D_1 + D_2-Antagonisten. Zu ihnen zählen die Phenothiazine (Fluphe-

nazin, Perphenazin), die Thioxanthene (Flupentixol, Clopenthixol) und das Dibenzodiazepin Clozapin.
3. Selektive D_2-Antagonisten. Dazu gehören die Butyrophenone (Haloperidol, Spiperon), die Diphenylbutylpiperidine (Pimozid) und die Benzamide (Sulpirid, Cleboprid).

D_1-Rezeptoren wurden außer in den Kern- und Projektionsgebieten DAerger Neuronensysteme auch in der Retina und der Parathyreoidea nachgewiesen, wo DA die Sekretion von Parathormon stimuliert (BROWN et al. 1980).

3.1.2 D_2-Rezeptoren

D_2-Rezeptoren vermitteln praktisch alle durch DA-Agonisten und -Antagonisten ausgelösten Verhaltensveränderungen (möglicherweise mit Unterstützung durch D_1-Rezeptoren). Ihre Stimulierung führt nicht wie bei D_1-Rezeptoren zu einer Aktivierung, sondern in bestimmten Systemen zu einer Hemmung der Adenylzyklase. Zwischen der Bindungsstärke (Affinität) der Neuroleptika an D_2-Rezeptoren und den für diese Wirkstoffe typischen pharmakodynamischen Effekten wie

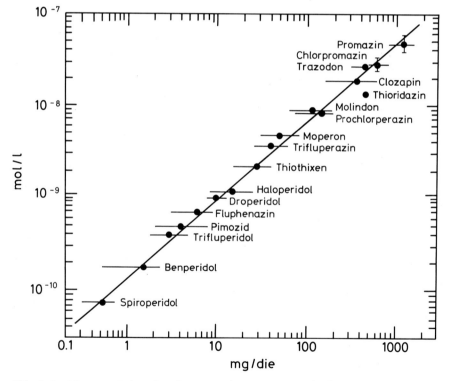

Abb. 8: Beziehung zwischen den therapeutischen Dosen verschiedener Neuroleptika und ihrer Wirkstärke im [^{3}H]-Haloperidol-Rezeptortest. Ordinate: IC_{50} für die [^{3}H]-Haloperidolbindung im Homogenat des Nc. caudatus aus Kalbshirn. Abszisse: Mittelwert und Streuung der therapeutischen Dosen. Nach SEEMAN et al. (1976)

Apomorphin- und Amphetaminantagonismus (CREESE 1983), sowie ihrer antipsychotischen Potenz (CREESE et al. 1976; SEEMAN et al. 1976) besteht eine ausgezeichnete Korrelation (Abb. 8).

Verschiedene NL liegen in zwei optisch oder geometrisch isomeren Formen vor: Butaclamol, Levomepromazin, Thioxanthene (Tab. 1). Die neuroleptische und, soweit geprüft, die antipsychotische Wirkung ist ausschließlich oder vorwiegend auf die eine der beiden Formen beschränkt und nur sie bindet mit hoher Affinität an D_2-Rezeptoren (SCHMUTZ und PICARD 1980). Stereoselektivität gilt übrigens für die Wirkung auf D_1- wie D_2-Rezeptoren. Sie ist eine Voraussetzung bzw. Bestätigung der spezifischen Wirkung von Pharmaka an bestimmten Wirkorten.

Schwierigkeiten bei der Interpretation von Bindungsversuchen an DA-Rezeptoren bereitete die Tatsache, daß DA-Agonisten [^{3}H]-DA viel stärker verdrängen als antagonistische Liganden wie z.B. [^{3}H]-Haloperidol und umgekehrt NL antagonistische Liganden stärker als agonistische (Tab. 1). Diese Diskrepanz ist mit einem «klassischen» Rezeptor, an dem Agonisten und Antagonisten mit ähnlichen Affinitäten binden sollten, nicht vereinbar. SNYDER et al. (1975) und CREESE et al. (1978) haben daher vorgeschlagen und auch experimentell untermauert, daß der Rezeptor zwei verschiedene Konformationen, eine agonistische und eine antagonistische, annehmen kann. SEEMAN (1981) und SOKOLOFF et al. (1980) haben dage-

Tabelle 1: Hemmung der Bindung von [^{3}H]-Dopamin und [^{3}H]-Haloperidol an Membranpräparate aus Kalbsstriatum durch DA-Agonisten, Antagonisten und Isomere von Antagonisten. Aus CREESE, BURT und SNYDER (1978) modifiziert.

	Ki (nM)	
	[^{3}H]-Dopaminbindung	[^{3}H]-Haloperidolbindung
DA-Agonisten		
Dopamin	17.5 ± 0.9	670 ± 80
Apomorphin	8.6 ± 0.5	51 ± 8
DA-Antagonisten		
Spiperon	1400 ± 190	0.25 ± 0.02
Pimozid	5300 ± 1100	0.81 ± 0.09
Fluphenazin	230 ± 30	0.88 ± 0.12
Haloperidol	920 ± 90	1.4 ± 0.1
Chlorpromazin	900 ± 200	10.2 ± 1.6
Promazin	7100 ± 1600	72 ± 3
Promethiazin	12000 ± 3600	240 ± 30
Isomere von DA-Antag.		
(+)-Butaclamol	80 ± 11	0.54 ± 0.08
(−)-Butaclamol	> 10000	700 ± 120
cis-Flupenthixol (alpha)	180 ± 30	0.98 ± 0.11
trans-Flupenthixol (beta)	8000 ± 900	48 ± 15
cis-Thiothixen	540 ± 140	1.5 ± 0.1
trans-Thiothixen	15000 ± 2100	

Ki (Bindungskonstante des Inhibitors) = IC50 (nM)/1 + C/Kd, wobei C = Konzentration und Kd = Dissoziationskonstante des Liganden. Alle Werte sind Mittel aus mindestens 3 Bestimmungen.

gen eine weitere Unterteilung der D_2-Bindungsstellen in D_3- und D_4-Rezeptoren vorgenommen, die nur durch unterschiedliche Bindungsaffinitäten zu Agonisten und Antagonisten charakterisiert sind. Nach LEFF und CREESE (1983) und URWYLER und MARKSTEIN (1986) entsprechen D_3 und D_4 aber dem hochaffinen Zustand der D_1- resp. D_2-Rezeptoren. Dazu hat sich inzwischen auch SEEMAN (1985) bekannt.

Die meisten NL binden nicht nur an DA-Rezeptoren sondern an eine ganze Reihe weiterer Bindungsstellen (Tab. 11) und solche kommen in verschiedenen Hirngebieten in sehr unterschiedlicher Dichte vor. So bindet z.B. [^{3}H]-Spiperon im Striatum fast ausschließlich an D_2-Rezeptoren, im frontalen Kortex dagegen an Serotonin (5-HT_2)-Rezeptoren. Solche nicht DAerge Bindungsstellen können mit entsprechenden nicht markierten Antagonisten abgedeckt und so dem Zugriff des [^{3}H]-Liganden entzogen werden.

3.1.3 Lokalisation und Funktion der DA-Rezeptoren

Um die funktionellen Folgen der Hemmung der DAergen Transmission durch NL verstehen zu können, müssen wir kurz auf die Anatomie und die bekannten oder vermuteten Funktionen dieser Systeme eingehen. Die wichtigsten sind in Tabelle 2 aufgelistet und in Abbildung 9 sind ihre Bahnen, Kern- und Projektionsgebiete im Rattenhirn schematisch dargestellt. Wenn auch die meisten Informationen über Anatomie und Physiologie der DAergen Neuronensysteme von der Ratte stam-

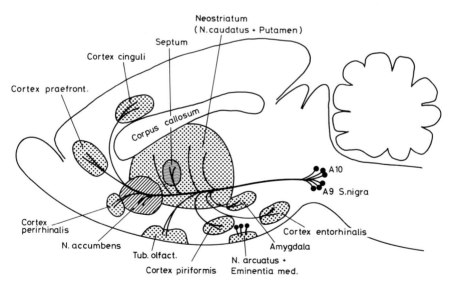

Abb. 9: Schematische Darstellung der Kern- und Projektionsgebiete DAerger Bahnen. Nach BANNON und ROTH (1983)

Tabelle 2: Die wichtigsten DAergen Neuronensysteme im ZNS und ihre putativen Funktionen. Die Zuteilung der Projektionsgebiete zu den verschiedenen DAergen Systemen wird nicht von allen Autoren gleich vorgenommen. Wir haben diejenige von MELTZER und STAHL (1976) übernommen

System u. putative Funktion	Zellgebiete	Projektionsgebiete
Nigrostriäres S. Extrapyramidale Motorik	Subst. nigra	Neostriatum (N. caudat. + Putamen)
Mesolimbisches S. Antrieb, Stimmung, Verhalten	Subst. nigra Area ventralis tegmenti	N. accumbens, Tub. olfactorium, Septum, Stria terminalis, Amygdala, Cortex piriformis
Mesokortikales S. Höhere kognitive Funktionen, Verhalten	Subst. nigra Area ventralis tegmenti	Cortex perirhinalis, praefrontalis, cinguli
Tuberoinfundibuläres S. Involviert in endokrine Funktionen	N. arcuatus u. periventrikuläre hypothalam. Kerne	Eminentia medialis, Pars nervosa u. intermedia der Hypophyse

Tabelle 3: Regionale Verteilung von Neuroleptika-Bindungsstellen im Gehirn von Mensch ([^{3}]-Spiperon) und Ratte ([^{3}H]-Haloperidol). Aus FIELDS et al. (1977) und SEEMAN* (1981)

Hirngebiet	fmol/mg Protein, Mittelwert ± SE	
	Mensch [^{3}H]-Spip.	Ratte [^{3}H]-Hal.
N. caudatus	270 + 30	546 ± 44
Putamen	239 ± 49	
Claustrum	237	
Nc. accumbens*	124	
Globus pallidus	101 ± 28	
Cortex occipitalis	92 ± 44	
Cortex frontalis	80 ± 15	132 ± 13
Cortex parietalis	45	
Hypothalamus caudalis	76	
Hypothalamus rostralis	56	42 ± 7.6
Hypothalamus lateralis	56	
Amygdala	46	
Mesencephalon	38[1]	53 ± 2.6
Hippocampus	18	22 ± 6.4
Thalamus	18	
Cerebellum	15[2]	12 ± 3.7
N. dentatus	6	

[1] Tectum. — [2] Vermis.

men, so besteht doch kein Zweifel, daß alle Säuger inklusive der Mensch über analoge, wenn auch nicht völlig identische Systeme verfügen (OLSON et al. 1973; BROWN et al. 1979; BOGERTS 1981). Unsere heutigen Kenntnisse über diese Systeme verdanken wir zahlreichen Untersuchungen mit verschiedenen Methoden wie beispielsweise Histochemie (LINDVALL und BJOERKLUND 1974; LINDVALL 1979), Rezeptor-Autoradiographie (KUHAR et al. 1978), Elektrophysiologie (BUNNEY 1983), aber auch Rezeptorbindungsstudien und Verhaltensversuchen nach Ausschaltung bestimmter Hirngebiete (HALL et al. 1983).

In Tabelle 3 ist die regionale Verteilung der NL-Bindungsstellen im menschlichen Hirn und im Rattenhirn zusammengestellt. Die größte Dichte findet sich erwartungsgemäß in den DA-reichen Gebieten des Striatum. Analoge Untersuchungen sind von zahlreichen Autoren durchgeführt worden (Zusammenstellung bei *Seeman* 1981). Die Resultate werden durch die Versuchsbedingungen wesentlich beeinflußt und streuen daher stark. Sie bestätigen aber im großen ganzen die in Tabelle 3 wiedergegebenen Ergebnisse von FIELDS et al. (1977). Unsere heutige Vorstellung über die neuronale Lokalisation der DA-Rezeptoren ist am Beispiel des nigrostriären Systems in Abbildung 10 grobschematisch dargestellt und die

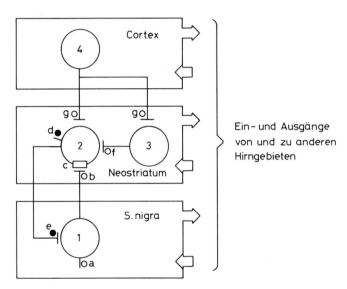

Abb. 10: Neuronale Lokalisation von DA-Rezeptoren im nigrostriären System. Die funktionelle Organisation des nigrostriären Systems ist äußerst komplex und noch weitgehend ungeklärt (GROVES 1983; CARPENTER 1984). Das Schema soll nur die erwiesenen oder vermuteten Lokalisationen von DA-Rezeptoren in diesem System zeigen. □ = postsynaptischer D_2-Rezeptor; ○ = präsynaptischer D_2-Rezeptor, auf DA-Neuronen als Autorezeptor bezeichnet; ● = D_1-Rezeptor. 1. DA-Neurone tragen D_2-Autorezeptoren auf Dendriten (a) und präsynaptisch auf Axonendigungen (b). 2. Striäre GABA-Neurone mit Projektion u.a. zur S. nigra tragen postsynaptische D_2-Rezeptoren (c) und dendritische (d) und präsynaptische (e) D_1-Rezeptoren. Neben einer GABAergen inhibierenden Rückkoppelung zur S. nigra existiert auch eine exitierende peptiderge (Substanz P). 3. Cholinerge Interneurone tragen vermutlich präsynaptische D_2-Rezeptoren (f). Weitere Interneurone sind GABAerg enkephalinerg. 4. Glutaminerge kortikostriäre Neurone tragen präsynaptische D_2-Rezeptoren (g)

Funktion der einzelnen Rezeptoren in Tabelle 4 beschrieben. DA-Rezeptoren kommen vor:
- postsynaptisch auf Zellkörpern und/oder Dendriten nicht DAerger, z.B. GABA-erger Neurone,
- präsynaptisch auf Axonendigungen nicht DAerger, z.B. glutaminerger, GABAerger und cholinerger Neurone,
- präsynaptisch auf Axonendigungen und Dendriten DAerger Neurone. Diese werden als Autorezeptoren bezeichnet.

Aus Tabelle 4 geht hervor, daß DA bezüglich der neuronalen Aktivität ein inhibitorischer Transmitter ist. Er hält die Aktivität der DA-rezeptiven postsynaptischen, z.B. GABAergen Neurone im Striatum (Abb. 10), aber auch der eigenen DAergen Neurone über die Autorezeptoren in Grenzen und er kann die Ausschüttung anderer Neurotransmitter (Glutamat, ACH, GABA) hemmen. NL vermindern oder unterdrücken die Hemmwirkungen von DA. Die Annahme einer rein inhibitorischen Wirkung von DA wird zwar nicht von allen Autoren geteilt (YORK 1979; COOLS 1980; siehe aber auch BUNNEY 1983), sie läßt sich aber am besten mit den globalen Wirkungen von DA-Agonisten und NL in Einklang bringen.

Wie im Neostriatum antagonisieren NL auch in den Projektionsgebieten der anderen DAergen Systeme, die durch DA bedingte Aktivitätshemmung der nachgeschalteten Neurone. Auch Autorezeptoren sind an der Regulation dieser Systeme beteiligt mit Ausnahme der Projektionen in die Hirnrinde und möglicherweise derjenigen des hypothalamischen Systems (FUXE et al. 1975). Das Fehlen von Autorezeptoren in diesen Gebieten schließt eine Selbstkontrolle der DA-Ausschüttung (GROVES et al. 1975) aus.

Das mesenzephale DAerge System mit seinen telenzephalen Projektionen erhält

Tabelle 4: Funktion der DA-Rezeptoren im nigrostriären System und Wirkung der Neuroleptika. Literatur siehe LEHMANN und LANGER (1983)

Rezeptor gemäß Abb. ●	Physiologische Funktion	Wirkung von	
		DA	NL
a	Moduliert Aktivität (Feuerfrequenz) des Neurons	↙	↗
b	Moduliert impulsgebundene Synthese und Ausschüttung von DA	↙	↗
c	Reguliert Aktivität der Striatum-Neurone	↙	↗
d	Reguliert Bildung von cAMP. Physiologische Bedeutung unklar.	↗	↙
e	Moduliert wahrscheinlich Ausschüttung des inhibitorischen Transmitters GABA	↙	↗
f	Moduliert Ausschüttung von Acetylcholin	↙	↗
g	Moduliert Ausschüttung des exzitatorischen Transmitters Glutamat	↙	↗

↗ = Zunahme,   ↙ = Abnahme.

Informationen aus zahlreichen Hirngebieten und stellt damit ein für das normale Verhalten eines Individuums äußerst wichtiges Überwachungssystem dar. Es garantiert einen geordneten Ablauf motorischer, sensorischer und psychischer Vorgänge. Dementsprechend mannigfaltig sind krankheitsbedingte Störungen dieses Systems, aber auch die Folgen pharmakologischer Manipulationen.

Ein weiteres von den bisher beschriebenen DA-Systemen unabhängiges DA-sensitives Gebiet ist das Brechzentrum in der Area postrema der Medulla oblongata. Stimulierung durch DA-Agonisten verursacht beim Hund Emesis, und NL hemmen diese Wirkung. Das Gebiet liegt aber außerhalb der Bluthirnschranke, eine antiemetische Wirkung ist daher nicht unbedingt mit einer neuroleptischen gleichzusetzen.

4 Folgen der Hemmung der dopaminergen Transmission

Unmittelbare Folge einer Blockierung von DA-Rezeptoren durch NL ist eine Aktivitätssteigerung von Neuronen, die normalerweise unter der inhibitorischen Kontrolle von DA stehen. Diese Aktivitätssteigerung läßt sich sowohl elektrophysiologisch durch Messung der Entladungsfrequenz dieser Neurone als auch biochemisch durch Messung der Syntheserate und Ausschüttung der Neurotransmitter der betreffenden Neurone nachweisen. Steigerung der neuronalen Aktivität bestimmter Neurone durch NL, aber auch deren Hemmung durch DA-Agonisten führt zu typischen Verhaltensmustern, die in zahlreichen Versuchsanordnungen zur Charakterisierung von NL herangezogen werden. Die neuronalen Wirkungen von NL und DA-Agonisten und ihre Auswirkungen auf das Verhalten werden in den folgenden Abschnitten beschrieben. Die durch wiederholte Gabe von NL verursachten Wirkungen sind dabei von besonderem Interesse, weil sie nicht nur quantitativ sondern zum Teil auch qualitativ von den akuten Wirkungen abweichen und weil sie mit dem Eintreten einer antipsychotischen Wirkung aber auch von extrapyramidalen Nebenwirkungen einhergehen.

4.1 Wirkung von NL auf die Rezeptorendichte

Die Anzahl der NL-Bindungsstellen im ZNS ist keine konstante Größe. Sie nimmt bei Mäusen (SEVERSON und FINCH 1980), Ratten (GOVONI et al. 1978, MISRA et al. 1983), Kaninchen (THAL et al. 1980) und beim Menschen (SEVERSON und FINCH 1980) mit zunehmendem Alter ab und sie nimmt in denervierten DA-Innervationsgebieten und nach chronischer NL-Behandlung zu. Mit zunehmender Dichte der DA-Rezeptoren nimmt die Wirkung von DA und DA-Agonisten zu (Supersensitivität) und diejenige von NL nimmt ab (Toleranz). Zahlreiche Autoren haben im Striatum von Ratten (Übersicht bei SEEMAN 1981) und Mäusen (BANNET et al. 1981), aber auch in mesolimbischen Gebieten (SEEGERS et al. 1982) nach chronischer Behandlung mit Haloperidol, Trifluperazin, Thioridazin und Fluphenazin, nicht aber nach Clozapin und Sulpirid (SEEGERS et al. 1982; SEVERSON et al. 1984; RUPNIAK et al. 1984) signifikante Anstiege der Anzahl Bindungsstellen für die D_2-Liganden [^{3}H]-Haloperidol und [^{3}H]-Spiperon gefunden. Erhöhte Rezeptorendichte wurde auch in Gehirnen verstorbener schizophrener Patienten nachgewiesen (CROSS et al. 1985; siehe auch Übersicht SEEMAN 1981). Zweifellos kann das Folge einer vorangegangenen NL-Behandlung sein (MACKAY et al. 1980), aber es könnte auch ein Phänomen der Krankheit selbst sein (OWEN et al. 1978, LEE und SEEMAN 1980). Dies wäre im Einklang mit der DA-Hypothese der Schizophrenie. Unterstützung findet diese Annahme durch eine Arbeit von WONG et al. (1986), die mit der Positron Emissionstomographie bei unbehandelten schizophrenen Patienten im Striatum eine erhöhte D_2-Rezeptorendichte nachgewiesen haben. FARDE et al. (1987) konnten mit einem anderen Radioliganden (^{11}C-Raclopid an Stelle von ^{11}C-Methyspiperon) diese Beobachtung allerdings nicht bestätigen.

Neben den durch die NL-Wirkung direkt betroffenen DA-Rezeptoren reagieren auch GABA-Rezeptoren mit funktionellen Veränderungen GALE (1980) hat nach chronischer Behandlung von Ratten mit Haloperidol und Chlorpromazin, nicht aber mit Clozapin, eine Zunahme der Anzahl GABA-Rezeptoren in der S. nigra festgestellt und SCHEEL-KRUEGER et al. (1981), sowie COWARD (1982) eine GABA-Überempfindlichkeit, letzterer allerdings auch mit Clozapin und Thioridazin.

Die durch chronische NL-Behandlung verursachte Zunahme von D_2-Rezeptoren und die daraus resultierende DA-Überempfindlichkeit wurden als mögliche Ursache für die Entstehung von EPS und Spätdyskinesien angesehen (BUNNEY 1983). FIBIGER und LLOYD (1984) halten diese Hypothese für nicht stichhaltig. Sie sehen die Ursache vielmehr in einer Unterfunktion, möglicherweise Degeneration, GABAerger Neurone (Seite 159).

4.2 Wirkung von NL auf die elektrische Aktivität von Neuronen des mesotelenzephalen dopaminergen Systems

Einzelzellableitungen kombiniert mit intravenöser oder iontophoretischer Applikation von Agonisten und Antagonisten in den Kern- und Projektionsgebieten der DAergen mesenzephalen Neurone (BUNNEY 1979, 1983; GRACE und BUNNEY 1980; CHIODO et al. 1984) lassen folgende Wirkungen erkennen:

DA-Agonisten senken die Impulsfrequenz DA-erger Neurone im nigrostriären und mesolimbischen System viel stärker als diejenige von mesokortikalen Neuronen (Abb. 11), da letztere keine oder nur eine unbedeutende Anzahl Autorezeptoren besitzen. Die DAerge Hemmung der Impulsfrequenz wird durch NL antagonisiert. Nach SKIRBOLL et al. (1979) wirken DA-Agonisten auf Autorezeptoren in der S. nigra 6–10 mal stärker als auf postsynaptische D_2-Rezeptoren im Nc. caudatus (Abb. 12). Kleine Dosen von DA-Agonisten können also selektiv auf präsynaptische Rezeptoren wirken und so die Aktivität von DA-Neuronen hemmen ohne gleichzeitig postsynaptische Rezeptoren zu stimulieren und damit die typischen Apomorphin-Stereotypien auszulösen. Diese Beobachtung hat einige Kliniker dazu veranlaßt, kleine Apomorphindosen bei Schizophrenen zu verabreichen, allerdings ohne eindeutigen oder wiederholbaren therapeutischen Effekt (SYVAELAHTI 1986; TAMMINGA et al. 1986).

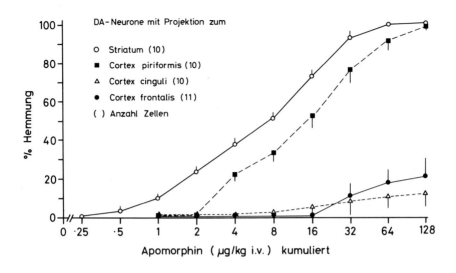

Abb. 11: Hemmung der Impulsfrequenz mesenzephaler DAerger Neurone bei der Ratte durch steigende Dosen Apomorphin. Nach CHIODO et al. (1984)

Hemmende Wirkungen von DA und enthemmende von NL wurden in den meisten Projektionsgebieten der mesotelenzephalen Systeme nachgewiesen (BUNNEY 1975; YORK 1979; AKAIKE et al. 1983). NL können DA-Neurone enthemmen indem sie die durch DA verursachte Eigenhemmung an den Autorezeptoren aufheben, sofern sie solche besitzen, und postsynaptische Neurone durch Blockierung postsynaptischer D_2- und vielleicht auch D_1-Rezeptoren. Das ändert sich mit der wiederholten Gabe von NL.

Bei chronischer NL-Behandlung sinkt die Impulsfrequenz der DA-Neurone bis schließlich kaum noch spontan feuernde mesenzephale Zellen gefunden werden. Elektrophysiologische Untersuchungen haben Hinweise dafür geliefert, daß diese Zellen durch NL zunehmend depolarisiert werden bis schließlich Inaktivierung eintritt. Diese Inaktivierung kann durch lokale Applikation von inhibierenden Transmittern wie GABA oder DA selbst wieder rückgängig gemacht werden, indem die Neuronenmembran soweit repolarisiert wird, daß wieder Aktionspotentiale entstehen können. Diese Zellen sind also inaktiv nicht weil sie tonisch hyperpolarisiert sind, sondern weil sie chronisch depolarisiert sind (BUNNEY und GRACE 1978). Nach Absetzen der NL-Behandlung bildet sich die durch Depolarisierung bedingte Inaktivierung zurück und es treten wieder vermehrt spontan feuernde DA-Neurone auf. Diese reagieren jetzt aber überempfindlich auf lokal appliziertes DA.

DA-Überempfindlichkeit nach chronischer Behandlung mit NL findet man nicht nur bei DA-ausschüttenden, sondern auch bei DA-rezeptiven Neuronen, z.B. im Striatum (YARBOROUGH 1975; SKIRBOLL und BUNNEY 1979). Wiederholte NL-Gabe führt also sowohl zu prä- wie postsynaptischer DA-Überempfindlichkeit.

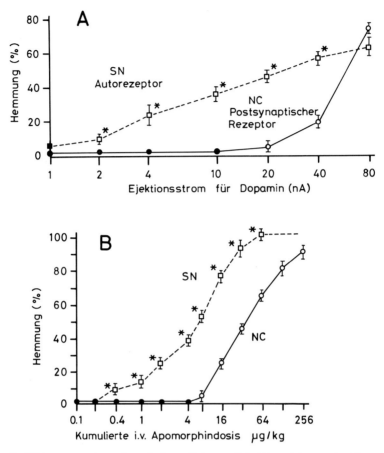

Abb. 12: Wirkung von iontophoretisch appliziertem DA (A) und iv. verabreichtem Apomorphin (B) auf die Impulsfrequenz von spontan aktiven Neuronen in der Substantia nigra (SN) und im Nucleus caudatus (NC) der Ratte. Jeder Punkt ist das Mittel ± SEM von 10 Bestimmungen. Neurone mit DA-Autorezeptoren (SN) werden deutlich stärker gehemmt als Neurone mit postsynaptischen D_2-Rezeptoren (NC). Nach SKIRBOLL et al. (1979)

Klassische und atypische NL haben unterschiedliche Wirkungen auf mesenzephale DA-Neurone der Region A_9 (S. nigra, Projektion vorwiegend in den Nc. caudatus) und A_{10} (Tegmentum ventralis, Projektion vorwiegend in limbische und kortikale Gebiete). CHIODO und BUNNEY (1985) haben gezeigt, daß sowohl Haloperidol als auch Clozapin und Mesoridazin akut die Anzahl spontan feuernder Zellen in beiden Zellgebieten steigern. Wiederholte Gabe (21 ×) von Haloperidol führt in beiden Gebieten zu der beschriebenen Inaktivierung durch übermäßige Depolarisation, Clozapin und Mesoridazin jedoch nur in der A_{10}-Region. Wird gleichzeitig mit Haloperidol ein Anticholinergikum (Trihexyphenidyl) oder ein Noradrenolytikum (Prazosin) verabreicht, dann wird die Inaktivierung in der A_{10}-

Region verhindert. Die Autoren spekulieren, daß Clozapin keine EPS verursacht, weil es keine Inaktivierung von A_9-Neuronen verursacht, und daß dafür seine anticholinergen und/oder antinoradrenergen Eigenschaften verantwortlich sind.

4.3 Wirkung von NL auf den DA-Umsatz

Mit der durch NL verursachten Aktivitätssteigerung von DA-Neuronen steigt der Bedarf an neu synthetisiertem DA, um den freigesetzten Transmitter zu ersetzen. Die Synthese von DA in den DA-Neuronen und die Konzentration der inaktiven Abbauprodukte des freigesetzten DA (DOPAC, HVA, siehe Abb. 13) nehmen zu. Der physiologische Umsatz von DA ist in den kortikalen Gebieten des mesotelenzephalen Systems größer als in den limbischen Regionen und im Striatum (BANNON 1983), nach NL-Gabe dagegen steigen Synthese und Umsatz im Striatum am deutlichsten an (Tab. 5). Die Konzentrationen des DA-Metaboliten HVA können dabei auf über 600%, diejenigen von DOPAC auf ca. 400% der Kontrollen ansteigen (BUERKI et al. 1975). Die geringere Zunahme von DA-Synthese und Umsatz im frontalen Kortex wird auf das Fehlen von DA-Autorezeptoren im mesokorticalen System zurückgeführt (BANNON 1983).

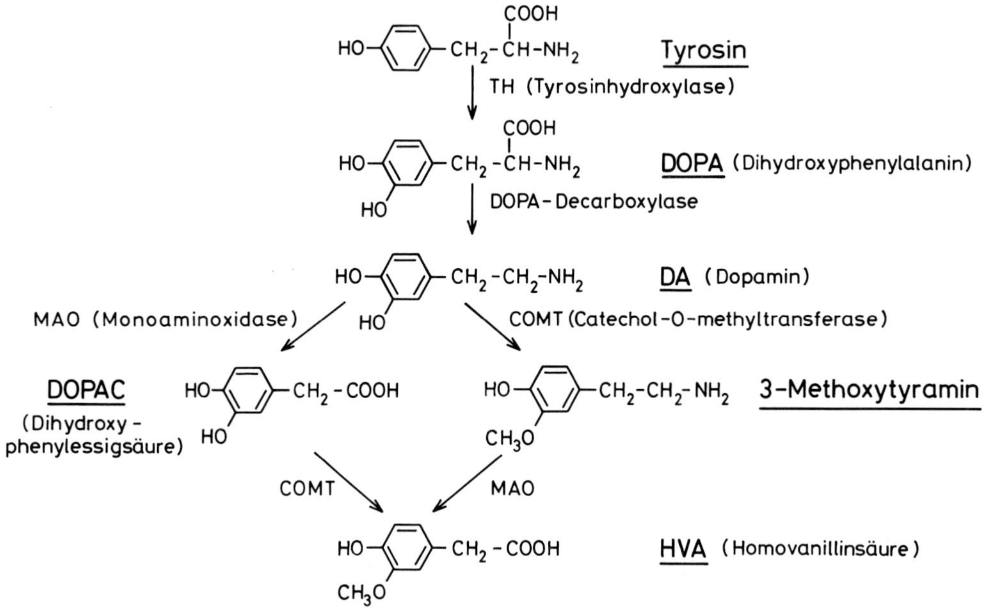

Abb. 13: Synthese und Abbau von Dopamin. DA wird in den Zellkörpern und Nervenendigungen synthetisiert und in Speichergranula verpackt. An den Synapsen wird es abhängig von der Impulsfrequenz in den Kerngebieten aber unabhängig davon durch Exozytose freigesetzt und so den DA-Rezeptoren zugänglich gemacht. Extrazelluläres DA wird zum Teil von den Neuronen wieder aufgenommen und durch die Enzyme MAO und COMT zu inaktiven Metaboliten abgebaut und als solche oder in konjugierter Form ausgeschieden

Tabelle 5: Steigerung der DOPA-Synthese durch Neuroleptika in verschiedenen Hirngebieten der Ratte
Die NL wurden ip. 90 Min. vor der Tötung der Tiere verabreicht. Die DA-Synthese wurde durch einen Dekarboxylasehemmer auf der Stufe von DOPA blockiert. Nach CARLSSON (1978)

	Maximaler Anstieg in %			ED für halbmax. Anst. mg/kg		
	Striatum	Limbisch	Hemisph.	Striatum	Limbisch	Hemisph.
I						
Perphenazin	170	100	27	0.03	0.03	–
Chlorpromazin	194	94	20	0.58	0.6	–
Thioridazin	146	90	45	2.46	2.35	3.0
II						
Chlorpenthixol	236	166	56	0.19	0.13	0.2
Chlorprothixen	140	80	19 o	0.95	0.75	-
III						
Clozapin	192	154	100	14.1	13.2	19
IV						
Spiperon	200	114	0	0.02	0.02	-
Haloperidol	206	114	47 o	0.07	0.07	0.42
Pimozid	330	190	24	0.23	0.29	-
V						
Sulpirid	130	95	85	21	20	-

I = Phenothiazine, II = Thioxanthene, III = Dibenzo-epin, IV = Butyrophenone u. Diphenylbutylpiperidine, V = Benzamid;
– = Berechnung einer ED_{50} nicht möglich, o = nicht signifikant.

Angeregt durch das EPS-arme Clozapin hat man immer wieder versucht, bevorzugte Wirkorte einzelner NL in den verschiedenen DAergen Systemen aufzuspüren, allerdings mit unterschiedlichem Erfolg. Eine stärkere Wirkung von Clozapin und Sulpirid in limbischen Gebieten gegenüber dem Striatum haben ANDEN und STOCK (1973), BARTHOLINI (1975, 1976), ZIRKOVIC et al. (1975), HUFF und ADAMS (1980) und BORISON et al. (1981), zusätzlich im frontalen Kortex WESTERINK und KORF (1976) und KOEHLER (1981) beschrieben. Keine Unterschiede zu den Wirkungen klassischer NL haben dagegen WILK und STANLEY (1977), CREESE et al. (1978), CARLSSON (1978), BEART und GUNDLACH (1981), KENDLER et al. (1981) und SEEMAN und ULPIAN (1983) gefunden. Wenn aber Clozapin über dieselben Mechanismen antipsychotisch wirkt wie klassische NL, dann muß angenommen werden, daß es sich zumindest in seiner Wirkung auf das extrapyramidale, nigrostriäre System von diesen unterscheidet. Anhaltspunkte dafür und die mögliche Bedeutung der anticholinergen Wirkung von Clozapin wurden schon im letzten Kapitel besprochen (S. 147). Tatsächlich lassen sich die akuten Wirkungen klassischer NL auf das nigrostriäre System durch Anticholinergika hemmen, die Entwicklung von Toleranz und Supersensitivität aber nicht verhindern (SAYERS et al. 1976). Die Besonderheit von Clozapin kann also nicht allein seiner anticholinergen Wirkung zugeschrieben werden.

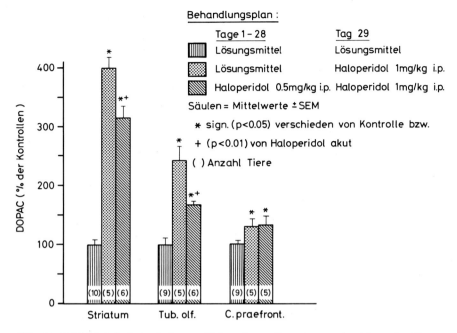

Abb. 14: DOPAC-Gehalt im Striatum, Tuberculum olfactorium und präfrontalen Kortex von Ratten nach akuter und chronischer Behandlung mit Haloperidol. Nach BANNON et al. (1982)

Nach chronischer Verabreichung von NL nimmt bei Ratten die anfängliche Umsatzbeschleunigung von DA im Striatum und in limbischen Gebieten ab, bleibt aber im frontalen Kortex erhalten oder nimmt sogar zu (BOWERS und ROZITIS 1974; SCATTON 1977; BANNON et al. 1982; MURAGAIAH et al. 1983). In Abbildung 14 sind diese Verhältnisse dargestellt. Ähnliche regional unterschiedliche Wirkungen von NL auf den DA-Umsatz wurden auch bei Affen und beim Menschen nachgewiesen (BACOPOULOS et al 1978, 1979; ROTH et al. 1980). In den subkortikalen DAergen Gebieten entsteht also Toleranz gegen das verwendete, aber auch gegen andere NL (Kreuztoleranz) und infolge der Zunahme von D_2-Rezeptoren Überempfindlichkeit auf die Wirkungen von DA-Agonisten. Diese kann so stark werden, daß Apomorphin trotz Weiterbehandlung mit NL Stereotypien auslösen kann. Nach Absetzen der NL-Behandlung normalisieren sich die Verhältnisse innerhalb von 1–3 Monaten. Toleranz für die Wirkung auf den DA-Umsatz entsteht bei Ratten auch nach wiederholter Gabe von Thioridazin (SAYERS et al. 1977; WALDMEIER 1976; CLOW et al. 1980), aber nicht oder nur nach hohen Dosen von Clozapin und Sulpirid (BUERKI et al. 1974; SCATTON et al. 1977; VON STRALENDORFF et al. 1976). Es wird vermutet, daß die Mechanismen, die zu NL-Toleranz und DA-Supersensitivität führen, auch für die Entstehung von EPS und Spätdyskinesien teilweise verantwortlich sein könnten.

4.4 Endokrinologische Wirkungen von NL

4.4.1 Prolaktin

Der Anstieg von Prolaktin (PRL) ist die eindeutige und klinisch bedeutungsvollste Wirkung von NL auf endokrine Funktionen. Produktion und Ausschüttung von PRL aus inkretorischen Zellen des Hypophysenvorderlappens stehen weitgehend unter der inhibitorischen Kontrolle von DA des tuberoinfundibulären Systems. Ausschaltung dieser Kontrolle durch die DA-Rezeptorblockierung mit NL läßt die PRL-Ausschüttung und damit den PRL-Blutspiegel massiv ansteigen. Die beteiligten Rezeptoren weisen die pharmakologischen und biochemischen Merkmale von D_2-Rezeptoren auf. Zwischen der Bindung verschiedener NL an hypophysäre und striäre Membranen besteht eine gute Korrelation (MELTZER et al. 1979 und 1983), nicht dagegen zwischen Bindungsstärke und PRL-Anstieg (Tab. 6). Benzamide steigern PRL wesentlich stärker als man das aufgrund ihrer relativ geringen Affinität zu D_2-Rezeptoren erwarten würde. Möglicherweise kann diese Diskrepanz auf die für die Bindungsversuche gewählten Versuchsbedingungen zurückgeführt werden (siehe Fußnote zu Tabelle 6). Toleranz scheint beim NL-bedingten PRL-Anstieg weder bei Ratten (MELTZER et al. 1978) noch beim Menschen (ÖHMAN und AXELSSON 1980; NATHAN und VAN KAMMEN 1985) aufzutreten. Erhöhte PRL-Spiegel sinken nach Absetzen einer chronischen Behandlung rasch auf Normalwerte ab.

Hyperprolaktinämie ist eine der hervorstechendsten endokrinen Wirkungen von NL und sie ist für eine Reihe von Nebenwirkungen verantwortlich (S. 169).

4.4.2 Andere endokrine Systeme

Weit weniger eindeutig als die Wirkung auf die PRL-Sekretion sind die Einflüsse von NL auf andere endokrine Systeme. NATHAN und VAN KAMMEN (1985) kommen aufgrund von Literaturangaben und eigenen Versuchen zum Schluß, daß die Blutkonzentrationen anderer Hypophysenhormone (GH, TSH, LH, FSH) durch NL entweder nicht signifikant verändert oder gesenkt werden. Nach ENNA und COYLE (1983) sollen auch ACTH, Vasopressin, Oxytocin, Insulin, Kortikosteroide, Östrogene und Gestagene abnehmen. Man muß allerdings berücksichtigen, daß es sich zum Teil um klinische Befunde handelt und daß die Streubreite physiologischer Parameter bei Schizophrenen wesentlich größer ist als bei Gesunden. Der durch Apomorphin verursachte Anstieg von Wachstumshormonen wird durch Neuroleptika unterdrückt (MELTZER et al. 1984). Eine Übersicht über neuroendokrine Wirkungen von NL findet sich bei BEUMONT und BERGER (1982).

4.5 Wirkung von NL auf das Verhalten

Offensichtliche Wirkungen steigender Dosen von NL auf das spontane Verhalten von Tieren sind: vermindertes Explorieren einer neuen Umgebung, Bewegungsarmut, Ptosis, verlangsamte bis fehlende Reaktion auf exogene Reize, Schläfrigkeit (aber keine Narkose) und schließlich, nach klassischen NL, Katalepsie. NL hem-

Tabelle 6: Steigerung des Serum-Prolaktins (PRL) durch Neuroleptika bei Ratten und Hemmung der Bindung von [^{3}H]-Spiperon an Membranen von Kalbshypophysen. Die Werte sind Mittel ± SD von 3 Bestimmungen für IC$_{50}$ und 2 oder mehr für PRL-Anstieg. Nach MELTZER et al. (1983)

	Bindungshemmung IC$_{50}$ (nM)	PRL-Anstieg auf 200 % µmol/kg ip.
Spiperon	2.7 ± 0.7	0.002 ± 0.001
d-Butaclamol	15 ± 7	0.19 ± 0.04
Fluphenazin	15 ± 9	0.2 ± 0.05
Haloperidol	17 ± 12	0.4 ± 0.08
Domperidon	101 ± 35	0.05 ± 0.0
Chlorpromazin	178 ± 6	7.0 ± 3.1
Loxapin	231 ± 37	0.31 ± 0.05
Thioridazin	237 ± 80	5.6 ± 1.9
Clozapin	609 ± 156	30.6 ± 5.9
Metoclopramid	936 ± 91	0.47 ± 0.23
Melperon	1628 ± 300	0.35 ± 0.05
Sultoprid	1940 ± 190	0.02 ± 0.0
Bromoprid	2130 ± 18	0.02 ± 0.0
Sulpirid	3040 ± 832	0.29 ± 0.07
Tiaprid	21960 ± 2200	0.05 ± 0.01

URWYLER und COWARD (1987) haben gezeigt, daß Benzamide unter bestimmten Versuchsbedingungen ebenso stark an D$_2$-Rezeptoren binden wie klassische NL. Die Bindungskonstanten K$_i$ (nmol/l) betragen z.B. für Metaclopramid 19 ± 0.7, (−)-Sulpirid 6.8 ± 1, Sultoprid 3.0 ± 0.2, Tiaprid 95 ± 19, Chlorpromazin 7.2 ± 2.2

men eine Reihe von spontanen und konditionierten Verhaltensweisen wie Putzen, Fluchtreaktion, «operant behavior», Selbststimulation über intrazerebrale Elektroden und antagonisieren die durch DA-Mimetika, meist Apomorphin oder Amphetamin, ausgelösten Effekte wie Emesis beim Hund, Hypermotilität, Hypothermie und Stereotypien. Zur Erfassung und Messung dieser Wirkungen sind zahlreiche Methoden vorgeschlagen worden, die hier nicht ausführlich besprochen werden sollen. Wir beschränken uns darauf, das Prinzip einiger häufig verwendeter Versuchsmodelle und die damit gewonnenen Ergebnisse wiederzugeben. Diese variieren auch bei anscheinend gleicher Versuchstechnik von einem Labor zum anderen so stark, daß direkte Vergleiche ohne mitgeführte Bezugssubstanz meist nicht möglich sind. Die Spanne der publizierten wirksamen Dosen ist denn auch entsprechend groß.

4.5.1 Katalepsie

Die kataleptische Wirkung wird meist an Ratten untersucht. Katalepsie ist ein Syndrom, das Haltungsstarre mit oder ohne Muskelrigidität, Verharren in unnatürlichen, aufgezwungenen Haltungen und passive Abwehr gegen erzwungene Ortwechsel umfaßt. Gemessen wird meist die Zeit, während der ein Tier seine unnatürliche Lage (Hängen an einem horizontalen Stab oder senkrechten Gitter, Sitzen auf dem Gesäß mit auf einer Säule aufgestützten Vorderpfoten) beibehält, wobei der Versuch nach einer gewissen Zeit (meist 45 s) abgebrochen wird. In

Tabelle 7: Kataleptogene Wirkung einiger Neuroleptika bei Ratten

		A	B
I	Fluphenazin	0.28	0.2 – 1
	Perphenazin	0.5	
	Trifluoperazin	1.2	
	Chlorpromazin	3.8	2.3 – 7.5
	Levomepromazin	5	
	Thioridazin	17	8 – >80
II	Clopenthixol	1.2	
	Chlorprothixen	6.4	–
III	Loxapin	0.1	
	Clotiapin	0.14	
	Clozapin	> 20	25 – >100
IV	Spiperon		0.04 – 0.45
	Haloperidol	0.3	0.2 – 0.5
	Pimozid		0.18 – 0.8
V	Tiaprid		0.4 – 4
	Sulpirid	> 80	70 – >160
	Sultoprid		95
VI	Butaclamol		0.9

A: ED_{50} (mg/kg po.) für eine Katalepsie von 10 s Dauer. Nach STILLE et al. (1971) und ARNT (1983). B: ED_{50} (mg/kg ip.). Werte aus der Literatur zusammengestellt von WORMS et al. (1983). Gleiche Gruppeneinteilung wie in Tab. 5, zusätzlich Butaclamol

Tabelle 7 sind die von verschiedenen Autoren ermittelten kataleptischen Dosen einer Anzahl NL zusammengestellt. Bei zwei NL der Liste, Clozapin und Sulpirid, war eine Katalepsie kaum oder gar nicht nachzuweisen. Dafür wird bei Clozapin seine anticholinerge Wirkung verantwortlich gemacht, denn Anticholinergika hemmen neben anderen neuroleptischen Wirkungen auch die Katalepsie (SAYERS et al. 1976; CHRISTENSEN et al. 1985). Zudem könnte die muskelrelaxierende Wirkung zum Fehlen einer Katalepsie beitragen. Sulpirid penetriert schlecht ins Gehirn und ist wahrscheinlich deshalb im akuten Versuch unwirksam. Intrazerebroventrikulär oder ins Striatum injiziert ist es jedenfalls stark kataleptogen (ELLIOT et al. 1977; HONDA et al. 1977).

Katalepsie tritt nicht nur nach NL, sondern auch nach Cholinergika und Opiaten (COSTALL und NAYLOR 1973), nach Opioiden (BLOOM et al. 1976) und Bulbocapnin (STILLE 1971) auf, ist aber qualitativ nicht identisch (DE RYCK et al. 1980). Spätestens seit Bekanntwerden des Clozapins kann die Katalepsie auch nicht mehr als obligatorisches Kriterium eines Antipsychotikums betrachtet werden. Sie ist vielmehr Ausdruck der extrapyramidalen Wirkung eines NL und sie läßt EPS beim Menschen erwarten.

Die Katalepsie nimmt, wie andere durch DA-Mechanismen vermittelte Effekte, im Laufe einer chronischen Behandlung ab. Es entsteht Toleranz und Kreuztoleranz (ASPER et al. 1973; CLOW et al. 1979).

4.5.2 Antiemetische Wirkung

Der empfindlichste Test für eine antidopaminerge Wirkung ist der Antagonismus der Apomorphin-Emesis beim Hund. Er ist spezifisch für DA-Antagonisten, alle geprüften NL, Phenothiazine, Thioxanthene, Butyrophenone, Diphenylbutylpiperidine, Butaclamol, Clozapin und Benzamide sind wirksam (JANSSEN und BEVER 1978; REINA et al. 1979); er wird aber heute kaum mehr verwendet, weil die dabei betroffenen DA-Rezeptoren außerhalb der Bluthirnschranke liegen und daher eine antiemetische Wirkung nicht unbedingt repräsentativ für einen zentralen DA-Antagonismus ist.

4.5.3 Apomorphin-induziertes Klettern

Nach sc. Injektion von 1 mg/kg Apomorphin klettern Mäuse in einem zylindrischen Gitter zwangshaft an den oberen Rand und verweilen dort einige Zeit (COSTALL et al. 1978). NL aber auch eine Reihe anderer Substanzen (Propranolol, Yohimbin, Oxotremorin) und solche, die motorische Funktionen beeinflussen, hemmen das durch Apomorphin induzierte Klettern. Der Test ist also wenig spezifisch und läßt sich außerdem schlecht standardisieren. Die von verschiedenen Untersuchern ermittelten ED_{50}-Werte für einige NL sind in Kolonne A der Tabelle 8 zusammengestellt.

Tabelle 8: Hemmung des durch Apomorphin induzierten Kletterns bei Mäusen (A) und der durch Apomorphin (B) und Amphetamin (C) erzeugten Stereotypien bei Ratten

	Neuroleptikum	ED_{50} mg/kg ip		
		A	B	C
I	Fluphenazin	0.1	0.05 – 0.16	0.04 – 0.05
	Chlorpromazin	0.8 – 1.1	1.5 – 1.7	0.6
	Thioridazin	2.5 – 3	4 – 80	9 – 40
II	cis-Flupenthicol		0.3	0.32
	Chlorprothixen		4.5	4.1
III	Loxapin		0.07	
	Clothiapin		0.81	
	Clozapin	1.2 – 16	8 – >80	20
IV	Spiperon	0.03	0.07	0.02
	Haloperidol	0.005 – 0.1	0.1 – 2.6	0.02 – 0.13
	Pimozid	0.2 – 0.8	0.2 – 5	0.1 – 0.5
V	Tiaprid	20 – >128	48 – 64	40
	Sulpirid	5 – 64	100 – 160	>80 – >160
	Sultoprid	4 – >32	4 – 41	7 – 19
VI	Butaclamol	0.04	0.1	0.3

ED_{50}-Werte aus der Literatur zusammengestellt von WORMS et al. (1983), ergänzt durch Werte von MØLLER-NIELSEN et al. (1977) (Fluphenazin, Flupenthixol, Chlorprothixen, Haloperidol) und GOWER und MARRIOTT (1982) (Fluphenazin, Clotiapin, Loxapin). Gleiche Gruppeneinteilung wie in Tab. 5, zusätzlich Butaclamol

4.5.4 Apomorphin- und Amphetamin-induzierte Hypermotilität und Stereotypien

Apomorphin, ein DA-Rezeptor-Agonist und Amphetamin, das DA aber auch NA aus Neuronen freisetzt und die Wiederaufnahme blockiert, erzeugen bei Nagern Hypermotilität und in höheren Dosen Stereotypien (Schnüffeln, Lecken, Kauen und Nagen). Die Motilität kann in Motilitätskäfigen gemessen werden; die Stereotypien werden mit einer Punkteskala bewertet, so daß eine ED_{50} der NL bestimmt werden kann. Werte für die antistereotype Wirkung von NL sind in den Kolonnen B und C der Tabelle 8 zusammengestellt. Trotz erheblicher Streuung sind die Rangordnungen der Hemmwerte für Apomorphinklettern, Apomorphin- und Amphetaminstereotypie nicht allzu verschieden. Es darf also angenommen werden, daß mit allen 3 Tests dieselbe Wirkqualität, nämlich der DA-Antagonismus gemessen wird. Es bleibt allerdings offen, ob das auch am gleichen Wirkort geschieht. Nach COSTALL und NAYLOR (1976) und JONES und MOGENSON (1980) ist für die motorische Stimulation vor allem des Nc. accumbens, für die Stereotypien das Striatum verantwortlich.

4.5.5 Drehverhalten von Nagern mit einseitiger Läsion des nigrostriären Systems

Einseitige Ausschaltung der nigrostriären DAergen Bahn durch einseitige intranigrale Injektion von 6-OH-DA (UNGERSTEDT und ARBUTHNOTT, 1970) führt zu einseitiger Supersensitivität striärer postsynaptischer DA-Rezeptoren und nach Injektion von Apomorphin zu kontraversivem Drehverhalten der Tiere. Amphetamin dagegen erzeugt ipsiversives Drehen, da es nur im intakten Striatum durch DA-Freisetzung wirken kann. Fast alle geprüften NL (Butyrophenone, Phenothiazine inklusive Thioridazin, Thioxanthene, Clozapin, Butaclamol, Benzamide) mit der möglichen Ausnahme von Sulpirid hemmen das Apomorphin-induzierte Drehen (WORMS et al. 1983). Der Test hat den Nachteil, daß seine Empfindlichkeit wegen der über Monate zunehmenden Supersensitivität der postsynaptischen DA-Rezeptoren nicht konstant bleibt. Zerstörung des Nc. caudatus durch Elektrokoagulation bei Ratten (SAYERS et al. 1975) anstelle der Ausschaltung der nigrostriären Bahn vermeidet diesen Nachteil. Nach chronischer Behandlung solcher Ratten mit klassischen NL (Chlorpromazin, Loxapin, Haloperidol und hohen Dosen Thioridazin) kommt es zu verstärkter ipsiversiver Drehantwort auf Apomorphin, also zu einer Supersensitivität postsynaptischer DA-Rezeptoren im intakten Striatum. Clozapin dagegen ist auch mit der enormen Dosis von 20 × 80 mg/kg po. nicht signifikant wirksam (SAYERS et al. 1975, 1976, 1977).

4.5.6 Konditioniertes Verhalten

NL hemmen bei verschiedenen daraufhin untersuchten Tierarten (Ratten, Tauben, Primaten) (FIELDING und LAL 1978) konditioniertes Verhalten, das in zahlreichen, meist automatisierten Versuchsanordnungen untersucht werden kann. Im

Prinzip muß das Tier etwas unternehmen, um ein unangenehmes Ereignis, z.B. einen elektrischen Schock, zu vermeiden («negative reinforcement»), oder um eine Belohnung zu erhalten («positive reinforcement»).

Ein häufig verwendetes Verfahren wird nach seinem Autor als «Sidman avoidance» (SIDMAN 1953) bezeichnet. Bei ihm muß die Ratte auf einen Hebel drücken, um einen in regelmäßigen Abständen vom Käfigboden aus erfolgenden elektrischen Schlag zu vermeiden, oder, wenn er erfolgt, diesen abzustellen. Das Tier hat also theoretisch die Möglichkeit, durch richtig terminierte Tastendrucke den elektrischen Schock während der ganzen Versuchsperiode zu vermeiden. NL hemmen dieses angelernte Verhalten, aber diese als «continuous avoidance» bezeichnete Methode läßt sie nicht unbedingt von Sedativa und Anxiolytika unterscheiden.

Besser geeignet zur Prüfung von NL ist eine als «discrete trial avoidance» bezeichnete Modifikation dieser Methode. Hier wird das Tier durch ein Signal (Licht und/oder Ton) vor dem zu erwartenden Schock gewarnt und es kann ihn durch Tastendruck oder, bei Verwendung von Fluchtkäfigen, durch Flucht in die «sichere» Käfighälfte vermeiden, wo dann allerdings nach einer gewissen Zeit der Vorgang von neuem beginnt. NL hemmen primär die Vermeidungsreaktion («avoidance blockade») und erst mit höheren Dosen auch die Reaktion auf den erfolgten elektrischen Schlag («escape block»). In Tabelle 9 sind die mit dieser Methode gefundenen Hemmdosen einer Anzahl NL zusammengestellt. Viele andere sind geprüft und als wirksam befunden worden mit Ausnahme von Sulpirid. Barbiturate (Phenobarbital, Amobarbital) und Benzodiazepine (Chlordiazepoxid, Diazepam) hemmen in dieser Versuchsanordnung die Vermeidungsreaktion erst in Dosen, die auch die Schockantworten vermindern (COOK u. DAVIDSON 1978).

NL hemmen auch Verhaltensformen, die auf Konditionierung durch Belohnung («positive reinforcement») beruhen. Sie wurden aber seltener als die oben beschriebenen Verfahren verwendet und sie sind auch weniger spezifisch. Belohnung kann Futter, Wasser, oder Stimulation bestimmter Hirngebiete über permanent implantierte Elektroden sein, was offenbar eine angenehme Empfindung auslöst (Tab. 10; siehe auch Abschnitt 4.5.7).

Tabelle 9: Wirkung von Neuroleptika auf die bedingte Reaktion von Ratten im «discrete trial avoidance» Test. Werte aus der Literatur zusammengestellt von WORMS et al. (1983)

	Discrete trial avoidance	
	AB_{50} mg/kg ip.	MED mg/kg po.
Haloperidol	0.16	0.23–0.77
Spiperon	–	0.3
Pimozid	0.23	3.3
Trifluoperazin	0.3	1.5
Fluphenazin	–	1.7
Chlorpromazin	1.4–4.8	5.6–11
Thioridazin	5	13
Clozapin	7.2	9–10
Sulpirid	–	> 640

AB_{50} = Dosis, die die bedingten Reizantworten um 50% vermindert («avoidance block») ohne die Fluchtreaktion zu hemmen. MED = minimal wirksame Dosis

Tabelle 10: Hemmung positiv motivierter bedingter Reaktionen durch Neuroleptika bei Ratten. Werte aus der Literatur zusammengestellt von WORMS et al. (1983)

Neuroleptikum	A mg/kg sc.	B mg/kg ip.
Spiperon	0.019–0,023	–
Haloperidol	0.022–0.047	0.05
Pimozid	0.16–0.35	0.08
Butaclamol	0.27–0.47	–
Chlorpromazin	0.51–0.79	1.0
Clozapin	7.84–13.2	2.0
Thioridazin	12 –28.6	3.0

A: ED_{50} für die Hemmung der Selbstreizung über permanent implantierte Elektroden im lateralen Hypothalamus. B: Minimal wirksame Dosen für die Hemmung des Tastendrückens für Futterbelohnung.

Der Mechanismus der Hemmung bedingter Reaktionen durch NL beruht weitgehend auf ihrem DA-Antagonismus, wahrscheinlich unterstützt durch eine eventuell vorhandene noradrenolytische Wirkung einzelner NL. Wie andere NL-Wirkungen wird auch die Hemmung bedingter Reaktionen durch Anticholinergika abgeschwächt (FIELDUNG und LAL 1978) und durch den DA-Synthesehemmer alpha-Methyl-tyrosin verstärkt (OKA et al. 1977).

4.5.7 Intrakranielle Selbstreizung

OLDS und MILNER (1954) haben gefunden, daß Labortiere mit permanent implantierten zerebralen Elektroden sich durch Tastendruck selbst reizen. Die Hirnregionen, die dieses Verhalten hervorbringen sind: lateraler Hypothalamus, S. nigra, Area ventralis tegmenti, mediales Vorderhirnbündel, Hippokampus, Septum, Nc. accumbens und die zentrale graue Substanz (WORMS et al. 1983), also Strukturen, die entweder zum DAergen System gehören oder in enger Verbindung zu ihm stehen. DA-Agonisten steigern die Frequenz, mit der sich die Tiere selbst reizen, NL vermindern sie. Hemmwerte sowohl für die Selbstreizung wie für das Tastendrücken mit Futterbelohnung sind in Tabelle 10 zusammengestellt.

5 Wirkung von NL auf die noradrenerge, cholinerge, serotonerge, histaminerge und GABAerge Transmission

5.1 Rezeptorbindungen

Die meisten NL interferieren außer mit DA noch mit mehreren anderen Neurotransmittern und das zum Teil sogar stärker als mit DA. Darüber gibt Tabelle 11 Auskunft, in der die Bindungsaffinitäten verschiedener NL für DAerge, serotonerge, histaminerge, noradrenerge und muskarinisch cholinerge Rezeptoren zusammengestellt sind. Mit Ausnahme von Sulpirid binden alle geprüften NL außer

Tabelle 11: Rezeptorenbindungsprofil von Neuroleptika. Nach PEROUTKA und SNYDER (1980) ergänzt durch Daten von BURROWS und DAVIES (1985)[1] und URWYLER[2] (pers. Mitt.). Siehe auch Fußnote zu Tabelle 6

Präparate	Mittlere klin. Dosis mg/die	Hemmung der [³H]-Ligandenbindung K_i (nM) folgenden Rezeptoren				
		1 Dopamin D_2	2 Serotonin $5HT_2$	3 Histamin H_1	4 Noradren. $alpha_1$	5 Acetylchol. muskarin.
Phenothiazine						
Fluphenazin	15	3.7	25	58	13	4160
Trifluoperazin	25	4.4	24	135	67	
Chlorpromazin	600	25	19	28	4.3	104
Thioridazin	625	63	16	25	7.1	21
Promazin	660	280	130	25	9.4	
Thioxanthene						
cis-Flupenthixol	4	3	5.9	3.9	8.2	
cis-Thiothixen	30	4.5	36	37	11	
Dibenzo-epine						
Loxapin	50–250	31[1]	0.9[1]	2.9[1]	2.9[1]	266[2]
Clozapin	725	380	29	20	17	13
Butyrophenone						
Spiperon	1.5	0.68	0.6	550	14	
Trifluoperidol	3	2.7	6.8	2100	8.4	
Droperidol	8	3	4.6	2500	1.4	
Haloperidol	12	4.4	25	2600	14	7158
Moperon	22	9.3	52	22000	22	
Fluanison	100	16	36	150	1.8	
Pipamperon	450	360	6.1	450	100	
Diphenylbutylamine						
Fluspirilen	2.6	2.6	5.9	1700	240	
Pimozid	4	3.6	25	1100	20	35
Penfluridol	30	7.8	150	3400	280	
Andere						
(+)-Butaclamol	6	3.8	2.6	470	20	
(±)-Sulpirid	600–800	441[1]	>10000[1]	>10000[1]	>10000[1]	>10000[1]

Für die Bindungsversuche wurden folgende Liganden und Gewebe verwendet:
1 [³H]-Spiperon, Nc. caudatus Ratte
2 [³H]-Spiperon, Kortex Ratte
3 [³H]-Mepyramin, Kortex Ratte
4 [³H]-WB 4101 (GREENBERG et al. 1976), Kortex Ratte
5 [³H]-QNB (YAMAMURA und SNYDER 1974), Kortex Kalb

an DA- auch an 5-HT$_2$- und NA-alpha$_1$-Rezeptoren, einzelne Trizyklen zusätzlich an muskarinisch cholinerge Rezeptoren. Keines der bisher untersuchten NL bindet an Bindungsstellen für Benzodiazepine ([^{3}H]-Flunitrazepam) oder Opiate ([^{3}H]-Naloxon), dagegen sollen Haloperidol, Prochlorperazin, Chlorpromazin und Clozapin die Bindung von Metenkephalin in synaptosomenreichen Fraktionen aus Gesamthirn und Hippokampus der Ratte hemmen (SOMOZA et al. 1981).

In Tabelle 11 läßt sich die früher schon erwähnte ausgezeichnete Korrelation zwischen klinischer Dosis und Bindungsaffinität an DA-Rezeptoren (SEEMAN et al., 1976, Abb. 8) trotz Verwendung eines anderen Liganden ([^{3}H]-Spiperon anstelle von [^{3}H]-Haloperidol) ebenfalls erkennen. Zu keiner anderen untersuchten Bindungsstelle besteht eine ähnliche Beziehung. Wegen der beträchtlichen Affinitäten einzelner NL zu diesen Bindungsstellen ist zu erwarten, daß bei therapeutischen Dosen auch diese besetzt werden und dadurch entsprechende Wirkungen bzw. Nebenwirkungen verursachen. Starke Bindung an NA-alpha$_1$-Rezeptoren wird als mögliche Ursache für Sedation und Hypotonie angesehen (PEROUTKA et al. 1977). Bindung an muskarinisch cholinerge Rezeptoren, die besonders bei Clozapin und Thioridazin ausgeprägt ist, korreliert mit anticholinergen Nebenwirkungen aber auch mit einer geringeren Neigung, EPS zu erzeugen (SNYDER et al. 1974). Die physiologische Bedeutung der zerebralen Histamin H$_1$-Rezeptoren ist unklar (CHANG et al. 1979). Ein wahrscheinlicher Effekt ihrer Blockierung ist Sedation, die beim Menschen nach praktisch allen Antihistaminika auftritt, im Tierversuch in relevanten Dosen aber nicht nachweisbar ist. Alle trizyklischen NL sind auch Antihistaminika und sie zeigen damit noch ein Merkmal ihres Vorläufers Promethazin. Bleibt schließlich noch die Bindung an Serotonin-(i.e. 5-HT$_2$)-Rezeptoren, die bei allen NL außer Sulpirid und anderen Benzamiden so stark ausgeprägt ist, daß sie durchaus biologisch bedeutungsvoll sein könnte. Tatsächlich hemmen Serotonin-Antagonisten wie Mianserin und Cinanserin dosisabhängig die durch Haloperidol verursachte Katalepsie, den Apomorphin-Antagonismus und die Umsatzsteigerung von DA (WALDMEIER und DELINI-STULA 1979), während Serotoninaufnahmehemmer diese Effekte und die Toleranzbildung fördern (WALDMEIER und MAITRE 1980). Mechanismen, die als Indiz für eine antipsychotische Wirkung gelten, werden also offensichtlich durch Substanzen beeinflußt, welche die Verfügbarkeit von Serotonin verändern. Es fällt auch auf, daß die wirksamsten NL wie Spiperon, Trifluperidol, Droperidol neben starker Affinität zu D$_2$-Rezeptoren auch die stärkste Bindung an 5-HT$_2$-Rezeptoren aufweisen und daß schwache D$_2$-Antagonisten wie Clozapin und Pipamperon doch relativ starke 5-HT$_2$-Antagonisten sind. Es ist denkbar, daß der Serotonin-Antagonismus zur therapeutischen Wirkung dieser Präparate beiträgt (FINK et al. 1984). Ein neues Präparat mit ausgeprägtem 5-HT$_2$-Antagonismus, Setoperon, das zur Zeit als NL klinisch geprüft wird, zeigt jedenfalls vielversprechende Resultate (CEULEMANS et al. 1985).

5.2 Wirkung von NL auf den Umsatz von NA, 5-HT, ACH und GABA

Durch Blockierung der Rezeptoren dieser Neurotransmitter wird, ähnlich wie im DAergen System, der Umsatz der entsprechenden Neurotransmitter gesteigert, allerdings in sehr viel geringerem Maß als beim DA. In Tabelle 12 sind die Dosen einiger NL zusammengestellt, die einen bestimmten Anstieg der Metaboliten von DA, NA und 5-HT bewirken. Sie zeigt ferner die strenge Korrelation zwischen der ex vivo gemessenen Bindung an [^{3}H]-Haloperidol-Bindungsstellen und dem HVA-Anstieg. Wiederholte Gabe von NL (Haloperidol, Loxapin, Clozapin) führt zu Toleranz und Supersensitivität im noradrenergen System (BUERKI 1974; DUNSTAN und JACKSON 1978), dagegen offenbar nicht im serotonergen System (RASTOGI et al 1981).

Cholinerge Funktionen werden durch NL in zweifacher Hinsicht beeinflußt, einmal durch die Blockierung DAerger Hemmechanismen im Striatum und Nc. accumbens und zweitens durch eine eventuell vorhandene anticholinerge Wirkung, welche die Folgen der DA-Rezeptorblockade im Striatum mildert (S. 143 f.). Kataleptogene NL (Haloperidol, Chlorpromazin) steigern erwartungsgemäß den ACH-Umsatz im Striatum und Nc. accumbens, sie senken ihn im Globus pallidus und Hippokampus und sind ohne Wirkung in der S. nigra, im Kortex und im Septum. Clozapin senkt wie klassische NL den ACH-Umsatz im Globus pallidus, ist in den anderen Gebieten jedoch wirkungslos (CHENEY und COSTA 1978). Entsprechend der Toleranzbildung gegen die Wirkung der NL nehmen auch die Veränderungen des ACH-Umsatzes bei chronischer NL-Behandlung ab.

Auch die Funktion GABAerger Neurone wird durch NL beeinflußt. Chronische Behandlung von Ratten mit Haloperidoldecanoat (GUNNE und HAEGGSTROEM 1983) und Affen mit Haloperidol-decanoat oder Fluphenazin-decanoat (GUNNE et al. 1984) führt zu Abnahme von GABA und dem GABA-bildenden Enzym Glutamatdecarboxylase. Diese Veränderungen verlaufen parallel zum Auftreten bzw.

Tabelle 12: Bindung einiger Neuroleptika an [^{3}H]-Haloperidol-Bindungsstellen und Zunahme des Umsatzes von DA, NA und 5-HT bei Ratten. Nach BUERKI (1978, 1983)

	[^{3}H]-HAL ED$_{50}$ mg/kg	HVA ED$_{300}$ mg/kg	MOPEG. SO4 ED$_{125}$ mg/kg	5-HIAA ED$_{125}$ mg/kg
Loxapin	0.13	0.08	0	0
Haloperidol	0.65	0.25	34	0
Clotiapin	0.65	0.29	0	0
Chlorpromazin	8	7.3	0	0
Thioridazin	25	20	300	0
Clozapin	110	92	10	34

Verschiedene Dosen der NL wurden oral verabreicht, die Tiere nach 3 h getötet und folgende Bestimmungen ausgeführt: [^{3}H]-HAL ED$_{50}$: Dosis, welche die Bindung von [^{3}H]-Haloperidol im Striatum um 50% reduziert. HVA ED$_{300}$ Dosis, welche die HVA-Konzentration im Striatum verdreifacht. MOPEG. SO$_4$ ED$_{125}$ und 5-HIAA ED$_{125}$: Dosis, welche die Konzentration des NA-Metaboliten 3-Methoxy-4-hydroxyphenylglykol. SO$_4$ im Hirnstamm, bzw. den Serotoninmetaboliten 5-Hydroxyindolessigsäure im Kortex auf 125% der Kontrollwerte erhöht. 0 = keine Wirkung bis zur höchsten nicht toxischen Dosis.

Abklingen von Dyskinesien und sie treten nur bei Tieren auf, die Dyskinesien entwickeln. Die Autoren schließen daraus, daß Spätdyskinesien eher auf eine Unterfunktion GABAerger Mechanismen als auf eine Supersensitivität striärer DA-Rezeptoren zurückzuführen sei. Eine Kritik der DA-Hypothese der Spätdyskinesien im Lichte dieser neuen Befunde findet sich bei FIBIGER und LLOYD (1984).

6 Wirkung von NL auf Neuropeptide

Da die antipsychotische Wirkung von NL erst etwa 2–3 Wochen nach Therapiebeginn einsetzt, kann sie offensichtlich keine direkte Folge der Blockierung von DA-Rezeptoren sein. Sie könnte vielmehr mit langsam sich entwickelnden adaptiven Veränderungen von durch die DA-Blockade betroffenen Funktionen zusammenhängen. Kandidaten für solche Effekte sind die Neuropeptide Enkephalin, Substanz P, Neurotensin, Cholecystokinin (CCK), etc., die in hohen Konzentrationen u.a. in subkortikalen Projektionsgebieten DAerger Neurone vorkommen und die offenbar an der Kontrolle DAerger Funktionen beteiligt sind (TAMMINGA 1983). Über Anstiege des Methionin-Enkephalingehaltes im Striatum wurde von TANG et al. (1983) zusätzlich im Nc. accumbens von HONG et al. (1978, 1979) nach chronischer Behandlung von Ratten mit Haloperidol, Chlorpromazin und Pimozid, aber nicht nach Clozapin berichtet. STINUS et al. (1986) haben nach verschiedenen kataleptogenen NL und Sulpirid eine erhebliche Steigerung der Verhaltenseffekte (Lokomotion) von in den Nc. accumbens injizierten D-Ala-Methionin-Enkephalinamid (DALA = enzymresistentes opioides Peptid) beobachtet. Sie spekulieren, daß diese Funktionsänderung des endogenen opioiden Systems therapeutisch bedeutungsvoll sein könnte.

Es wurde bereits erwähnt, daß in der S. nigra das Undekapeptid Substanz P als exzitatorischer Transmitter vorkommt. Seine Konzentration nimmt nach chronischer Behandlung von Ratten mit Haloperidol und Fluphenazin, nicht aber nach Sulpirid ab (HANSON et al. 1981), was in Bezug auf Haloperidol der Annahme einer reziproken Wirkung von Substanz P und GABA an diesem Wirkort entspricht. Chronische Gabe von Haloperidol, Chlorpromazin und Clozapin steigert bei Ratten dosis- und zeitabhängig die Konzentration von CCK-Oktapeptid-sulfat in mesolimbischen Strukturen und im Striatum und Haloperidol senkt sie im Kortex (FREY 1983). Nach CHANG et al. (1983) nimmt bei Mäusen und Meerschweinchen die Anzahl der CCK-Bindungsstellen in mesolimbischen Strukturen und im frontalen Kortex zu und nach UHL u. KUHAR (1984) diejenigen für Neurotensin in der S. nigra von Mensch und Ratte.

Da Neuropeptide mit DA-Funktionen interagieren und/oder im Tierversuch ähnlich wie NL wirken (VAN REE und DE WIED 1982) wurden einzelne auch therapeutisch eingesetzt. Nach anfänglich optimistischen Berichten werden heute CCK und sein Analogon Caerulein (Ceruletid) negativ beurteilt (MATTES et al. 1985; TAMMINGA et al. 1986; ITOH et al. 1986). Endorphine scheinen bei Schizophrenen mit wenig negativen Symptomen zu wirken (VAN REE et al. 1985), zeigen in dieser Beziehung also keine Vorteile gegenüber typischen NL.

7 Wirkung von NL auf elektrographische Parameter

7.1 Das spontane EEG

EEG-Untersuchungen mit NL wurden an Ratten, Katzen, Hunden und Affen mit chronisch implantierten Hirnelektroden durchgeführt. Aussagefähig sind selbstverständlich nur Befunde, die an frei beweglichen, nicht narkotisierten Tieren unter streng kontrollierten Bedingungen gewonnen werden, wobei u.a. die Tageszeit der Verabreichung der NL und die Dauer der EEG-Registrierung von ausschlaggebender Bedeutung sind. In der Regel werden über eine oder mehrere Oberflächenelektroden kortikale, über Tiefenelektroden subkortikale Potentiale aus Nc. caudatus, Thalamus, Hippokampus, etc. und über eine Muskelelektrode Muskelpotentiale abgeleitet. Bei visueller oder maschineller Auswertung der EEGe lassen sich unterschiedliche EEG-Muster erkennen, die für bestimmte Qualitäten des Wachseins oder des Schlafes typisch sind, wie etwa aktives und passives Wachsein, Dösen, SWS (slow wave sleep) mit und ohne Spindelaktivität und PS (paradoxer Schlaf) oder REM (rapid eye movement)-Schlaf. Die über die Zeit addierte Dauer der einzelnen EEG-Muster wird dann in Prozent der gesamten Registrierungsdauer ausgedrückt.

Die Ergebnisse solcher Untersuchungen an Ratten mit den NL Chlorpromazin, Perphenazin, Thioridazin, Loxapin, Clozapin, Haloperidol und Pimozid sind relativ einheitlich. Bei einer Registrierdauer bis zu 8 h nach Substanzgabe nehmen Wachsein, PS und SWS ab, Spindelaktivität und Dösen nehmen zu und es kommt bei kataleptogenen NL zu einer Dissoziation zwischen kortikalem und subkortikalem EEG (STILLE 1971; TSUCHIYA et al. 1979). Diese EEG-Veränderungen bleiben bei täglicher oraler Gabe von Haloperidol, Loxapin und Clozapin bestehen (SAYERS und KLEINLOGEL 1974), es kommt also überraschenderweise zu keiner Gewöhnung. Die initiale Verkürzung von PS und SWS wird nach einigen Stunden durch eine Verlängerung dieser Schlafphasen abgelöst (KLEINLOGEL 1982).

7.2 Wirkung auf die Erregbarkeit des Nc. caudatus

Nach kurzen elektrischen Einzelreizen im Nc. caudatus der Ratte kommt es zu spindelförmigen Nachentladungen am Reizort selbst, im kontralateralen Nc. caudatus, in verschiedenen Kernen des Thalamus, im Globus pallidus, Nc. interpeduncularis und im Septum (STILLE und HIPPIUS 1971). NL verstärken und verlängern diese Kaudatumspindeln und ihre Dauer wird als Maß für die Erregbarkeit des Neostriatum angesehen. Es sind allerdings nur wenige NL an diesem Modell untersucht worden, bemerkenswert ist aber, daß Clozapin die elektrische Erregbarkeit des Nc. caudatus in gleicher Weise verstärkt wie kataleptogene NL. Bei wiederholter Gabe klassischer NL nimmt diese Wirkung ab, bei Clozapin nicht (SAYERS und KLEINLOGEL 1974).

7.3 Hemmung der elektrographischen Weckreaktion

Alle NL hemmen die spontane Aktivität von Tieren mehr oder weniger stark. Während dieser Effekt bei den stark wirksamen NL offenbar vorwiegend in der striär bedingten Akinese beruht, dürfte er bei den schwach kataleptogenen NL eher auf einer Hemmung des aufsteigenden retikulären Aktivierungssystems beruhen. Die Weckreaktion («arousal reaction») ermöglicht es, den Reaktivitätszustand dieses Systems zu messen. Sensorische Reize, elektrische Stimulation der Formatio reticularis mesencephali oder iv. Injektion eines zentral wirkenden Cholinergikums wie z.B. Arekolin führen zu einer Abflachung, Desynchronisierung und Frequenzsteigerung speziell des frontalen Elektrogramms und einem regelmäßigen Deltarhythmus im okzipitalen Kortex und in subkortikalen Regionen. In Tabelle 13 sind die wirksamen Dosen einiger NL zusammen mit den kataleptogenen Dosen angegeben. Die Hemmung der Weckreaktion korreliert am ehesten mit der anticholinergen Wirkung der Präparate; die benötigten Dosen sind aber sehr hoch, so daß diesem Effekt wohl keine allzu große Bedeutung beizumessen ist.

8 Pharmakokinetik

Voraussetzung für pharmakokinetische Untersuchungen sind genügend empfindliche und spezifische Methoden zur Bestimmung der oft sehr niedrigen NL-Konzentrationen in Geweben und Körpersäften. Neben chemischen Verfahren, die meist eine chromatographische Abtrennung der zu bestimmenden Substanzen einschließen, stehen heute auch biologische Methoden zur Verfügung. So wurden für verschiedene NL (Chlorpromazin, Perphenazin, Fluphenazin, Trifluoperazin,

Tabelle 13: Kataleptogene Wirkung und Hemmung der Weckreaktion. Nach STILLE (1971)

	A mg/kg po.	B mg/kg iv.
Loxapin	0.1	3.2
Clotiapin	0.14	3.2
Fluphenazin	0.28	> 20
Haloperidol	0.3	> 20
Perphenazin	0.36	> 20
Clopenthixol	1.2	> 20
Chlorpromazin	3.8	15
Levomepromazin	5.0	4
Chlorprothixen	6.4	2.3
Thioridazin	17	2.4
Oxypertin	18	> 20
Clozapin	> 20	1.5
Promazin	> 20	4.7

A: ED_{50} mg/kg po. für die kataleptogene Wirkung bei der Ratte. B: ED_{50} mg/kg iv. für die Hemmung der elektrographischen Weckreaktion beim Kaninchen, ausgelöst durch elektrische Reizung der Formatio reticularis mesencephali.

Flupenthixol und Haloperidol; Lit. siehe ACKENHEIL, 1983) radioimunologische Methoden entwickelt, und mit dem Radiorezeptortest (S. 135) kann man die neuroleptische Aktivität, d.h. die Konzentration der an D_2-Rezeptoren bindenden Substanzen in Patientenplasma messen. Damit werden zusätzlich zum verabreichten NL auch eventuell neuroleptisch aktive Metaboliten erfaßt. Die Ergebnisse biologischer und chemischer Methoden differieren bisweilen erheblich, sind also nicht ohne weiteres vergleichbar. Biologische Verfahren sind im Gegensatz zu manchen technisch aufwendigen chemischen Methoden relativ einfach und eignen sich daher gut für die laufende Kontrolle der NL-Blutspiegel bei Patienten (KRSKA et al. 1986).

8.1 Resorption, Blutspiegel und Verteilung der NL

Damit ein Pharmakon die erwünschte therapeutische Wirkung erzielt, muß es in optimaler Menge an den Wirkort gelangen. Ein oral verabreichtes NL muß also aus dem Magenddarmtrakt resorbiert werden, via Leber die systemische Zirkulation erreichen und schließlich die Bluthirnschranke passieren. Alle diese Hürden werden durch zahlreiche Faktoren beeinflußt: physikalisch-chemische Eigenschaften des Pharmakons selbst wie Lipophilie, Ionisierungsgrad, Molekülgröße, metabolische Stabilität, aber auch individuelle Unterschiede der Patienten wie Alter, Geschlecht, Leberfunktion, Nierenfunktion, etc. NL sind lipophile Substanzen, die mit Ausnahme von Sulpirid (BATEMAN 1982) rasch und vollständig resorbiert werden, aber nur ein Teil erreicht nach der Leberpassage die systemische Zirkulation unverändert. Durch Metabolisierung in Leber und Darmwand wird ein Teil des resorbierten NL präsystemisch eliminiert («first-pass effect»). Diejenige Menge, die den systemischen Kreislauf unverändert erreicht, wird als bioverfügbar bezeichnet. Die Bioverfügbarkeit unterliegt großen individuellen Schwankungen. In einer Literaturübersicht von BREYER-PFAFF (1983) werden z.B. für Chlorpromazin Werte von 10 bis 69% angegeben. Im Mittel liegen sie zwischen 32% (Chlorpromazin; DAHL und STRANDJORD 1977) und 60–70% (Haloperidol; FORSMAN und ÖHMAN 1977). Intramuskuläre Injektion kann die Bioverfügbarkeit gegenüber oraler Gabe um das 4–10fache steigern.

Wichtiger als die Kenntnis der Bioverfügbarkeit sind für den Kliniker die Blutspiegel. Wenn sie auch nicht viel zur erhofften individuellen Optimierung einer NL-Therapie beigetragen haben (COHEN 1984), so kann ihre Bestimmung doch Aufschluß geben über eventuelle Unterdosierung und sie kann helfen, unnötige und mit Nebenwirkungen belastete Überdosierungen zu vermeiden, insbesondere bei Patienten, die schlecht auf die NL-Behandlung ansprechen (sog. «non-responders»). In Tabelle 14 haben wir als Richtwerte einige in der Literatur angegebene Bereiche therapeutischer Plasmaspiegel (sog. therapeutisches Fenster) zusammengestellt. Eingehende Abhandlungen über dieses Thema finden sich bei POTTER et al. (1981), RIVERA-CALIMLIN (1984) und BURROWS et al. (1985).

Neuroleptika binden an Plasmaproteine und zelluläre Blutelemente und sie werden auch von Erythrozyten aufgenommen. Der freie Anteil beträgt nach FREEDBERG et al. (1979) bei den meisten Trizyklen weniger als 1%, bei Haloperidol ca. 10% und bei Molindon ca. 24%. Es ist daher vorgeschlagen worden, den

Tabelle 14: Therapeutische Plasmakonzentrationen einiger Neuroleptika

Neuroleptikum	Plasmakonz. ng/ml	Referenz
Chlorpromazin	> 40	Wode-Helgodt et al. (1978)
	35 – 350	Curry (1985)
Fluphenazin	2.4– 5.6	Dysken et al. (1981)
	2.8– 5.5	Hitzman et al. (1986)
Thioridazin	3300 –4800[1]	Klein et al. (1975)
Thiothixin	10 – 22.5	Hobbs et al. (1974)
Clozapin	150 – 300	Ackenheil und Hippius (1977)
	< 600	Simpson und Cooper (1978)
Haloperidol	3–10	Forsman und Öhman (1977)
	8–18	Magliozzi et al. (1981)
	5–15	Extein (1982)
	5–14	Smith et al. (1982)
	10–40	Miller et al. (1983)

[1] Inkl. Metaboliten; der Thioridazinanteil beträgt ca. 25%.

freien Anteil oder die Konzentration in den Erythrozyten anstelle der Gesamtkonzentration mit dem Therapieerfolg zu vergleichen (siehe bei Davis et al. 1985). Aber auch diese Parameter lassen nicht auf die Konzentration der NL am Wirkort schließen, die im Gehirn und zahlreichen anderen Organen ein Mehrfaches der Plasmakonzentration erreichen kann. Es ist daher nicht zu erwarten, daß der freie Anteil oder die Konzentration in den Erythrozyten besser mit dem Therapieerfolg korrelieren als die gesamte Plasmakonzentration.

Über die Anreicherung einer Substanz im Gewebe gibt das sogenannte scheinbare Verteilungsvolumen nach Abschluß der Verteilungsphase Aufschluß. Es liegt bei Trizyklen, Butyrophenonen und Diphenylbutylpiperidinen zwischen 10 und 40 l/kg, bei Sulpirid aber nur bei durchschnittlich 3.6 l/kg (Breyer-Pfaff 1983). Sulpirid erreicht also relativ zur Plasmakonzentration geringere Gewebespiegel als andere NL, ausgenommen in der Hypophyse, wo es wie andere Benzamide stark angereichert wird (Benakis und Rey 1976; Morgan und Strolin-Benedetti 1977; Loonen et al. 1979).

8.2 Metabolismus der NL

Alle NL mit Ausnahme von Sulpirid, das zum größten Teil unverändert ausgeschieden wird, werden bei Tier und Mensch intensiv metabolisiert. Die wichtigsten Stoffwechselschritte sind oxidative Prozesse durch mikrosomale Enzyme vorwiegend in der Leber und Konjugation mit Glucuronsäure. Das erhöht die Polarität und dadurch die Nierengängigkeit der Substanzen und vermindert die Penetrationsfähigkeit durch die Bluthirnschranke und die Gewebe- und Proteinbindung (Freedberg et al. 1979).

8.2.1 Trizyklen

Die Metabolisierung trizyklischer NL ist in Abbildung 15 am Beispiel von Fluphenazin dargestellt. Tertiäre Amine werden durch Dealkylierung in sekundäre und primäre Amine umgewandelt und der bei verschiedenen Phenothiazinen und Thioxanthenen vorhandene Piperazinring der Seitenkette wird aufgespalten und abgebaut. Da am gleichen Molekül mehrere Reaktionen stattfinden können, entsteht eine sehr große Zahl von Metaboliten. Im Prinzip werden auch die Thioxanthene und Dibenzo-epine nach dem gleichen Schema metabolisiert. Bei den Thioxanthenen konnten PETERSEN et al. (1977) allerdings keine Ringhydroxylierung nachweisen und bei Clozapin kann das aromatisch gebundene Cloratom gegen eine OH- oder CH_3S-Gruppe ausgetauscht werden (STOCK et al 1977).

Einige Primärmetaboliten trizyklischer NL sind noch biologisch aktiv, sie binden zum Teil sogar stärker an D_2-Bindungsstellen als die entsprechenden Muttersubstanzen (Tab. 15) und sie tragen wahrscheinlich nicht unwesentlich zur thera-

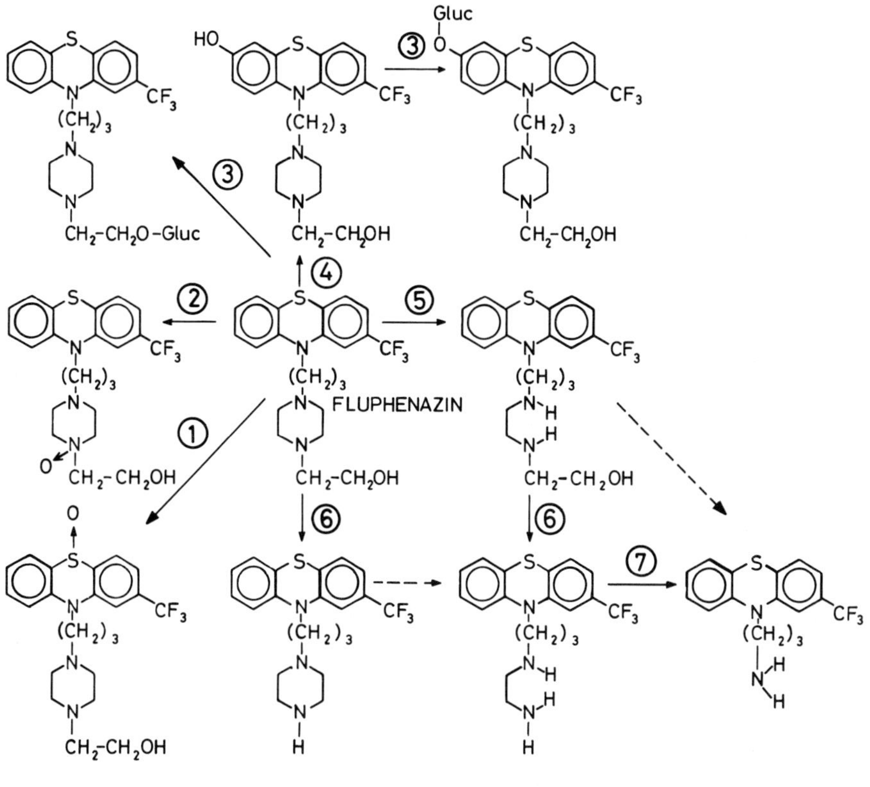

Abb. 15: Metabolisierung von Fluphenazin. Nach BREYER-PFAFF (1983). Die einzelnen Schritte sind: 1. S-Oxidation→Sulfoxid→Sulfon; 2. N-Oxidation→N-Oxid; 3. Konjugation→O-Glucuronid; 4. Hydroxylierung→Phenole→Glucuronid; 5. Öffnung des Piperazinrings; 6. Dealkylierung; 7. Deaminierung

Tabelle 15: Relative Bindungsstärke von Chlorpromazin- und Loxapin-Metaboliten an neuroleptische und muskarinisch cholinerge Bindungsstellen.

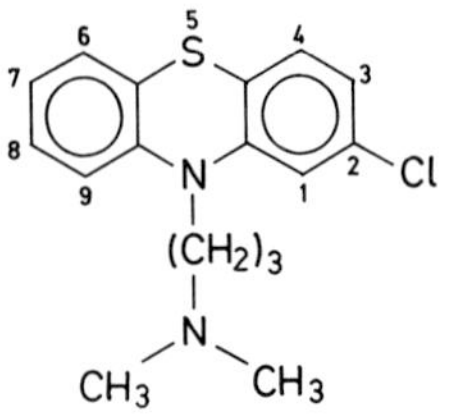

Chlorpromazin (CPZ) 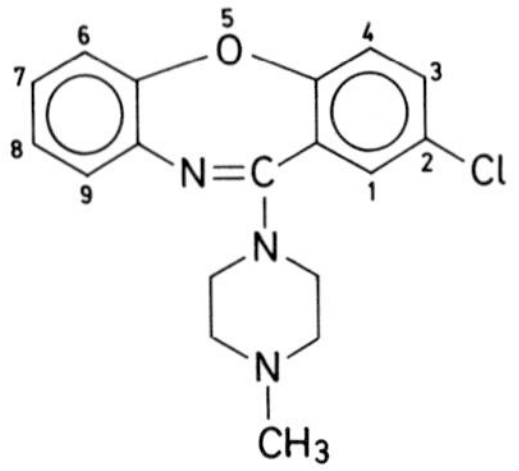   Loxapin (LOX)

	Relative IC$_{50}$ (CPZ = 1)		
	[^{3}H]-HAL[1]	[^{3}H]-SPIP[2]	[^{3}H]-QNB[3]
3.7-Di-HO-CPZ	2.6		–
3-HO-CPZ	2.3		0.003
CPZ	1		1
7-HO-CPZ	0.7		0.75
Desmethyl-CPZ	0.4		0.5
Didesmethyl-CPZ	0.1		0.03
7-HO-LOX		7.8	
LOX		1.7	
CPZ		1	
8-HO-LOX		0.2	

[1] Creese et al. (1978), [2] Coupet und Rauh (1979); Bindung an Membranen aus Rattenstriatum. [3] Yamamura H. I. et al. (1976); Membranen aus Rattengesamthirn.

peutischen Wirkung bei. Zwei NL, nämlich Mesoridazin und Sulforidazin sind Metaboliten von Thioridazin.

8.2.2 Butyrophenone und Diphenylbutylpiperidine

Butyrophenone werden durch oxidative N-Dealkylierung zu p-Fluorobenzoylpropionsäure und weiter zu p-Fluorphenylessigsäure abgebaut, die als Glyzinkonjugat ausgeschieden wird. Weitere Metabolisierungsmöglichkeiten sind: Reduktion der Ketogruppe zum sekundären Alkohol, Veresterung vorhandener alkoholischer oder oxidativ eingeführter OH-Gruppen mit Glukuron- oder Schwefelsäure. Die Biotransformation von Haloperidol bei der Ratte ist von Miyazaki et al. (1986) eingehend beschrieben worden. Die Metaboliten von Haloperidol sind biologisch inaktiv mit der möglichen Ausnahme der an der Ketogruppe reduzierten, sonst aber intakten Verbindung.

Analog werden die Diphenylbutylpiperidine zu Bis-(p-fluorophenyl)-essigsäure abgebaut, wobei hier in einigen Fällen auch der basische Rest nachgewiesen werden konnte (Breyer-Pfaff 1980).

8.2.3 Benzamide

Benzamide mit ihrem bekanntesten Vertreter Sulpirid werden bei weitem nicht so intensiv metabolisiert wie die oben besprochenen NL. Sulpirid wird bei Mensch und Tier vorwiegend in unveränderter Form ausgeschieden. Metaboliten (O- und N-Dealkylierungsprodukte und Oxidationsprodukte) sind im Urin von Ratten, Hund und Affe, nicht aber beim Menschen nachgewiesen worden (BATEMAN 1982).

8.3 Elimination der NL

Die Elimination von Pharmaka aus dem Körper wird meist anhand der Halbwertszeiten der Plasma- oder Serumkonzentrationen gemessen. Der Abfall dieser Konzentrationen nach einer einmaligen NL-Gabe verläuft aber nicht stetig sondern mindestens zweiphasisch: rasch in einer ersten Verteilungsphase vorwiegend durch Abfluß des Pharmakons in die Gewebe und langsam in der Ausscheidungsphase nach Erreichen eines Gleichgewichtes zwischen Plasma- und Gewebekonzentration. Diese zweite Phase dient zur Bestimmung der sogenannten terminalen Halbwertszeit. In Tabelle 16 sind diese Werte für einige NL zusammengestellt. Sie können helfen, die Behandlungsintervalle adäquat festzulegen; sie sagen aber nicht unbedingt etwas aus über die Verweildauer der Pharmaka im Körper. Mit empfindlichen Methoden konnten in menschlichem Urin Chlorpromazinmetaboliten bis zwei Jahre nach Therapieende nachgewiesen werden (CURRY 1985).

Tabelle 16: Terminale Eliminationshalbwertszeit ($t_{1/2}$) einiger Neuroleptika beim Menschen

	Untersuchte Gruppe	Applikation	$t_{1/2}$ in Stunden	Literatur
Chlorpromazin	8 Patienten	im.	31 (17–79)	1
		po.	30 (11–103)	
	13 Gesunde	iv.	31	1
Levomepromazin	4 Patienten	im.	22 (14–30)	1
Perphenazin	4 Patienten	iv.	9 (8–12)	1
	4 Gesunde			
Fluphenazin		po. im.	~15	2
Trifluoperazin			7.20	3
Thiothixen	15 Patienten		34	4
cis-Flupenthixol	3 Gesunde	iv.	26 (22–33)	1
Clozapin			6	5
Haloperidol	7 Gesunde	iv.	14.1 ± 3.2	6
		po.	24.1 ± 8.9	6
	36 Gesunde	im.	21 ± 5	1
Droperidol	3 Gesunde	iv.	2.1	1
	9 Gesunde	im.	2.3 (2.0–2.7)	1
Sulpirid	6 Gesunde	iv.	8 (4–14)	1
		po.	10 (6–15)	1

Literatur: 1 zitiert nach BREYER-PFAFF (1983), 2 CURRY et al. (1979), 3 CURRY (1985), 4 HOBBS et al. (1974), 5 ACKENHEIL und HIPPIUS (1977), 6 FORSMAN und ÖHMAN (1977).

Bei Depotpräparaten können Halbwertszeiten im oben definierten Sinn nicht angegeben werden, weil laufend aktive Substanz aus dem Depot nachgeliefert wird. Für Fluphenazin-oenanthat werden Halbwertszeiten (bezogen auf die applizierte Dosis) von 2–3 Tagen, für Fluphenazin-decanoat von 7–10 Tagen (BALDESSARINI 1985) und für Fluspirilen von 21 Tagen (VRANCKX-HAENEN et al. 1979) angegeben.

9 Nebenwirkungen von NL

Die meisten Nebenwirkungen von NL sind Folgen ihrer pharmakodynamischen Effekte und unter ihnen ist bei den klassischen NL der DA-Antagonismus am bedeutungsvollsten. Er ist Ursache einer Reihe von Nebenwirkungen, die sich u. a. als extrapyramidal-motorische Störungen und Veränderungen endokriner Funktionen und des Sexualverhaltens manifestieren. Für eine zweite große Gruppe unerwünschter Begleiterscheinungen sind andere zentrale und neurovegetative Wirkungen von NL verantwortlich. Zu ihnen rechnen wir die übermäßig starke psychomotorische Hemmung mit Tagesmüdigkeit, Verminderung der Aufmerksamkeit, Konzentrationsschwäche, Störungen der Thermoregulation, der kardiovaskulären Funktionen (BAUER und GAERTNER 1983), des Verdauungstraktes, der Akkommodation, Urinretention etc. In einer dritten Gruppe können Nebenwirkungen zusammengefaßt werden, die nicht oder nicht eindeutig einer pharmakodynamischen Eigenschaft der NL zugeschrieben werden können, deren Pathogenese meist ungeklärt ist und bei denen es sich zum Teil um seltene Ereignisse handelt. Es sind dies Blutdyskrasien, Störungen der Leberfunktion, Krampfanfälle, pharmakogenes Delir, Pigmentablagerungen, allergische Reaktionen und das sogenannte neuroleptische maligne Syndrom.

Wir besprechen die Nebenwirkungen von NL aus der Sicht des Pharmakologen, d. h. wir diskutieren mögliche Ursachen und, sofern vorhanden, Tiermodelle zu ihrer Prüfung. Für umfassende Darstellungen vor allem der klinischen Aspekte verweisen wir auf die Arbeiten von BENKERT und HIPPIUS (1980), GAERTNER (1983), BALDESSARINI (1985), und die im Text erwähnte einschlägige Literatur.

9.1 Extrapyramidal-motorische Nebenwirkungen

Die wichtigsten therapeutisch unerwünschten Wirkungen von NL sind die extrapyramidal-motorischen Symptome (EPS) (KLAWANS 1973; MARSDEN et al. 1975). Sie treten auf als Akinese, Frühdyskinesien, neuroleptisches Parkinson-Syndrom (Parkinsonoid, Parkinsonismus), Akathisie und als Spätdyskinesien. Sie werden bei hochwirksamen NL wie Haloperidol häufiger beobachtet als bei schwach wirksamen wie Thioridazin und äußerst selten, wenn überhaupt, nach Clozapin (POVLSEN et al. 1984). AYD (1983) gibt die Gesamthäufigkeit von EPS in den USA für die Zeitspanne von 1961–1981 (5000 Patienten) mit 61,9% an, während sie bis 1961 (3775 Patienten) nur 38,9% betrug. Die Zunahme wird auf die häufigere Verwendung hochwirksamer NL zurückgeführt.

Tabelle 17: Apomorphin-induzierte Drehbewegungen einseitig striatumlädierter Ratten nach wiederholter Gabe von Neuroleptika. Apomorphin 0.4 mg/kg sc.; maximale Drehantwort in der Regel 2 Tage nach Behandlungsende. Nach SAYERS et al. (1975) und (1977)

Neuroleptikum	Behandlung		Drehantwort in % der Vorwerte
	Dauer: Tage	mg/kg po.	
Haloperidol	6	3	173***
	20	0.5	147*
Thioridazin	6	20	116
	6	40	126*
	20	40	147**
Clozapin	6	20	107
	6	80	104
	13	80	121
	20	80	126

Unterschied gegenüber Drehantwort vor Behandlung (Wilcoxon Test für Paardifferenzen)
* $p < 0.05$, ** $p < 0.02$, *** $p < 0.01$.

Früh- und Spätdyskinesien (buco-linguo-mastikatorische Bewegungen, abnorme Haltung, choreatische Extremitätenbewegungen) sind bei verschiedenen Affenarten durch akute und bis zu 2 Jahre dauernde Behandlung mit verschiedenen NL (Haloperidol, Pimozid, Fluphenazin, Chlorpromazin) erzeugt worden (ANLEZARK et al. 1976; GUNNE und BÁRÁNY, 1976; WEISS und SANTELLI 1978; MCKINNEY et al. 1980; CASEY 1983; DOMINO 1983; GUNNE et al. 1984). Die Dyskinesien waren den beim Menschen auftretenden ähnlich; sie persistierten nach Absetzen der Behandlung während Monaten und die Wirkstärke des geprüften NL entsprach etwa derjenigen beim Menschen. Das Modell ist allerdings für Routineprüfungen von NL ungeeignet. Eine praktikablere, von KLAWANS und RUBOVITS (1972) vorgeschlagene Versuchsanordnung beruht auf der Überempfindlichkeit von Tieren auf DA-Agonisten nach einer NL-Behandlung (S. 145f.). Sie erzeugt zwar nicht die typischen beim Menschen und bei Affen beobachteten Dyskinesien, aber sie erfaßt ein Phänomen, das mit größter Wahrscheinlichkeit an der Entstehung von Dyskinesien beteiligt ist, nämlich die durch Vermehrung der D_2-Rezeptoren entstandene DA-Überempfindlichkeit im Striatum und in Teilen des limbischen Systems. Zur Messung dieses Zustandes kann ein leicht quantifizierbarer Effekt eines DA-Agonisten, meist Apomorphin, herangezogen werden. Am besten eignet sich nach unserer Erfahrung die sogenannte Drehratte mit einseitig zerstörtem Striatum (S. 154). Einige Ergebnisse entsprechender Versuche sind in Tabelle 17 zusammengefaßt. Sie bestätigen die starke Wirkung von Haloperidol, die geringere von Thioridazin und die praktisch fehlende von Clozapin.

9.2 Endokrine Nebenwirkungen

Unter NL-Therapie werden relativ häufig Gewichtszunahmen beobachtet, seltener sind Störungen des Glukosestoffwechsels mit verminderter Glukosetoleranz besonders bei prädiabetischen Patienten (ERLE et al. 1977). Die markanteste endokrinologische Wirkung ist aber der PRL-Anstieg, der bereits im Kapitel über die Folgen der DA-Rezeptorblockade besprochen wurde (S. 150). Er führt relativ häufig (Angaben variieren zwischen 10 und 50%) zu Gynaekomastie und Galaktorrhoe. Weitere mögliche Nebenwirkungen, an denen PRL allein oder zusammen mit anderen neuroendokrinen und vegetativen Wirkungen von NL beteiligt ist, sind Menstruationsstörungen, Amenorrhoe, Libidoverlust, Orgasmusstörungen und Impotenz. Störungen der Sexualfunktionen können allerdings auch durch die Krankheit selbst bedingt sein.

Bei Ratten unterdrücken NL den Vaginalzyklus und stimulieren das Wachstum der Milchdrüse. Der mammotrope Effekt der NL nimmt dabei in folgender Reihenfolge ab. Haloperidol > Sulpirid > Metoclopramid = Thioridazin > Chlorpromazin > Clozapin (LOTZ und KRAUSE 1978). Obwohl im Tierversuch beobachtet, konnte beim Menschen in großangelegten Nachuntersuchungen keine erhöhte Inzidenz von Brustkrebs unter NL-Behandlung nachgewiesen werden (OVERALL 1978; SCHYVE 1978; GOODE et al. 1981).

9.3 Kardiovaskuläre Nebenwirkungen

Alle NL mit Ausnahme von Sulpirid und anderen Benzamiden sind zum Teil recht starke NA-Antagonisten. Sie können durch ihre zentrale und periphere alpha-adrenolytische Wirkung die Blutdruckregulation beeinflussen und Hypotonie, orthostatische Hypotonie und kompensatorische Tachykardie verursachen. Relativ schwach wirksame, also hochdosierte NL sind davon stärker betroffen als die stark wirksamen niedrig dosierten, da die alpha-Blockade bei den ersteren nicht entsprechend schwächer ist und daher häufig adrenolytisch wirksame Blutspiegel erreicht werden. Orthostatische Hypotonie ist vor allem bei älteren Patienten zu beobachten.

NL haben auch direkte kardiale Wirkungen, die sich zuerst als EKG-Veränderungen manifestieren. Es sind in den meisten Fällen reversible Repolarisationsstörungen, die funktionell (chinidinähnlich, lokalanästhetisch), aber auch toxisch bedingt sein können (RISCH et al. 1982) und deshalb bei Patienten mit vorgeschädigten Herzen beachtet werden müssen. Ähnliche EKG-Veränderungen wie beim Menschen sind auch in Tierversuchen beobachtet worden (ZBINDEN et al. 1980). Arrhythmien, Tachykardien, Extrasystolen und andere kardiotoxische Effekte treten regelmäßig bei Überdosierungen und Vergiftungen mit NL auf.

Ob unerwartete plötzliche Todesfälle («unexpected sudden death») unter NL-Behandlung insbesondere mit Phenothiazinen häufiger vorkommen als bei der Normalbevölkerung ist umstritten (NORMAN et al. 1985). Möglicherweise besteht bei Patienten mit bereits beeinträchtigter Herzfunktion ein erhöhtes, wenn auch kleines Risiko.

9.4 Anticholinerge Nebenwirkungen

Auch die anticholinergen Eigenschaften der NL tragen zu den Nebenwirkungen bei. Sie umfassen Mundtrockenheit, Akkomodationsstörungen und Obstipation. Thioridazin und Clozapin sind unter den NL die stärksten Anticholinergika und führen dementsprechend häufig zu diesen Nebenwirkungen. Paradoxerweise tritt bei Clozapin häufiger als bei anderen NL Salivation auf, die auch beim Tier nachzuweisen ist (STILLE et al. 1971) und deren Ursache nicht geklärt ist. Neben einer möglichen Beeinflussung hypothalamischer Regulationsmechanismen, könnten auch die starke psychomotorische Dämpfung und die Muskelrelaxation dafür mitverantwortlich sein.

9.5 Hyperthermien

Benigne Hyperthermien sind bei NL der verschiedensten chemischen Klassen beobachtet worden (BLUM und MAURUSCHAT 1972; AUBERT 1973; BAUER et al. 1983). Sie treten zwischen dem 5. und 20. Behandlungstag ein, sind bisweilen von einer Leukozytase mit Linksverschiebung und Beschleunigung der Erythrozytensenkung begleitet und klingen spontan auch bei Weiterbehandlung ab. Clozapin verursacht signifikant häufiger Hyperthermien als andere NL. Selbstverständlich muß an eine infektiöse Ursache gedacht werden, die aber in vielen Fällen ausgeschlossen werden kann. Die Genese dieser Hyperthermie ist nicht eindeutig geklärt. NL vermindern die Regulierfähigkeit der für die Einhaltung der normalen Körpertemperatur verantwortlichen hypothalamischen Zentren und sie stören durch ihre vegetativen Wirkungen (z.B. ACH-Antagonismus) auch die periphere Wärmeregulation. Im akuten Tierversuch haben NL entweder keinen Einfluß auf die Körpertemperatur (Haloperidol, Perphenazin, Sulpirid) oder sie erzeugen Hypothermie (Chlorpromazin, Clozapin, Clotiapin, Flupenthixol).

9.6 Das neuroleptische maligne Syndrom (NMS)

Neben erheblichem Temperaturanstieg ist das Syndrom gekennzeichnet durch Muskelrigidität, Blutdrucklabilität, Bewußtseinstrübung bis hin zum Koma, Leukozytose, Anstieg von Lebertransaminasen, Kreatinphosphokinase und Serumkalium. Das NMS ist ein seltenes, aber lebensgefährliches Ereignis, dessen Inzidenz nicht genau bekannt ist. Die Schätzungen bewegen sich zwischen 0,2% (SINGH 1981) und 0,5–1% (DELAY und DENIKER 1968, zitiert nach ABBOTT und LOIZOU 1985). Ursächlich muß eine zentrale DA-Unterfunktion angenommen werden, denn das Syndrom kann auch durch DA-Ausschütter wie Reserpin und durch Absetzen einer Therapie mit DA-Agonisten bei Parkinson-Patienten ausgelöst werden (VERHOEVEN et al. 1985). Wahrscheinlich muß aber auch eine individuelle Disposition vorhanden sein. Therapeutisch wirksam sind sowohl der DA-Agonist Bromocriptin als auch das periphere Muskelrelaxans Dantrolen.

9.7 Hämatologische Nebenwirkungen

Passagere Leukozytosen ohne Anhaltspunkte für eine Infektion und Leukozytopenien kommen bei allen NL vor. Schwerwiegende Komplikationen sind dagegen Leukopenien mit Granulozytenzahlen zwischen 500 und 1600/mm³ beziehungsweise Agranulozytose mit Werten unter 500/mm³. Auch sie kommen mit unterschiedlicher Häufigkeit bei praktisch allen NL vor. Für Phenothiazine wird sie mit 0,01–0,1% angegeben, für Clozapin lag sie vor allem in Finnland aus ungeklärten Gründen wesentlich höher (AMSLER et al. 1977; ANDERMAN und GRIFFITH 1977). Die Granulozytopenie tritt erst nach einer Latenz von 3–18 Wochen auf, ohne Korrelation zur Tages- oder Gesamtdosis. Sie muß der sogenannten metabolischen Form (= Phenothiazintyp) zugerechnet werden, bei der die Reifung der Granulozyten im Knochenmark gehemmt ist. Für eine wirksame Therapie ist die rechtzeitige Erkennung von größter Bedeutung, um eine u.U. tödlich verlaufende Infektion zu verhindern.

Chronische Toxizitätsversuche an verschiedenen Tierarten geben keine Anhaltspunkte für ein größeres Agranulozytoserisiko einzelner NL und auch Spezialuntersuchungen über die Proliferationsfähigkeit von Knochenmarkzellen haben bisher keine eindeutigen Ergebnisse gebracht.

9.8 Störungen der Leberfunktion

NL führen beim Menschen und im chronischen Toxizitätsversuch bei verschiedenen Tierarten zu Anstiegen von Leberenzymen im Blut (gamma-GT, SGOT, SGPT und alkalische Phosphatase), die meist im ersten Behandlungsmonat auftreten und trotz Weiterbehandlung spontan wieder abklingen. Vermutlich handelt es sich um Anpassungsvorgänge an die erhöhte Leberbelastung und/oder Verquellungen kleiner Gallenkapillaren und, als Folge davon, mehr oder weniger starker intrahepatischer Cholestase (BENKERT und HIPPIUS 1980). Bisweilen geht die Leberstörung mit Exanthemen, Urticaria, Arthralgien und Eosinophilie einher, so daß auch eine allergische Genese erwogen wurde. Funktionsstörungen, die bis zum Ikterus führen, sind selten.

9.9 EEG-Veränderungen, epileptiforme Anfälle und andere zentrale Nebenwirkungen

NL verursachen beim Menschen relativ oft und meist zu Beginn einer Behandlung oder nach abrupter Dosisänderung paroxysmale EEG-Veränderungen (steile Abläufe), die von einigen Autoren als Zeichen einer therapeutischen Wirkung, von anderen als präkonvulsive Krampfpotentiale gedeutet werden (SPATZ et al. 1978; KUGLER et al. 1979; KOUKKOU et al. 1984). Große epileptiforme Anfälle treten bei Patienten ohne epileptische Vorgeschichte oder anderen prädisponierenden Faktoren selten auf. Bei Phenothiazinen soll die Häufigkeit 1,2% betragen (LOGOTHETIS 1967). Nach ITIL und SOLDATOS (1980) sind sedative NL stärker mit dieser Nebenwirkung belastet als kataleptogene.

Es hat nicht an Anstrengungen gefehlt, eine mögliche epileptogene Wirkung von NL im Tierversuch zu erfassen, z.B. durch Bestimmung der Elektrokrampfschwelle, Auslösung von Krampfpotentialen durch NL in Hippokampusschnitten in vitro (OLIVER et al. 1982) und Beeinflussung spontaner Krampfpotentiale bei Ratten mit permanent implantierten Hirnelektroden (KLEINLOGEL 1985). Die Resultate sind aber unbefriedigend, eine sichere Aussage über die epileptogene Wirkung potentieller NL lassen sie nicht zu.

Der Vollständigkeit halber sei hier noch erwähnt, daß zu Beginn einer NL-Behandlung auch Delirien auftreten können, allerdings seltener als bei Antidepressiva und daß langdauernde NL-Behandlung zu pharmakogener Depression führen kann.

9.10 Dermatologische und ophthalmologische Störungen

Abgesehen von allergischen Hautreaktionen kann es bei sehr langer Behandlung mit hohen Dosen von Phenothiazinen zu Pigmentablagerungen in verschiedenen Organen kommen. Das kann zu grau-blauer Verfärbung der Hautpigmentation, zu Pigmentverschiebungen und zu Photosensibilität an belichteten Hautpartien, zu Trübungen von Linse und Hornhaut und zu Retinopathia pigmentosa führen. Verantwortlich dafür sind wahrscheinlich hydroxylierte Metaboliten der betreffenden Präparate (ADAMS et al. 1974).

10 Rückblick und Ausblick

NL haben zwar einen erheblichen Fortschritt in der Pharmakotherapie psychiatrischer und gewisser neurologischer Krankheiten gebracht, doch sind es keine idealen Medikamente, weder in Bezug auf die Zuverlässigkeit ihrer Wirkung noch in Bezug auf ihre Nebenwirkungen. Sie beeinflussen vorwiegend positive Symptome der Schizophrenie wie psychomotorische Erregung, Halluzinationen, Wahnideen, etc. und die damit verbundenen abnormen Verhaltensweisen; sie vermögen aber meist wenig auszurichten bei «ausgebrannten» Patienten mit affektiver und assoziativer Verarmung. Alle NL sind mit einer erheblichen Quote von Nebenwirkungen belastet, die zu einem großen Teil auf dem auch für die antipsychotische Wirkung verantwortlichen DA-Antagonismus beruhen.

Der Wirkungsmechanismus der klassischen NL hat wesentlich zur Formulierung der DA-Hypothese der Schizophrenie (MATTYSSE 1973; MELTZER und STAHL 1976; HARACZ 1982) beigetragen, die eine Hyperfunktion zentraler DA-erger Neuronensysteme annimmt. Die DA-Hypothese hat dann ihrerseits die Entwicklung neuer NL dominiert. Die meisten Versuchsanordnungen, die zur Auffindung neuer antipsychotisch wirksamer Substanzen eingesetzt wurden, beruhen auf verschiedenen Aspekten eines DA-Antagonismus. Das Wirkungsprofil der meisten so gefundenen Substanzen ist also nicht prinzipiell sondern höchstens graduell von dem bereits bekannter NL verschieden.

Zentraler DA-Antagonismus bedeutet neuroleptische und mit großer Wahrscheinlichkeit auch antipsychotische Wirkung. Trifft diese aber wirklich den Kern der Krankheit, deren Ursachen noch immer unbekannt sind? Wahrscheinlicher ist, daß man damit nur Sekundärphänomene, bzw. eine von vielen möglichen Manifestationen der Krankheit beeinflußt. Auch wenn wir wissen wie NL ihre therapeutische Wirkung entfalten, folgt daraus nicht, daß wir die der Krankheit zu Grunde liegenden Störungen zentraler Funktionen verstehen. Tatsächlich gab es bis vor kurzem neben der psychotogenen Wirkung von DA-Agonisten und der antipsychotischen Wirkung von DA-Antagonisten wenig überzeugende Stützen der DA-Hypothese der Schizophrenie. Abnorme Werte von DA, DA-Metaboliten und der D_2-Rezeptorendichte in striären und limbischen Strukturen aus Gehirnen verstorbener schizophrener Patienten sind zwar beschrieben worden, es waren aber keine obligaten Befunde und zudem könnten sie durch eine NL-Behandlung verursacht worden sein (CROSS et al., 1985; OWEN et al. 1985). Neuen Auftrieb erhielt die DA-Hypothese durch eine Arbeit von WONG et al. (1986), die mit der Positron Emissionstomographie bei unbehandelten schizophrenen Patienten eine erhöhte D_2-Rezeptorendichte nachgewiesen haben, was allerdings von FARDE und Mitarbeitern (1987) nicht bestätigt wurde (s. S. 144)

Deutlicher und regelmäßiger als Veränderungen DAerger Funktionen in schizophrenen Gehirnen scheinen solche NAerger Funktionen ausgeprägt zu sein. In der Zerebrospinalflüssigkeit von Schizophrenen und – post mortem – in verschiedenen limbischen Strukturen wurden deutlich erhöhte Konzentrationen von NA und seinen Metaboliten nachgewiesen (HORNYKIEWICZ 1982; PEARLSON und COYLE 1983). Diese überraschenden Befunde haben MASON (1983) veranlaßt, eine noradrenerge Strategie für die Entwicklung nicht neuroleptischer Antipsychotika vorzuschlagen, die bisher allerdings noch keine Früchte getragen hat.

Wenig Erfolg war auch den Bemühungen beschieden, die früher als irrelevant betrachtete Blockierung von D_1-Rezeptoren wieder als möglichen Mechanismus für antipsychotische Wirkung heranzuziehen. Ebenso erfolglos verlief bisher die Suche nach D_2-Antagonisten, die nur oder präferentiell in limbischen und/oder kortikalen Gebieten wirken und nicht in dem für die EPS mitverantwortlichen nigrostriären System.

Neben dem neuroleptikaähnlich wirkenden Des-Tyr-gamma-Endorphin sind eine Reihe nicht neuroleptischer Substanzen in der Schizophreniebehandlung versucht worden: Opiatantagonisten, GABA-Agonisten, Endorphine, Cholecystokinin, beta-Blocker, Benzodiazepine, etc. Trotz Teilerfolgen mit einzelnen dieser Behandlungsformen ist keine wesentlich über das Versuchsstadium hinaus gediehen.

Eine interessante Perspektive sowohl für die Schizophrenieforschung wie für die Entwicklung neuer Antipsychotika haben Untersuchungen über exzitatorische Aminosäuretransmitter, speziell Glutaminsäure, und ihren Antagonisten eröffnet. Sie zeigen, daß die Funktion striärer und möglicherweise auch limbischer und kortikaler Mechanismen durch die Wechselwirkung exzitatorischer Aminosäuretransmitter und dem inhibitorischen DA bestimmt wird. Da bei schizophrenen Patienten zudem subnormale Konzentrationen von Glutamat in der Zerebrospinalflüssigkeit festgestellt wurden (KIM 1980), lag es nahe, die DA-Hypothese der Schizophrenie durch die Annahme eines relativen Glutamatmangels zu ergänzen (KORNHUBER und KORNHUBER 1986; BISCHOFF et al. 1986). Auf dieser Basis entwickelte Antipsychotika müßten also hirngängige Glutamatagonisten sein.

Ob in der Pharmakotherapie der Schizophrenie je wieder ein ähnlicher Durchbruch wie mit der Einführung des Chlorpromazins erreicht wird, ist ungewiß. An künftige Antipsychotika werden hohe Anforderungen gestellt werden: Wirksamkeit gegen positive *und* negative Symptome der Schizophrenie, Wirksamkeit bei Patienten, die auf heutige NL nicht ansprechen, keine extrapyramidal-motorische oder andere schwerwiegende Nebenwirkungen. Es ist kaum anzunehmen, daß das mit einem einzigen Präparat oder Präparatetyp erreicht werden kann. Wahrscheinlicher ist, daß dank differenzierterer klinischer Diagnostik und vertiefter Kenntnis der Wirkungsweise bekannter und künftiger Antipsychotika ein gezielter, auf das Krankheitsgeschehen beim einzelnen Patienten abgestimmter Einsatz ermöglicht und damit der Therapieerfolg verbessert wird.

Literatur

ABBOTT, R.J.; LOIZOU, L.A.: Neuroleptic malignant syndrome. Brit. J. Psychiatry *148*, 47–51 (1986).
ACKENHEIL, M.: Neuroleptics. In: HIPPIUS, H.; WINOKUR, G. (Hrsg.): Psychopharmacology, Part 2: Clinical Pharmacology, S. 76–85. Amsterdam: Excerpta Medica 1983.
ACKENHEIL, M.; HIPPIUS, H.: Clozapine. In: USDIN, E., FORREST, J.S., (Hrsg.): Psychotherapeutic Drugs, Part 2, S. 923–956. New York, Basel: Marcel Dekker 1977.
ADAMS, H.R.; MANIAN, A.A.; STEINBERG, M.L.; BUCKLEY, J.P.: Effects of promazine and chlorpromazine metabolites on cornea. In: FORREST, L.S.; CARR, C.J.; USDIN, E. (Hrsg.): Advances in Biochemical Psychopharmacology, Vol. 9, S. 281–293. New York: Raven Press 1974.
AKAIKE, A.; SASA, M.; TAKAORI, S.: Effect of haloperidol and sulpiride on dopamine-induced inhibition of nucleus accumbens neurons. Life Sci. *32*, 2649–2653 (1983).
AMSLER, H.A., TEERENHOVI, L.; BARTH, E.; HARJULA, K.; VUOPIO, P.: Agranulocytosis in patients treated with clozapine. Acta Psychiat. Scand. *56*, 241–248 (1977).
ANDÉN, N.E.; STOCK, G.: Effect of clozapine on the turnover of dopamine in the corpus striatum and the limbic system. J. Pharm. Pharmacol. *25*, 346–348 (1973).
ANDERMANN, B.; GRIFFITH, R.W.: Clozapine-induced agranulocytosis: a situation report up to August 1976. Europ. J. Clin. Pharmacol. *11*, 199–201 (1977).
ANLEZARK, G.M.; MARSDEN, C.D.; MELDRUM, B.S.: A primate model of acute dystonic reaction to neuroleptics. Brit. J. Pharmacol. *56*, 381P (1976).
ARNT, J.: Neuroleptic inhibition of 6,7-ADTN-induced hyperactivity after injection into the nucleus accumbens. Specificity and comparison with other models. Europ. J. Pharmacol. *90*, 47–55 (1983).
ARNT, J.; HYTTEL, J.: Differential inhibition by dopamine D-1 and D-2 antagonists of circling behaviour induced by dopamine agonists in rats with unilateral 6-hydroxydopamine lesions. Europ. J. Pharmacol. *102*, 349–354 (1984).
ASPER, H.; BAGGIOLINI, M.; BÜRKI, H.R.; LAUENER, H.; RUCH, W.; STILLE, G.: Tolerance phenomena with neuroleptics. Catalepsy, apomorphine stereotypies and striatal dopamine metabolisme in the rat after single and repeated administration of loxapine and haloperidol. Europ. J. Pharmacol. *22*, 287–249 (1973).
AUBERT, C.: Les hyperthermies dues aux neuroleptiques. Encéphale *62*, 126–159 (1973).
AYD, F.J.: Early-onset neuroleptic-induced extrapyramidal reactions: a second survey, 1961–1981. In COYLE, J.T.; ENNA, S.J. (Hrsg.): Neuroleptics, Neurochemical, Behavioral and Clinical Perspectives, S. 75–92. Raven Press 1983.
BACOPOULOS, N.G.: Biochemical mechanism of tolerance to neuroleptic drugs; regional differencies in rat brain. Europ. J. Pharmacol. *70*, 285–286 (1981).

BACOPOULOS, N.G.; BUSTOS, G.; REDMOND, D.E.; BAULU, J.: Regional sensitivity of primate brain dopaminergic neurons to haloperidol: Alteration following chronic treatment. Brain Res. *157*, 396–401 (1978).

BACOPOULOS, N.G.; REDMOND, D.E.; BAULU, J.; ROTH, R.H.: Chronic haloperidol or fluphenazine. Effects on dopamine metabolism in brain, cerebrospinal fluid and plasma of Cercopithecus aethiops (vervet monkey). J. Pharmacol. Exp. Ther. *212*, 1–5 (1980).

BACOPOULOS, N.G.; SPOKES, E.G.; BIRD, E.G.; ROTH, R.H.: Antipsychotic drug action in schizophrenic patients: Effect on cortical dopamine metabolism after long term treatment. Science *205*, 1405–1407 (1979).

BALDESSARINI, R.J.: Drugs and the treatment of psychiatric disorders. In: GOODMAN, GILMAN A.; GOODMAN, L.S.; HALL, T.W.; MURAD, F.: The pharmacological Basis of Therapeutics, 7th ed., S. 387–445. New York: Macmillan Publ. Co. 1985.

BANNET, J.; BELMAKER, R.H.; EBSTEIN, R.P.: Individual differencies in the response of dopamine receptor numbers to chronic haloperidol treatment. Biol. Psychiatry *16*, 1059–1065 (1981).

BANNON, M.J.; REINHARD, J.F.; BUNNEY, E.B.; ROTH, R.H.: Unique response to antipsychotic drugs is due to absence of terminal autoreceptors in mesocortical neurons. Nature *294*, 444–445 (1982).

BANNON, M.J.; ROTH, R.H.: Pharmacology of mesocortical neurons. Pharmacolog. Rev. *35*, 53–85 (1983).

BANNON, M.J.; WOLF, M.E.; ROTH, R.H.: Pharmacology of dopamine neurons innervating the prefrontal cingulate and piriform cortices. Europ. J. Pharmacol. *91*, 119–125 (1983).

BARNETT, A.: Review on dopamine receptors: Drugs Fut. *11*, 49–57 (1986).

BARTHOLINI, G.: Drug-induced changes of dopamine turnover in striatum and limbic system of the rat. J. Pharm. Pharmacol. *27*, 439–442 (1975).

BARTHOLINI, G.; Differential effect of neuroleptic drugs on dopamine turnover in the extrapyramidal and limbic system. J. Pharm. Pharmacol. *28*, 429–433 (1976).

BATEMAN, D.N.: Pharmacokinetics and metabolism of benzamides. In: STANLEY, M.; ROTROSEN, I., (Hrsg.): Advances in Biochemical Pharmacology, Vol. 35, S. 143–162 New York: Raven Press 1982.

BAUER, D.; GAERTNER, H.R.: Wirkungen der Neuroleptika auf die Leberfunktion, das blutbildende System, den Blutdruck und die Temperaturregulation. Ein Vergleich zwischen Clozapin, Perazin und Haloperidol anhand von Krankenblattauswertungen. Pharmacopsychiat. *16*, 23–29 (1983).

Beart, P.M.; Gundlach, A.L.: 3,4-Dihydroxyphenylacetic acid (DOPAC) and the rat mesolimbic dopaminergic pathway: Drug effects and evidence for somatodendritic mechanisms. Brit. J. Pharmacol. *69*, 241–247 (1981).

BENAKIS, A.; REY, C.: Etude autoradiographique du sulpride ^{14}C chez la souris et le rat. Localisation spécifique au niveau de l'hypophyse du rat après administration unique et administrations répétées. J. Pharmacol. (Paris) *7*, 367–378 (1976).

BENKERT, O.; HIPPIUS, H.: Psychiatrische Pharmakotherapie. Ein Grundriß für Ärzte und Studenten. Berlin, Heidelberg, New York: Springer-Verlag 1980.

BEUMONT, P.J.V.; BERGEN, J.: Neuroendocrine effects of neuroleptics. In: BEUMONT, R.J.V.; BERGEN, J. (Hrsg.), Handbook of Psychiatry and Endocrinology, S. 157–181. 1982.

BISCHOFF, S.; BÜRKI, H.R.; EMRICH, H.M.; JAECKEL, J.; KORNHUBER, J.; RUHLAND, M.; SCHMID, W.J.; WOGGON, B.: Biochemical and molecular mechanisms of action of neuroleptics, alternatives to the classical dopamine hypothesis. Minutes of a discussion group. Pharmacopsychiat. *19*, 140–144 (1986).

BLOOM, F.; SEGAL, D.; LING, N.; GUILLEMIN, R.: Endorphins: Profound behavioral effects in rats suggest new etiological factors in mental illness. Science *194*, 630–632 (1976).

BLUM, A.; MAURUSCHAT, W.: Temperaturanstiege und Bluteiweißveränderungen unter der Therapie mit Neuroleptika unter besonderer Berücksichtigung des neuartigen Dibenzodiazepin-Derivates Clozapin. Pharmakopsychiat. *5*, 155–169 (1972).

BOGERTS, B.: A brainstem atlas of catecholaminergic neurons in man, using melanin as a natural marker. J. Comp. Neurol. *197*, 63–80 (1981).
BORENSTEIN, P.; CHAMPION, C.; CUJO, P.; GEKIERE, F.; OLIVENSTEIN, C.; KRAMERZ, P.: Un psychotrope original: le Sulpiride, Sem. Hop. Paris *45*, 1301–1314 (1969).
BORISON, R.L.; FIELDS, J.Z.; DIAMOND, B.I.: Antipsychotic drugs and brain site specific action. Fed. Proc. *40*, 238 (1981).
BOWERS, M.D.; ROZITIS, A.: Regional differences in homovanillic acid concentrations after acute and chronic administration of antipsychotic drugs. J. Pharm. Pharmacol. *26*, 743–745 (1974).
BREYER-PFAFF, U.: Metabolism and kinetics, In. HOFFMEISTER, F.; STILLE, G. (Hrsg.), Psychotropic Agents, Part 1: Antipsychotics and Antidepressants, S. 287–304. Berlin, Heidelberg, New York: Springer-Verlag 1980.
BREYER-PFAFF, U.: Klinische Pharmakokinetik der Neuroleptika. In: LANGER, G., HEIMANN, H., (Hrsg.), Psychopharmaka, Grundlagen und Therapie, S. 251–258. Wien: Springer-Verlag 1983.
BROWN, E.M.; ATTIE, M.F.; REEN, S.; GARDNER, D.G.; KEBABIAN, J.; AURBACH, G.D.: Characterization of dopaminergic receptors in dispersed parathyroid cells. Mol. Pharmacol. *18*, 335–340 (1980).
BÜRKI, H.R.: Metabolismus von Dopamin und Noradrenalin im Hirn der Ratte nach akuter und chronischer Verabreichung von Haloperidol, Loxapin und Clozapin: Arzneim.-Forsch./Drug Res. *24*, 983–984 (1974).
–: Correlation between ^{3}H-haloperidol binding in the striatum and brain amine metabolism in the rat after treatment with neuroleptics. Life Sci. *23*, 437–442 (1978).
–: Neurobiochemische Wirkungen der Neuroleptika. In: LANGER, G.; HEIMANN, H., (Hrsg.), Psychopharmaka, Grundlagen und Therapie, S. 213–223. Wien: Springer-Verlag 1983.
BÜRKI, H.R.; RUCH, W.; ASPER, H.: Effects of clozapine, thioridazine, perlapine and haloperidol on the metabolism of biogenic amines in the brain of rats. Psychopharmacologia (Berl.) *41*, 27–33 (1975).
BÜRKI, H.R.; RUCH, W.; ASPER, H.; BAGGIOLINI, M.; STILLE, G.: Effect of single and repeated administration of clozapine on the metabolism of dopamine and noradrenaline in the brain of the rat. Europ. J. Pharmacol. *27*, 180–190 (1974).
BUNNEY, B.S.: The electrophysiological pharmacology of midbrain dopaminergic systems. In: HORN, A.S.; KORF, J.; WESTERINK, B.H.C., (Hrsg.), The Neurobiology of Dopamine, S. 417–452. New York: Adacemic Press 1979.
BUNNEY, B.S.: Neuroleptics: Electrophysiological pharmacology. In: COYLE, J.T.; ENNA, S.J., (Hrsg.), Neuroleptics: Neurochemical, Behavioral and Clinical Perspectives, S. 157–181. New York: Raven Press 1983.
BUNNEY, B.S.; GRACE, A.A.: Acute and chronic haloperidol treatment: Comparison of effects on nigral dopaminergic cell activity. Life Sci. *23*, 1715–1728 (1978).
BUNNEY, B.S.; WALTERS, J.R.; ROTH, R.H.; AGHAJANIAN, G.K.: Dopaminergic neurons: Effect of antipsychotic drugs and amphetamine on single cell activity. J. Pharmacol. Exp. Ther. *185*, 560–571 (1973).
BURROWS, G.D.; DAVIES, B.M.: An introduction to the use of antipsychotic drugs. In: BURROWS, G.D.; NORMAN, T.R.; DAVIES, B., (Hrsg.), Drugs in Psychiatry, Vol. 3: Antipsychotics, S. 3–8. Amsterdam: Elsevier 1985.
BURT, D.R.; ENNA, S.J.; CREESE, I.; SNYDER, S.H.: Dopamine receptor binding in the corpus striatum of mammalian brain. Proc. Nat. Acad. Sci. *72*, 4655–4659 (1975).
CALDWELL, A.E.: History of psychopharmacology. In: CLARK, W.G.; DEL GIUDICE, J., (Hrsg.), Principles of Psychopharmacology, S. 9–40. New York: Academic Press 1978.
CARLSSON, A.: Receptor-mediated control of dopamine metabolism. In: USDIN, E.; BUNNEY, W.E., (Hrsg.), Pre- and Postsynaptic Receptors, S. 49–65. New York: Marcel Dekker 1975.
CARLSSON, A.: Antipsychotic drugs, neurotransmitters and schizophrenia. Am J. Psychiat. *134*, 164–173 (1978).

CARLSSON, A.; LINDQVIST, M.: Effect of chlorpromazine or haloperidol an formation of 3-methoxytyramine and normetanephrine in mouse brain. Acta Pharmacol. (Kopenhagen) 20, 140–144 (1963).

CARPENTER, M. B.: Interconnections between the corpus striatum and brain stem nuclei. In: MCKENZIE, J. S.; KEMM, R. E.; WILCOCK, L. N., The Basal Ganglia, Structure and Function. New York, London: Plenum Press 1984.

CASEY, D.E.: Behavioral effects of long-term neuroleptic treatment in cebus monkeys, In: CASEY, D.E.; CHASE, T.N.; CHRISTENSEN, A.V.; GERLACH, J.: Dyskinesia, Research and Treatment, S. 211–216. Berlin-Heidelberg-New York: Springer-Verlag 1985.

CEULEMANS, D.L.S.; GELDERS, J.G.; HOPPENBROUWERS, M.A.J.; REYNTJENS, A.J.M.; JANSSEN, P.A.J.: Effect of serotonin antagonism in schizophrenia: A pilot study with setoperone. Psychopharmacol. 85, 329–332 (1985).

CHANG, R.S.L.; LOTTI, V.J.; MARTIN, G.E.; CHEN, T.B.: Increase in brain ^{125}I-cholecystokinin (CCK) receptor binding following chronic haloperidol treatment, intracysternal 6-hydroxydopamine or ventral tegmental lesions. Life Sci. 32, 871–878 (1983).

CHANG, R.S.L.; TRAN, V.T.; SNYDER, S.H.: Heterogeneity of histamine H_1-receptors: Species variation in [^{3}H]-mepyramine binding of brain membranes. J. Neurochem. 32, 1653–1663 (1979).

CHENEY, D.L.; COSTA, E.: Biochemical pharmacology of cholinergic neurons. In: LIPTON, M.A.; DIMASCIO, A.; KILLAM, K.F., (Hrsg.), Psychopharmacology: A Generation of Progress, S. 283–291. New York: Raven Press 1978.

CHIODO, L.A.; BANNON, M.J.; GRACE, A.A.; ROTH, R.H.; BUNNEY, B.S.: Evidence of impulse-regulating somatodendritic and synthesis-modulating subpopulations of mesocortical dopamine neurons. Neurosience 12, 1–16 (1984).

CHIODO, L.A.; BUNNEY, B.S.: Possible mechanism by which repeated clozapine administration differentially affects the activity of two subpopulations of midbrain dopamine neurons. J. Neurosience 5, 2539–2544 (1985).

CHRISTENSEN, A.V.; ARNT, J.; SVENDSEN, O.: Pharmacological differentiation of dopamine receptors D_1 and D_2 antagonists after single and repeated administration. In: CASEY, D.E.; CHASE, T.N.; CHRISTENSEN, A.V.; GERLACH, J., (Hrsg.), Dyskinesia, Research and Treatment, S. 182–190. Berlin-Heidelberg-New York: Springer-Verlag 1985.

CLOW, A.; JENNER, P.; MARSDEN, C.D.: Changes in dopamine-mediated behaviour during one year's neuroleptic administration. Europ. J. Pharmacol. 57, 365–375 (1979).

CLOW, A.; THEODOROU, A.; JENNER, P.; MARSDEN, C.D.: Changes in rat striatal dopamine turnover and receptor activity during one year's neuroleptic administration. Europ. J. Pharmacol. 63, 135–144 (1980).

COHEN, B.M.: The clinical utility of plasma neuroleptic levels. In: STANCER, H.C.; GARFINKEL, P.E.; RAKOFF, V.M. (Hrsg.), Guidelines for the Use of Psychotropic Drugs. A Clinical Handbook, S. 245–260. New York, London: Spectrum Publ. 1984.

COOK, L.; DAVIDSON, A.B.: Behavioral pharmacology: Animal models involving aversive control of behavior. In: LIPTON, M.A.; DIMASCIO A.; KILLAM, K.F., Psychopharmacology: A Generation of Progress, S. 563–567. New York: Raven Press 1978.

COOLS, A.R.; VAN ROSSUM, J.M.: Multiple receptors for brain dopamine in behavior regulation: Concept of dopamine-E and dopamine-I receptors. Life Sci. 27, 1237–1253 (1980).

COSTALL, B.; NAYLOR, R.J.: Neuroleptic and non-neuroleptic catalepsy. Arzneim.-Forsch./Drug Res. 23, 674–683 (1973).

–: A comparison of the abilities of typical neuroleptic agents and of thioridazine, clozapine, sulpiride and metoclopramide to antagonize the hyperactivity induced by dopamine applied intracerebrally to areas of the extrapyramidal and mesolimbic systems. Europ. J. Pharmacol. 40, 9–19 (1976).

COSTALL, B.; NAYLOR, R.J.; NOHRIA, V.: Climbing behaviour induced by apomorphine in mice: A potential model for the detection of neuroleptic activity. Europ. J. Pharmacol. 50, 39–50 (1978).

COUPET, J.; RAUH, C.H.: ³H-spiroperidol binding to dopamine receptors in rat striatal membranes: Influence of loxapine and its hydroxylated metabolites. Europ. J. Pharmacol. 55, 215–218 (1979).
CREESE, I.: Receptor interactions of neuroleptics. In: COYLE, J.T.; ENNA, S.J., (Hrsg.), Neuroleptics: Neurochemical, Behavioral and Clinical Perspectives, S. 183–222. New York: Raven Press 1983.
CREESE, I.; BURT, D.R.; SNYDER, S.H.: Dopamine receptor binding: Differentiation of agonist and antagonist states with ³H-dopamine and ³H-haloperidol. Life Sci. 17, 993–1002 (1975).
–: Dopamine receptor binding predicts clinical and pharmacological potencies of antischizophrenic drugs. Science 192, 481–483 (1976).
–: Biochemical actions of naeuroleptic drugs: Focus on the dopamine receptor. In: IVERSEN, L.L.; IVERSEN, S.D.; SNYDER, S.H., (Hrsg.), Handbook of Psychopharmacology, Vol. 10, S. 37–89. New York: Plenum Press 1978.
CRESSE, I.; MANIAN, A.A.; PROSSER, T.D.; SNYDER, S.H.: ³H-Haloperidol binding to dopamine receptors in rat corpus striatum: Influence of chlorpromazine metabolites and derivatives. Europ. J. Pharmacol. 47, 291–296 (1978).
CREESE, I.; SNYDER, S.H.: Behavioral and biochemical properties of the dopamine receptors. In: LIPTON, M.A.; DIMASCIO, A.; KILLAM, K.F. (Hrsg.), Psychopharmacology: A Generation of Progress, S. 377–388. New York: Raven Press 1978.
CROSS, A.J., CROW, T.J.; FERRIER, I.N.; JOHNSON, J.A.; JOHNSTONE, E.C.; OWEN, F.; OWENS, D.G.C.; POULTER, M.: Chemical and structural changes in the brain in patients with movement disorders. In: CASEY, D.E.; CHASE, T.N.; CHRISTENSEN, A.V.; GERLACH, J., (Hrsg.), Dyskinesia, Research and Treatment, S. 104–110. Berlin-Heidelberg-New York: Springer- Verlag 1985.
CURRY, S.H.: Phenothiazines: Metabolism and pharmacokinetis. In: BURROWS, G.D.; NORMAN, T.R.; DAVIES, B., (Hrsg.), Drugs in Psychiatry, Vol. 3: Antipsychotics, S. 79–97. Amsterdam: Elsevier 1985.
CURRY, S.H.; WHELPTON, R.; DE SCHEPPER, P.J.: Kinetics of Fluphenazine after fluphenazine dihydrochloride enanthate administration to man. Brit. J. Pharmacol. 7, 325–331 (1979).
DABBAGH, M.; STANLEY, M.; GERSHON, S.: New antipsychotic agents: Clinical studies, In: BURROWS, G.D.; NORMAN, T.R.; DAVIES, B., (Hrsg.), Drugs in Psychiatry, Vol. 3 Antipsychotics, S. 147–161. Amsterdam: Elsevier 1985.
DAHL, S.G.; STRANDJORD, R.E.: Pharmacokinetics of chlorpromazine after single and chronic dosage. Clin. Pharmacol. Ther. 21, 437–448 (1977).
DAVIS, J.M.; JAVAID, J.I.; JANICAK, P.G.; MOSTERT, M.: Antipsychotics: Plasma level and clinical response. In: BURROWS, G.D.; NORMAN, T.R.; DAVIES, B., (Hrsg.), Drugs in Psychiatry, Vol. 3: Antipsychotics, S. 57–70. Amsterdam: Elsevier 1985.
DELAY, J.; DENIKER, P.: Caractéristiques psychophysiologiques de médicaments neuroleptiques. In: GARATTINI, S.; GHETTI, V. (Hrsg.), The Psychotropic Drugs, S. 485–501. Amsterdam: Elsevier 1957.
DELAY, J.; DENIKER, P.; HARL, J.M: Utilisation Thérapeutique psychiatrique d'une phénothiazine d'action centrale élective. Ann. Méd. Psychol. 110, 112–117 (1952).
DELAY, J.; DENIKER, P.; TARDIEU, Y.; LEMPERIÈRE T.: Premiers essays en thérapeutique psychiatrique de la réserpine, alcaloide de la Rauwolfia serpentina, C.r. 52ᵉ Congr. des alién. et neurol. de langue franç. 836–841 (1954).
DENIKER, P.: Discovery of the clinical use of neueoleptics. In: PARNHAM, M.J.; BRUINVELS, J., (Hrsg.), Discoveries in Pharmacoly, Vol. 1: Psycho- and Neuropharmacology, S. 163–180. Amsterdam: Elsevier 1983.
DE RYCK, M.; SCHALLERT, T.; TEITELBAUM, P.: Morphine versus haloperidol catalepsy in the rat: A behavioral analysis of postural support mechanisms. Braun Res. 201, 143–172 (1980).
DOMINO, E.F.: Induction of tardive dyskinesia in cebus apella and macaca speciosa monkeys: A review. In: CASEY, D.A.; CHASE, T.N.; CHRISTENSEN, A.V.; GERLACH, J.,

(Hrsg.), Dyskinesia, Research and Treatment, S. 217–223. Berlin-Heidelberg-New York: Springer-Verlag 1985.

DUNSTAN, R.; JACKSON, D.M.: Further evidence for a change in central α-noradrenergic receptor sensitivity after withdrawal from long-term haloperidol treatment. Naunyn-Schmiedebergs Arch. Pharmacol. *303*, 153–156 (1978).

DYSKEN, M.W.; JAVAID, J.I.; CHANG, S.S.; SCHAFFER, C.; SHAHID, A.; DAVIS, J.M.: Fluphenazine pharmacokinetics and therapeutic response. Psychopharmacol. *73* 205–210 (1981).

EDWARDS, J.; ALEXANDER, J.R.; ALEXANDER, M.S.; GORDONA, A.; ZUTCH, T.: Controlled trial of sulpiride in chronic schizophrenic patients. Brit. J. Psychiat. *137*, 522–529 (1980).

ELLIOTT, P.N.C.; JENNER, P.; HUIZING, G.; MARSDEN, C.D.; MILLER, R.: Substituted benzamides as cerebral dopamine antagonists in rodents. Neuropharmacol. *16*, 333–342 (1977).

ENNA, S.J.; COYLE, J.T.: Neuroleptics, In: COYLE, J.T.; ENNA, S.J., (Hrsg.), Neuroleptics: Neurochemical, Behavioral and Clinical Perspectives, S. 1–14. New York: Raven Press 1983.

ERLE, G.; BASSO, M.; SICCOLO, N.; SCANDELLARI, C.: Effect of chlorpromazine on blood glucose and plasma insulin in man. Europ. J. Clin. Pharmacol. *11*, 15–18 (1977).

EXSTEIN, I.; AUGUSTHY, K.A.; GOLD, M.S.; POTTASH, A.L.C.; MARTIN, D.; POTTER, W.Z.: Plasma haloperidol levels and clinical responses in acute schizophrenia. Psychopharmacol. Bull. *18*, 156–158 (1982).

FARDE, L; WIESEL, F.A.; HALL, H.; HALLDIN, C.; STONE-ELANDER, S.; SEDVALL, G.: No D_2 receptor increase in PET study of schizophrenia. Arch. Gen. Psychiat. *44*, 671–672 (1987).

FIELDING, S.; LAL, H.: Behavioral actions of neuroleptics. In: IVERSEN, L.L.; IVERSEN, S.D.; SNYDER, S.H., (Hrsg.), Handbook of Psychopharmacol., Vol. 10, 91–128. New York: Plenum Press, 1978.

FIELDS, J.Z.; REISINE, T.D.; YAMAMURA, H.I.: Biochemical demonstration of dopaminergic receptors in rat and human brain using ^{3}H-Spiroperidol. Brain Res. *136*, 578–584 (1977).

FINK, H.; MORGENSTERN, R.; OELSSNER, W.: Clozapine-A serotonine antagonist? Pharmacol., Biochem., Behavior *20. 513–517 (1984)*.

FORSMAN, A.; ÖHMAN, R.: Applied pharmacokinetics of haloperidol in man. Curr, Ther. Res. *21*, 396–411 (1977).

FREEDBERG, K.A.; INNIS, R.B.; CREESE, I.; SNYDER, S.H.: Antischizophrenic drugs: differential plasma protein binding and therapeutic activity. Life Sci. *24*, 2467–2474 (1979).

FREY, P.: Cholecystokinin octapeptide (CCK 26–33), nonsulfated octapeptide and tetrapeptide (CCK 30–33) in rat brain: analysis by high pressure liquid chromatography (HPLC) and radioimmunassay (RIA). Neurochem. Int. *5*, 811–815 (1983).

FUXE, K.; AGNATI, L.; TSUCHIYA, K.; HÖKFELT, T.; JOHANSSON, O.; JONSSON, G.; LIDBRINK, A.; LÖFSTRÖM, A.; UNGERSTEDT, U.: Effect of antipsychotic drugs on central catecholamine neurons of the brain. In: SEDVALL, G.; UVNÄS, B.; ZOTTERMAN, J., (Hrsg.), Antipsychotic Drugs, Pharmacodynamics and Pharmacokinetics, S. 117–132. Oxford, New York: Pergamon Press 1975.

GAERTNER, H.J.: Klinische Pharmakologie der Neuroleptika. In: LANGER, G.; HEIMANN, H., Psychopharmaka, Grundlagen und Therapie, S. 227–251. Wien: Springer-Verlag 1983.

GALE, K.: Chronic blockade of dopamine receptors by antischizophrenic drugs enhance GABA binding in substantia nigra. Nature *283* 569–570 (1980).

GOODE, D.J.; CORBETT, W.T.; SCHEY, H.M.; SUH, S.H.; WOODIE, B.; MORRIS, D.L.; MORRISEY, L.: Breast cancer in hospitalized psychiatric patients. Am. J. Psychiat. *138*, 804–806 (1981).

GOVONI, S.; SPANO, P.F.; TRABUCCHI, M.: ^{3}H-haloperidol and ^{3}H-spiroperidol in rat striatum during aging. J. Pharm. Pharmacol. *30*, 448–449 (1978).

GOWER, Y.J.; MARRIOTT, A.E.: Pharmacological evidence for the subclassification of central dopamine receptors in the rat. Brit. J. Pharmacol. 77, 185–194 (1982).

GRACE, A.A.; BUNNEY, B.S.: Nigral dopamine neurons: Intracellular recording identification with L-dopa injection and histofluorescence. Sci. 210, 654–656 (1980).

GREENBERG, D.A.; U'PRICHARD, D.C.; SNYDER, S.H.: Alpha noradrenergic receptor binding in mammalian brain: Differential labeling of agonist and antagonist states. Life Sci. 19, 69–76 (1976).

GROVES, P.M.: A theory of the functional organisation of the neostriatum and the neostriatal control of voluntary movements. Brain Res. Rev. 5 109–132 (1983).

GUNNE, L.M.; BÁRÁNI, S.: Haloperidol-induced tardive dyskinesia in monkeys. Psychopharmacol. 50, 237–240 (1976).

GUNNE, L.M.; HÄGGSTRÖM, J.-E.: Reduction of nigral glutamic acid decarboxylase in rats with neuroleptic induced oral dyskinesia. Psychopharmacol. 81 191–194 (1983).

GUNNE, L.M.; HÄGGSTRÖM, J.-E.; SJÖQVIST, B.: Association with persistant neuroleptic-induced dyskinesia of regional changes in brain GABA synthesis. Nature 309 347–349 (1984).

HAASE, H.-J.; Clinical observations on the action of neuroleptics. In: HAASE, H.-J., JANSSEN, P.A.J., (Hrsg.), The Action of Neuroleptics, S. 1–283. Amsterdam, New York, Oxford: Elsevier 1985.

HAASE, H.-J.: Das therapeutische Achsensyndrom neuroleptischer Medikamente und seine Beziehungen zu extrapyramidaler Symptomatik. Fortschr. Neurol. Psychiat. 29, 245–268 (1961).

HALL, M.D.; JENNER, P.; KELLY, E.; MARSDEN, C.D.: Differential anatomical loction of [^{3}H]-N,n-propylnor-apomorphine and [^{3}H]-spiperone binding sites in the striatum and the substantia nigra of the rat. Brit. J. Pharmacol. 79, 599–610 (1983).

HAMON, J.; PARAIRE, J.; VELLUZ, J.: Remarques sur l'action du 4560 RP sur l'agitation maniaque. Ann. méd-psychol. 110, 331–335 (1952).

HANSON, G.R.; ALPHS, L.; WOLF, R.; LEVINE, R.; LOVENBERG, W.: Haloperidol-induced reduction of nigral substance P-like immunoreactivity: A probe for the interactions between dopamine and substance P neuronal systems. J. Pharmacol. Exp. Ther. 218 568–574 (1981).

HARACZ, H.L.: The dopamine hypothesis: An overview of studies with schizophrenic patients. Schizophrenia Bull. 8, 438–469 (1982).

HIPPIUS, H.: Psychopharmaka: Fortschritt oder Gefahr? Verhandl. Ges. Dtsch. Naturforsch. Ärzte 1976, 140–149. Berlin, Heidelberg, New York: Springer-Verlag 1976.

HITZMANN, R.J.; GARVER, D.L.; MAVROIDIS, M.; HIRSCHOWITZ, J.; ZEMLAN, F.P.: Fluphenazine activity and antipsychotic response. Psychopharmacol. 90 270–273 (1986).

HOBBS, D.C.; WELCH, W.M.; SHORT, M.J.; MOODY, W.A.; VAN DER VELDE, C.D.: Pharmacokinetics of thiothixene in man. Clin. Pharmacol. Ther. 16, 473–478 (1974).

HONDA, F.; SATOH, Y.; SHIMOMURA, K.; SATOH, H.; NOGUCHI, H.; UCHIDA, S.; KATO, R.: Dopamine receptor blocking activity of sulpiride in the central nervous system. Jap. J. Pharmacol. 27, 397–411 (1977).

HONG, J.S.; YANG, H.Y.T.; FRATTA, W.; COSTA, E.: Rat striatal methionine-enkephalin content after chronic treatment with cataleptogenic and noncataleptogenic antischizophrenic drugs. J. Pharmacol. Exp. Ther. 205, 141–147 (1978).

HONG, J.S.; YANG, H.Y.T.; GILLIN, J.C.; DIGIULIO, A.M:, FRATTA, W.; COSTA, E.: Chronic treatment with haloperidol accelerates biosynthesis of enkephalin in rat striatum. Brain Res. 160, 192–195 (1979).

HORNYKIEWICZ, O.: Brain catecholamines in schizophrenia. A good case for noradrenaline: Nature 1982, 484–486. (1982)

HUFF, R.M.; ADAMS, R.N.: Dopamine release in Nc. accumbens and striatum by clozapine: simultaneous monitoring by in vitro electrochemistry. Neuropharmacol. 19, 587–590 (1980).

HYTTEL, J.: A comparison of the effect of neuroleptic drugs on the binding of ^{3}H-haloperi-

dol and ³H-cis(Z)-flupenthixol and on adenylate cyclase activity in rat striatal tissue in vitro. Progr. Neuro-Psychopharmacol. *2* 329–335 (1978).
ITIL, T. M.; SOLDATOS, C.: Epileptogenic side effects of psychotropic drugs. Practical recommendations: J. Am. Med. Assoc. *244*, 1460–1463 (1980).
ITOH, H.; SHIMAZONO, Y.; KAWAKITA, Y.; KUDO, Y.; SATOH, Y.; TAKAHASHI, R.: Clinical evaluation of ceruletide in schizophrenia: A multi-institutional cooperative double-blind controlled study. Psychopharmacol. Bull. *2*, 123–128 (1986).
IVERSEN, L. L.: Mechanism of action of antipsychotic drugs: Retrospect and prospect. In: IVERSEN, S. D., (Hrsg.), Psychopharmacology: Recent Advances and Future Prospects, S. 204–215. Oxford University Press, 1985.
JANSSEN, P. A. J.: Vergleichende pharmakologische Daten über sechs basische 4'-Fluorobutyrophenon-Derivate. Haloperidol, Haloanison, Triperidol, Methylperidid und Dipiperon. 1. und 2. Mitteilung. Arzneim.Forsch./Drug Res. *11*, 819–824, 932–938 (1961).
–: Haloperidol and related butyrophenones. In: GORDON M., (Hrsg.), Psychopharmacological Agents, S. 199–248. New York, London: Academic Press 1967.
–: The pharmacology of neuroleptic drugs. In: HAASE, H.-J.; JANSSEN, P. A. J., (Hrsg.), The Action of Neuroleptic Drugs, S. 285–317. Amsterdam: Elsevier 1985.
JANSSEN, P. A. J.; NIEMEGEERS, C. J. E.: Chemistry and pharmacology of compounds related to 4-(4-hydroxy-phenyl-piperidino-butyrophenone. Part II. Inhibition of apomorphine vomiting in dogs. Arzneim.Forsch. *9*, 765-767 (1959).
JANSSEN, P. A. J.; VAN BEVER, W. F. M.: Structure-activity relationships of butyrophenones and diphenylbutylpiperidines. In: IVERSEN, L. L.; IVERSEN, S. D.; SNYDER, S. H., (Hrsg.), Handbook of Psychopharmacology Vol. 10, S. 1–35 New York, London: Plenum Press 1978.
JENNER, P.; RUPNIAK, N. M. J.; MARSDEN, C. D.: Differential alteration of striatal D-1 and D-2 receptors induced by long-term administration of haloperidol, sulpiride or clozapine to rats. In: CASEY, D. E.; CHASE, T. N.; CHRISTENSEN, A. V.; GERLACH, J., (Hrsg.), Dyskinesia, Research and Treatment, S. 174–181. Berlin-Heidelberg-New York-Tokyo: Springer-Verlag 1985.
JONES, D. L.; MOGENSON, G. J.: Nucleus accumbens to globus pallidus GABA projection subsurving ambulatory activity. Am. J. Physiol. *238*, R 63–69 (1980).
KEBABIAN, J. W.; CALNE, D. B.: Multiple receptors for dopamine. Nature *277*, 93–96 (1979).
KEBABIAN, J. W.; PETZOLD, G. L.; GREENGARD, P.: Dopamine-sensitive adenylate cyclase in caudate nucleus and its similarity to the dopamine receptor. Proc. Nat. Acad. Sci. *79*, 2145–2149 (1972).
KENDLER, K. S.; BRACHA, H. S.; DAVIS, K. L.: Dopamine autoreceptors and postsynaptic receptor blocking potency of neuroleptics. Europ. J. Pharmacol. *79*, 217–223 (1982).
KIM, J. S.; KORNHUBER, H. H.; SCHMID-BURGK, W.; HOLZMÜLLER, B.: Low cerebrospinal fluid glutamate in schizophrenic patients and new hypothesis on schizophrenia. Neurosci. Letters *20*, 379–382 (1980).
KLAWANS, H. L.: The Pharmacology of Extrapyramidal Movement Disorders. Basel: Karger 1973.
KLAWANS, H. L.; RUBOVITS, H.: An experimental model of tardive dyskinesia. J. Neural Transmission *33*, 235–246 (1972).
KLEIN, H. E.; CHANDRA, O.; MATUSSEK, M.: Therapeutische Wirkung und Plasmaspiegel von Thioridazin (Melleril®) bei schizophrenen Patienten, Pharmakopsychiat. *8*, 122–131 (1975).
KLEINLOGEL, H.: The rat's paradoxical sleep as a pharmacological test model. In: HERRMANN, W. M., (Hrsg.), EEG in Drug Research, S. 75–88. New York: Gustav Fischer 1982.
–: Spontaneous EEG paroxisms in the rat: effects of psychotropic and alpha-adrenergic agents. Neuropsychobiol. *13*, 206–213 (1985).
KLINE, N. S.: Use of Rauwolfia serpentina Benth. in neuropsychiatric conditions. Ann. N. Y. Acad. Sci. *59*, 107–132 (1954).

KÖHLER, C.; HAGLUND, L.; OEGREN, S.-O.; AENGEBY, T.: Regional blockade by neuroleptic drugs of in vivo ³H-spiperone binding in rat brain: Relation to blockade of apomorphine-induced hyperactivity and stereotypy. J. Neural Transmissoin 52, 163–173 (1981).

KORNHUBER, J.; KORNHUBER, M.E.: Presynaptic dopaminergic modulation of cortical input to the striatum. Life Sci. 39, 669–674 (1986).

KOUKKOU, M.; ANGST, J.; ZIMMER, D.: Paroxysmal EEG activities and psychopathology during treatment with clozapine. Pharmakopsychiat. 12, 173–183 (1984).

KRSKA, J.; SAMPATH, G.; SHAH, A.; SONI, S.D.: Radio receptor assay of serum neuroleptic levels in psychiatric patients. Brit. J. Psychiat. 148, 187–193 (1986).

KUGLER, J.; LORENZI, E.; SPATZ, R.; ZIMMERMANN, H.: Drug-induced paroxysmal EEG activities. Pharmacopsychiat. 12, 165–172 (1979).

KUHAR, M.J.; MURRIN, L.C.; MALIUF, A.T.; KLEMM, N.: Dopamine receptor binding in vivo: the feasibility of autoradiographic studies. Life Sci. 22, 203–210 (1978).

LABORIT, H.; HUGUENARD, P.; ALLUAUME, R.: Un nouveau stabilisateur végétatif (le 4560 RP). Presse méd. 60, 204–208 (1952).

LEE, T.; SEEMAN, P.: Elevation of brain neuroleptic/dopamine receptors in schizophrenia. Am. J. Psychiat. 137 191–197 (1980).

LEFF, S.E.; CREESE, I.: Dopamine receptors re-explained. TIPS 4, 463–467 (1983).

LEHMANN, J.; LANGER, S.Z.: The striatel cholinergic interneuron: Synaptic target of dopamineric terminals? Neurosci. 10 1105–1120 (1983).

LEYSEN, J.E.; GOMMEREN, W.; LADURON, P.M.: Spiperone: a ligand of choice for neuroleptic receptors. I. Kinetics and characteristics of in vitro binding. Biochem. Pharmacol. 27, 307–316 (1978).

LINDVALL, O.: Dopamine pathways in the rat brain. In: HORN, A.S.; KORF, J.; WESTERINK, B.H.C., (Hrsg.), The Neurobiology of Dopamine, S. 319–342. New York: Academic Press 1979.

LINDVALL, O.; BJORKLUND, A.: The Organisation of the ascending catecholamine neurone system in the rat brain as revealed by the glyoxalic acid fluorescence method. Acta Physiol. Scand. 412, 1–48 (1974).

LOGOTHETIS, J.: Spontaneous epileptic seizures and electro-encephalographic changes in the course of phenothiazine therapy. Neurology 17, 869–877 (1967).

LOONEN, A.J.M.; VAN WIJNGAARDEN, I.; JANSSEN, P.J.A.; SOUDIJN, W.: Regional distribution of halopemide, a new psychotropic agent, in the rat brain at different time intervals and after chronic administration. Life Sci. 24, 609–614 (1979).

LOTZ, W.; KRAUSE, R.: Correlation between the effects of neuroleptics on prolactin release, mammary stimulation and the vaginal cycle in rats. J. Endocrinol. 76, 507–515 (1978).

MACKAY, A.V.P.; BIRD, ED.; SPOKES, E.G.; ROSSOR, M.; IVERSEN, L.L.; CREESE, I.; SNYDER, S.H.: Dopamine receptors and schizophrenia: drug effect or illness? Lancet II 915–916 (1980).

MAGLIOZZI, J.R.; HOLLISTER, L.E.; ARNOLD, K.V.; EARLE, G.M.: Relationship of serum haloperidol levels to clinical response in schizophrenic patients. Amer. J. Psychiat. 138, 365–367 (1981).

MARSDEN, C.D.; TARSY, D.; BALDESSARINI, R.J.: Spontaneous and drug-induced movement disorders in psychotic patients. In: BENSON, D.F.; BLUMER, D., (Hrsg.), Psychiatric Aspects of Neurological Diseases, S. 219–266. New York, San Francisco, London: Grune u. Stratton 1975.

MASON, S.T.: Designing a non-neuroleptic antischizophrenic drug: the noradrenergic strategy. TIPS 4, 353–355 (1983).

MATTES, J.A.; HOM, W.H.; ROCHFORD, J.M.: A high-dose doubleblind study of ceruletide in the treatment of schizophrenia. Amer. J. Psychiat. 142, 1482–1484 (1985).

MATTHYSSE, S.: Antipsychotic drug actions. A clue to pathology of schizophrenia? Fed. Proc. 32, 200–205 (1973).

MCKINNEY, W.T.; MORAN, E.C.; KRAEMER, G.W.; PRANCE, A.J.: Long-term chlorpromazine in rhesus monkeys: production of dyskinesias and changes in social behavior. Psychopharmacol. 72, 35–39 (1980).

MELTZER, H.Y.; STAHL, S.M.: The dopamine hypothesis of schizophrenia: a review. Schizophrenia Bull. *2*, 19–76 (1976).
MELTZER, H.Y.; GOODE, D.J.; FANG, V.S.: The effect of psychotropic drugs on endocrine function. I. Neuroleptics, precursors and agonists. In: LIPTON, M.A.; DIMASCIO, A.; KILLAM, K.F., (Hrsg.), Psychopharmacology: A Generation of Progress, S. 509–801. New York: Raven Press 1978.
MELTZER, H.Y.; KOLAKOWSKA, T.; FANG, V.S.; FOGG, L.; ROBERTSON, A.; LEWINE, R.; STRAHILEVITZ, M.; BUSCH, D.: Growth hormone and prolactin response to apomorphine in schizophrenia and major affective disorders. Arch. Gen. Psychiatry *41*, 512–519 (1984).
MELTZER, H.Y.; SIMONOVIC, M.; SO, R.: Effects of a series of substituted benzamides on rat prolactin secretion and ^{3}H-spiperone binding to bovine anterior pituitary membranes. Life Sci. *32*, 2877–2886 (1983).
MELTZER, H.Y.; SO, R.; MILLER, R.J.; FANG, V.S.: Comparison of the effects of substituted benzamides and standard neuroleptics on the binding of ^{3}H-spiroperidol in the rat pituitary and striatum with in vivo effects on rat prolactin secretion. Life Sci. *25*, 573–584 (1979).
MIELKE, D.H.; GALLANT, D.M.; RONIGER, J.J.; KESSLER, C.; KESSLER, L.R.: Sulpiride: Evaluation of antipsychotic activity in schizophrenic patients. Dis. Nerv. Syst. *38*, 569–571 (1977).
MILLER, D.D.; HERSHEY, L.A.; DUFFY, J.P.: Serum haloperidol concentration and clinical response in acute psychosis. Drug Intell. Clin. Pharm. *17*, 445 (1983).
MISRA, C.H.; SHELAT, H.; SMITH, R.C.: Age affects brain dopamine receptors. Europ. J. Pharmacol. *85*, 343–346 (1983).
MIYAZAKI, H.; MATSUNAGA, Y.; NAMBU, K.; OH-E, Y.; YOSHIDA, K.; HASCHIMOTO, M.: Disposition and metabolism of [^{14}C]- haloperidol in rats. Arzneim.Forsch/Drug Res. *36*, 443–456 (1986).
MØLLER-NIELSEN, I.; BOECK, V.; CHRISTENSEN, A.V.; DANNESKIOLD-SAMSOE, P.; HYTTEL, J.; LANGELAND, J.; PEDERSEN, V.; SVENDSEN, O.: The pharmacology of a new potent, long acting neuroleptic: piflutixol. Acta Pharmacol. Toxicol. *41*, 369–383 (1977).
MOLLOY, A.G.; WADDINGTON, J.L.: Dopaminergic behavior stereospecifically promoted by the D_1-agonist R-SK&F 38393 and selectively blocked by the D_1-antagonist SCH 23390. Psychopharmacol. *82*, 409–410 (1984).
MORGAN, K.T.; STROLIN-BENEDETTI, M.: Localization of a new neuroleptic in the pituitary of the rat. Experientia *33*, 1485–1486 (1977).
MURAGAIAH, K.; THEODOROU, A.; JENNER, P.; MARSDEN, C.D.: Alteration in cerebral dopamine function caused by administration of cis- and trans-flupenthixol for up to 18 months. Neurosci. *10*, 811–819 (1983).
NATHAN, S.R.; VAN KAMMEN, D.P.: Neuroendocrine effects of antipsychotic drugs. In: BURROWS, G.D.; NORMAN, T.R.; DAVIES, B., (Hrsg.), Drugs in Psychiatry Vol. 3 Antipsychotics, S. 11–25, Amsterdam: Elsevier 1985.
NOCE, R.H.; WILLIAMS, D.B.; RAPAPORT, W.: Reserpin (Serpasil) in the management of the mentally ill and mentally retarded. J. Amer. Med. Assoc. *156*, 821–824 (1954).
NORMAN, T.R.; SLOMAN, G.J.; BURROWS, G.D.: Adverse effects, cardiotoxicity and drug interactions of psychotropic drugs. In: BURROWS, G.D.; NORMAN, T.R.; DAVIES, B., Drugs in Psychiatry, Vol. 3: Antipsychotics, S. 253–267. Amsterdam: Elsevier 1985.
ÖHMANN, R.; AXELSSON, R.: Prolactine response to neuroleptics. Clinical and theoretical implications. J. Neural Transmission, Suppl. 7 (1980).
OKA, M.; KAMEI,C.; SHIMIZU, M.: Effect of neuroleptic drugs on the conditioned behavior after pretreatment with α- mthyltyrosine or p-chlorphenylalanine. Jap. J. Pharmacol. *27*, 807–915 (1977).
OLDS, J.; MILNER, P.: Positive reeinforcement produced by electrical stimulation of septal area and other regions. J. Comp. Physiol. Psychol. *47*, 419–427 (1954).
OLIVER, A.P.; LUCHINS, D.J.; WYATT, R.J.: Neuroleptic-induced seizures. Arch. Gen. Psychiatry *39*, 206–209 (1982).

OLSON, L.; NYSTRÖM, B.; SIEGER, A.: Monamine fluorescence histochemistry of human postmortem brain. Brain Res. 63, 231–247 (1973).
OVERALL, J.E.: Prior psychiatric treatment and the development of breast cancer. Arch.-Gen.Psychiatry 35, 898–899 (1978).
OWEN, F.; CRAWLEY, J.; CROSS, A.J.; CROW, T.J.; OLDLAND, S.R.; POULTER, M.; VEALL, N.; ZANELLI, G.D.: Dopamine, D_2-receptors, and schizophrenia. In: IVERSEN, S.D., (Hrsg.), Psychopharmacology, Recent Advances and Future Prospects, S. 216–227. Oxford, New York, Tokyo: Oxford University Press 1985.
PEARLSON, G.; COYLE, J.T.: The dopamine hypothesis and schizophrenia. In: COYLE, J.T.; ENNA, S.J., (Hrsg.), Neuroleptics: Neurochemical, Behavioral and Clinical Perspectives, S. 289–324. New York: Raven Press 1983.
PEROUTKA, S.J.; SNYDER, S.H.: Relationship of neuroleptic drug effects at brain dopamine, serotonin, α-adrenergic and histamine receptors to clinical Potency. Amer. J. Psychiatry 137, 1518–1522 (1980).
PEROUTKA, S.J.; U'PRICHARD, D.C.; GREENBERG, D.A.; SNYDER, S.H.: Neuroleptic drug interactions with norepinephrine alpha-receptor binding sites in rat brain. Neuropharmacol. 16, 549–556 (1977).
PETERSEN, P.V.; NIELSEN, I.M.; PEDERSEN, V.; JORGENSEN, A.; LASSEN, N.: Thioxanthenes. In: USDIN, E.; FORREST, I.S., Psychotherapeutic Drugs, Part 2: Applications, S. 827–867. New York, Basel: Marcel Dekker 1977.
POTTER, W.Z.; BERTILSSON, L.; SJÖQVIST, F.: Clinical Pharmacokinetics of psychotropic drugs: Fundamental and practical aspects. In: VAN PRAAG, H.M.; LADER, M.H.; RAFAELSEN, O.J.; SACHAR, E.J., Handbook of Biological Psychiatry, S. 71–134. New York, Basel: Marcel Dekker 1981.
POVLSEN, U.J.; NORING, U.; FOG, R.; GERLACH, J.: Tolerability and therapeutic effect of clozapine. A retrospective investigation of 216 patients treated with clozapine for up to 12 years. Acta psychiatr. Scand. 71 176–185 (1984).
RASTOGI, R.B.; SINGHAL, R.L.; LAPIERRE, Y.D.: Effects of short- and long-term neuroleptic treatment on brain serotonin synthesis and turnover: focus on the serotonin hypothesis of schizophrenia. Life Sci. 29, 735–741 (1981).
REINA, G.; SACCHI, C.; AGUGGINI, G.: Analysis of antiemetic effects of sulpiride isomers in dogs. In: SPANO, P.F.; TRABUCCHI, M.; CORSINI, G.U.; GESSA, G.L., Sulpiride and Other Benzamides, S. 83–99. New York: Raven Press 1979.
RISCH, S.; GROOM, G.P.; JANOWSKY, D.S.: The effects of psychotropic drugs on the cardiovascular system. J. Clin. Psychiatry 16–31 (1982).
RIVERA-CALIMLIN, L.; HERSHEY, L.: Neuroleptic concentrations and clinical response. Amer. Rev. Pharmacol. Toxicol. 24, 361–386 (1984).
ROSENGARTEN, H.; SCHWEITZER, J.W.; FRIEDHOFF, A.J.: Induction of oral dyskinesias in naive rats by D_1-stimulation. Life Sci. 33, 2479–2482 (1983).
ROTH, R.H.; BACOPOULOS, N.G.; BUSTOS, G.; REDMOND, D.E.: Antipsychotic drugs: Differential effects on dopamine neurons in basal ganglia and mesocortex following chronic administration in human and nonhuman primates. In: CATTABENI, F.; RACAGNI, G.; SPANO, P.F.; COSTA, E., Advances in Biochemical Pharmacology, S. 513–520. New York: Raven Press 1980.
RUPNIAK, N.M.J.; KILPATRICK, G.; HALL, M.D.; JENNER, P.; MARSDEN, C.D. Differential alterations in striatal dopamine receptor sensitivity induced by repeated administration of clinically equivalent doses of haloperidol, sulpiride or clozapine in rats. Psychopharmacol. 84, 512–519 (1984).
SAYERS, A.C.; BÜRKI, H.R.; RUCH, W.; ASPER, H.: Neuroleptic induced hypersensitivity of striatal dopamine receptors in the rat as a model of tardive dyskinesias. Effect of clozapine, haloperidol loxapine and chlorpromazine. Psychopharmacol. 41, 97-104 (1975).
–: Anticholinergic properties of antipsychotic drugs and their relation to extrapyramidal side-effects. Psychopharmacol. 51, 15–22 (1976).

–: Animal models for tardive dysinesia: Effects of thioridazine. Psychopharmacol. 10, 291–295 (1977).
SAYERS, A.C.; KLEINLOGEL, H.: Neuropharmakologische Befunde unter chronischer Verabreichung von Haloperidol, Loxapin und Clozapin. Arzneim.Forsch./Drug Res. 24, 981–983 (1974).
SCATTON, B.: Differential regional development of tolerance to increase in dopamine turnover upon repeated neuroleptic administration. Europ. J. Pharmacol. 46, 363–369 (1977).
–: Further evidence for the involvment of D_2, but not D_1 dopamine receptors in dopaminergic control of striatal cholinergic transmission. Life Sci. 31, 2883–2890 (1982).
SCATTON, B.; BOIREAU, A.; GARRET, C.; GLOWINSKI, J.; JULOU, L.: Action of palmitic ester of pipotiazine on dopamine metabolism in the nigrostriatal, mesolimbic and mesocortical systems. Naunyn-Schmiedebergs Arch. Pharmacol. 296, 169–175 (1977).
SEEGER, T.S.; THAL, L.; GARDNER, E.L.: Behavioral and biochemical aspects of neuroleptic-induced dopaminergic supersensitivity: studies with chronic clozapine and haloperidol. Psychopharmacol. 76, 182–187 (1982).
SEEMAN, P.: Brain dopamine receptors. Pharmacol. Rev. 32, 230–313 (1981).
–: Brain dopamine receptors in schizophrenia and tardive dyskinesia. In: CASEY, D.E.; CHASE, T.N.; CHRISTENSEN, A.V.; GERLACH, J., (Hrsg.), Dyskinesia, Research and Treatment, S. 2–8. Berlin-Heidelberg-New York: Springer-Verlag 1985.
SEEMAN, P.; CHAU-WONG, M.; TEDESCO, J.; WONG, K.: Brain receptors for antipsychotic drugs and dopamine. Direct binding assays. Proc. Nat. Acad. Sci. 72, 4376–4380 (1975).
SEEMAN, P.; LEE, T.; CHAU-WONG, M.; WONG, K.: Antipsychotic drug dosis and neuroleptic/dopamine receptors. Nature 261, 717–719 (1976).
SEEMAN, P.; ULPIAN, C.: Neuroleptics have identical potencies in human brain limbic and putamen regions. Europ. J. Pharmacol. 94, 145–148 (1983).
SEN, G.; BOSE, K.C.: Rauwolfia serpentina, a new Indian drug for insanity and high blood pressure. Indian Med. World 2, 194–201 (1931).
SEVERSON, J.A.; FINCH, C.E.: Age changes in human basal ganglion dopamine receptors. Fred. Proc. 39, 508 (1980).
–: reduced dopaminergic binding during aging in the rodent striatum. Brain Res. 192, 147–162 (1980).
SEVERSON, J.A.; ROBINSON, H.E.; SIMPSON, G.M.: Neuroleptic-induced striatal dopamine receptor supersensitivity in mice: relationship to dose and drug. Psychopharmacol. 84, 115–119 (1984).
SIDMAN, M.: Avoidance conditioning with brief shock and on exteroceptive warning signal. Science 118, 157–158 (1953).
SIMPSON, G.: Clozapine and tardive dyskinesia. In: FANN, W.E.; SMITH, R.C.; DAVIS, J.M.; DOMINO, E.F., (Hrsg.), Tardive Dyskinesia, Research and Treatment, S. 491–496. New York, London: SP Medical and Scientific Books 1980.
SIMPSON, G.M.; COOPER, T.B.: Clozapine plasma levels and convulsions. Amer. J. Psychiatry 135, 99–100 (1978).
SKIRBOLL, L.R.; BUNNEY, B.S.: The effect of acute and chronic haloperidol treatment on spontaneously firing neurons in the caudate nucleus. Life Sci. 25, 1419–1434 (1979).
SKIRBOLL, L.R.; GRACE, A.A.; BUNNEY, B.S.: Dopamine auto- and postsynaptic receptors: Electrophysiological evidence for differential sensitivity to dopamine agonists. Science 206, 80–82 (1979).
SMITH, R.C.; VROULIS, G.; SHVARTSBURD, A.; ALLEN, R.; LEWIS, N.; SCHOOLER, J.C.; CHOJNACKI, M.; JOHNSON, R.. Rbc and plasma levels of haloperidol and clinical response. Amer. J. Psychiatry 139, 1054–1056 (1982).
SNYDER, S.H.; BANARJEE, S.P.; YAMAMURA, H.I.; GREENBERG, D.: Drugs, neurotransmitters and schizophrenia. Science 184 1243–1253 (1974).
SNYDER, S.H.; CRESSE, I.; BURT, D.R.: The brain's dopamine receptors labeling with [^{3}H]-dopamine and [^{3}H]-haloperidol. Psychopharmac. Comm. 1, 663–673 (1975).
SOKOLOFF, P.; MARTRES, M.P.; SCHWARTZ, J.C.: Three classes of dopamine receptors (D-

2, D-3, D-4) identified by binding studies with ³H-apomorphine and ³H-domperidone. Naunyn-Schmiedebergs Arch. Pharmacol. *315*, 89–102 (1980).

SPATZ, R.; LORENZI, E.; KUGLER, J.; RÜTHER, E.: Häufigkeit und Form von EEG-Anomalien bei Clozapintherapie. Arzneim.Forsch/Drug Res. *28*, 1499–1500 (1978).

SPIEGEL, R.; AEBI, H.-J.: Psychopharmakologie. Eine Einführung. Stuttgart: W. Kohlhammer 1981.

SWAZEY, J.P.: Chlorpromazine in psychiatry. A study of therapeutic innovation. Cambridge, Mass.: M.I.T. Press 1974.

SYVÄLAHTI, E.K.G.; SÄKÖ, E.; SCHEININ, M.; PIHLAJAMÄKI, K.; HIETALA, J.: Effects of intravenous and subcutaneous administration of apomorphine on the clinical symptome of chronic schizophrenics. Bri. J. Psychiatry 48, 204–208 (1986).

SCHMUTZ, J.: Absicht und Zufall in der Arzneimittelforschung dargestellt am Beispiel der trizyklischen Psychopharmaka. Pharmaceut. Acta Helv. *48*, 117–132 (1973).

SCHMUTZ, J.; PICARD, C.W.: Tricyclic neuroleptics: Structure-activity relationships. In: HOFFMEISTER, F.; STILLE, G., Handbook of Experimental Pharmacology, Vol. 55/I, S. 3–26. Berlin-Heidelberg-New York: Springer-Verlag 1980.

SCHYVE, P.M.; SMITHLINE, F.; MELTZER, H.Y.: Neuroleptic- induced prolactin level elevation and breast cancer. Arch. Gen. Psychiatry *35*, 1291–1301 (1978).

STAWARZ, R.J.; HILL, H.; ROBINSON, S.E.; SETTLER, P.; DINGELL, J.V.; SULSER, F.: On the significance of the increase in homovanillic acid (HVA) caused by antipsychotic drugs in corpus striatum and limbic forebrain. Psychopharmacol. *43*, 125–130 (1975).

STILLE, G.: Zur Pharmakologie katatonigener Stoffe. 3. Mitt.: Die Wirkung von Bulbocapnin; 4. Mitt.: Die Wirkung von Morphin; 5. Mitt.: Die Wirkung von Neuroleptica. Arzneim.Forsch./Drug Res. *21*, 528–535; 650–654; 800–808 (1971).

STILLE, G.; HIPPIUS, H.: Kritische Stellungnahme zum Begriff Neuroleptika (anhand von pharmakologischen und klinischen Befunden mit Clozapin). Pharmakopsychiat. Neuro-Psychopharmakol. *4*, 182–191 (1971).

STILLE, G.; LAUENER, H.: Zur Pharmakologie katatonigener Stoffe. 1. Mitt.: Korrelation neuroleptischer Katalepsie und Homovanillinsäuregehalt im C. striatum bei Ratten. Arzneim.Forsch./Drug Res. *21*, 252–255 (1971).

STILLE, G.; LAUENER, H.; EICHENBERGER, E.: The pharmacology of 8-chloro-11-(4-methyl-1-piperazinyl)-5 H-dibenzo [b,e][1,4] diazepine (clozapine). Il Pharmaco, Ed. pratica *26*, 603–625 (1971)

STINUS, L.; NADAUD, D.; JAUREGUI, J.; KELLEY A.E.: Chronic treatment with five different neuroleptics elicits behavioral supersensitivity to opiate infusion into the nucleus accumbens. Biol. Psychiatry *21*, 34–48 (1986).

STOCK, B.; SPITELLER, G.; HEIPERTZ, R.: Austausch aromatisch gebundenen Halogens gegen OH- und SCH$_3$- bei der Metabolisierung des Clozapins im menschlichen Körper. Arzneim.Forsch./Drug Res. *27*, 982–990 (1977).

TAMMINGA, C.A.: Atypical neuroleptics and novel antipsychotic drugs. In: COYLE, J.T.; ENNA, S.J., (Hrsg.), Neuroleptics: Neurochemical, Behavioral and Clinical Perspectives, S. 281–295. New York: Raven Press 1983.

TAMMINGA, C.A.; GOTTS, M.D.; THAKER, G.K.; ALPHS, L.D.; FOSTER, N.L.: Dopamine agonist treatment of schizophrenia with N-propylapomorphine. Arch. Gen. Psychiatry *43*, 398–402 (1986).

TAMMINGA, C.A.; LITTMAN, R.L.; ALPHS, L.D.; CHASE, T.N.; THAKER, G.K.; WAGMAN, A.M.: Neuronal cholecystokinin and schizophrenia: pathogenic and therapeutic studies. Psychopharmacol. *88*, 387–391 (1986).

TANG, F.; COSTA, E.; SCHWARTZ, J.P.: Increase of proenkephalin mRNA and enkephalin content of rat striatum after daily injection of haloperidol. Proc. Nat. Acad. Sci. *80*, 3841–3844 (1983).

THAL, L.J.; HOROWITZ, S.G.; DVORKIN, B.; MAKMAN, M.H.: Evidence for loss of brain [³H]-spiroperidol and [³H]-ADTN binding sites in rabbit brain with aging. Brain Res. *192*, 185–194 (1980).

TSUCHIYA, T.; TAMI, S.; FUKUSHIMA, H.: Analysis of the dissociation between the neocortical and hippocampal EEG activity induced by neuroleptics. Psychopharmacol. 63, 179–185 (1979).

UHL, G.R.; KUHAR, M.: Chronic neuroleptic treatment enhances neurotensin receptor binding in human and rat substantia nigra. Nature 309, 350–352 (1984).

UNGERSTEDT, U.; ARBUTHNOTT, G.W.: Quantitative recording of rotational behavior in rats after 6-hydroxydopamine lesions of the nigrostriatal dopamine system. Brain Res. 24, 485–493 (1970).

UNGERSTEDT, U.; HERRERA-MARSCHITZ, M.; STAHLE, L.; TOSSMAN, U.; ZETTERSTRÖM, T.: Functional classification of different dopamine receptors. In: CASEY, D.E.; CHASE, T.N.; CHRISTENSEN, A.V.; GERLACH, J. (Hrsg.), Dyskinesia Research and Treatment, S. 19–30. Berlin-Heidelberg-New York: Springer-Verlag 1985.

URWYLER, S.; MARKSTEIN, R.: Identification of dopamine «D_3» and «D_4» binding sites, labelled with [^{3}H]-2-amino-6,7-dihydroxy-1,2,3,4-tetrahydronaphthalene, as high agonist affinity states of the D_1 and D_2 dopamine receptors respectively. J. Neurochem. 46, 1058–1067 (1986).

VAN REE, J.M.; DE WIED, D.: Neuroleptic like profile of γ-type endorphins as related to schizophrenia. TIPS 1982 358–361.

VAN REE, J.M.; VERHOEVEN, W.M.A.; DE WIED, D.: Antipsychotic actions of endorphins. In: BURROWS, G.D.; NORMAN, T.R.; DAVIES, B., Drugs in Psychiatry. Vol. 3: Antipsychotics, S. 27–46. Amsterdam: Elsevier 1985.

VERHOEVEN, W.M.A.; ELDERSON, A.; WESTERBERG, H.G.M.: Neuroleptic malignant syndrome: successful treatment with bromocriptine. Biol. Psychiatry 20, 680–684 (1985).

VON STRALENDORFF, B.; ACKENHEIL, M.; ZIMMERMANN, J.: Akute und chronische Wirkung von Carpipramin, Clozapin, Haloperidol und Sulpirid auf den Stoffwechsel biogener Amine im Rattengehirn. Arzneim.Forsch./Drug Res. 26, 1096–1098 (1976).

VRANCKX-HAENEN, J.; DE MUNTER, W.; HEYKANTS, J.: Fluspirilene (Imap®) administrated in a biweekly dose for the prevention of relapses in chronic schizophrenics. Acta Psychiat. Belg. 79, 459–474 (1979).

WALDMEIER, P.C.; DELINI-STULA, A.A.: Serotonin-dopamine interaction in the nigrostriatal system. Europ. J. Pharmacol. 55, 363–373 (1979).

WALDMEIER, P.C.; MAÎTRE, L.: Clozapine: reduction of the initial dopamine turnover increase by repeated treatment. Europ. J. Pharmacol. 38, 197–203 (1976).

–: Increased serotonergic function alters the deveolpment of tolerance of the dopaminergic system to haloperidol. Arzneim.Forsch./Drug Res. 30, 1203 (1980).

WEBER, E. Ein Rauwolfiaalkaloid in der Psychiatrie. Schweiz. Med. Wschr. 83, 968–970 (1954).

WEISS, B.; SANTELLI, S.: Dyskinesias evoked in monkeys by weekly administration of haloperidol. Science 200, 799–801 (1978).

WESTERINK, B.H.C.; KORF, J.: Acidic dopamine metabolites in cortical areas of the rat brain: localisation and effects of drugs. Brain Res. 113, 429–434 (1976).

WILK, S.; STANLEY, M.: Dopamine and schizophrenia. Lancet 94, 95 (1977).

WODE-HELGODT, B.; BORG, S.; FYRO, B.; SEDVALL, G.: Clinical effects and drug concentration in plasma and cerebrospinal fluid in psychotic patients treated with fixed doses of chlorpromazine. Acta Psychiat. Scand. 58, 149–173 (1978).

WONG, D.F.; WAGNER, H.N.; TUNE, L.E.; DANNALS R.F.; PEARLSON, G.D.; LINK, J.M.; TAMMINGA, C.A.; BROUSSOLLE, E.P.; RAVERT, H.T.; WILSON, A.A.; THOMAS TUONG J.K.; MALAT, J.; WILLIAMS, J.A.; O'TUMA, L.A.; SNYDER, S.H.; KUHAR, M.J.; GJEDDE, A.: Positron emission tomography reveals elevated D_2 dopamine receptors in drug naive schizophrenics. Science 234, 1558–1563 (1986).

WORMS, P.; BROEKKAMP, C.L.E.; LLOYD, K.G.: Behavioral effects of neuroleptics. In: COYLE, J.T.; ENNA, S.J. (Hrsg.), Neuroleptics: Neurochemical, Behavioral and Clinical Perspectives, S. 93–117. New York: Raven Press 1983.

YAMAMURA, H.I.; MANIAN, A.A.; SNYDER, S.H.: Muscarinic cholinergic receptor binding: influence of pimozid and chlorpromazine metabolites. Life Sci. 18, 685–692 (1976).

Yamamura, H.I.; Snyder, S.H.: Muscarinic cholinergic binding in rat brain. Proc. Nat. Acad. Sci. *71*, 1725–1729 (1974).
Yarbrough, G.G.: Supersensitivity of caudate neurons after repeated administration of haloperidol. Europ. J. Pharmacol. *31*, 367–369 (1975).
York, D.H.: the neurophysiology of dopamine receptors. In: Horn, A.S.; Korf, J.; Westerink, B.H.C. (Hrsg.), The Neurobiology of Dopamine, S. 395–415. New York: Academic Press 1979.
Zbinden, G.; Ettlin, R.; Bachmann, E.: Electrocardiographic changes in rats during chronic treatment with antidepressant and neuroleptic drugs. Arzneim.Forsch/Drug Res. *30*, 1709–1715 (1980).
Zetler, G.: Antistereotypic effects of ceruletide and some neuroleptics differentiated by interactions with clonazepam, muscimol, scopolamine and clonidine. Neuropharmacol. *25*, 1213–1220 (1986).
Zivkovic, B.; Guidotti, B.; Revuelta, E.; Costa, E.: Effect of thioridazine, clozapine and other antipsychotics on the kinetic state ot tyrosine hydroxylase and on turnover rate of dopamine in striatum and nucleus accumbens. J. Pharmacol. Exp. Ther. *194*, 37–46 (1975).

Weiterführende Literatur

Baldessarini, R.J.: Drugs and the treatment of psychiatric disorders. In: Goodman Gillman, L.S.; Goodman, T.W.; Hall, T.W.; Murad, F. (Hrsg.). The Pharmacological Basis of Therapeutics, S. 387–445. New York: Macmillan 1985.
Benkert, O.; Hippius, H.: Psychiatrische Pharmakotherapie. Ein Grundriß für Ärzte und Studenten. Berlin, Heidelberg, New York: Srpinger-Verlag 1980.
Beumont, P.J.V.; Burrows, G.D.: Handbook of Psychiatry and Endocrinology. Amsterdam: Elsevier Biomed. Press 1982.
Burrows, G.D.; Norman, T.R.; Davies, B.: Drugs in Psychiatry Vol. 3: Antipsychotics. Amsterdam: Elsevier 1985.
Casey, D.E.; Chase, T.N.; Christensen, A.V.; Gerlach, J.: Dyskinesia, Research and Treatment. Berlin, Heidelberg, New York: Springer-Verlag 1985.
Coyle, J.T.; Enna, S.J.: Neuroleptics: Neurochemical, Behavioral and Clinical Perspectives. New York: Raven Press 1983.
Gaertner, H.-J.: Klinische Pharmakologie der Neuroleptika. In: Langer, G.; Heimann, H. (Hrsg.), Psychopharmaka, Grundlagen und Therapie, S. 227–251. Wien: Springer-Verlag 1983.
Haase, H.-J.; Janssen, P.A.J.: The Action of Neuroleptic Drugs. Amsterdam, New York, Oxford: Elsevier 1985.
Haracz, J.H.L.: The Dopamine Hypothesis: An Overview of Studies with Schizophrenic Patients. Schizophrenia Bull. *8*, 438–469 (1982).
Iversen, S.D.: Psychopharmacology: Recent Advances And Future Prospects. Oxford: University Press 1985.
Langer, G.; Heimann, H.: Psychopharmaka, Grundlagen und Therapie. Wien: Springer-Verlag 1983.
Lipton, M.A.; DiMascio, A.; Killam, K.F.: Psychopharmacology: A Generation of Progress. New York: Raven Press 1978.
Stancer, H.C.; Garfinkel, P.E.; Rakoff, V.M.: Guidelines for the Use of Psychotropic Drugs. A Clinical Handbook. New York, London: Spectrum Publ. Inc. 1984.
Stanley, M.; Rotrosen, J.: Advances in Biochemical Pharmacology. Vol. 35: The Benzamides, Pharmacology, Neurobiology and Clinical Aspects. New York: Raven Press 1982.
van Praag, H.M.; Lader, M.H.; Rafaelsen, O.J.; Sachar, E.J.: Handbook of Biological Psychiatry. New York, Basel: Marcel Dekker Inc. 1981.

Register

Die Handelsnamen für Medikamente sind alphabetisch eingeordnet, jedoch nicht gekennzeichnet.

A-Kerne des Hirnstammes 12
Absorption 57
ACTH 150
ACTH-Abgabe 17
Adenosinmonophosphat (c-AMP) 98
–, zyklisches 98
Adenylzyklase 136, 137
Adrenalin (A) 2, 3, 7
adrenerge Systeme 10
Adumbran 78
Afferenzen, nozizeptive 12
Aggression 39
Agonisten, inverse 48, 53
Aktivität, motorische 39
Alimemazin 127
Alkohol 55
Alpha- und Gamma-Motoneuron-Somata 10
Alprazolam 56f, 59, 61, 71
Amineptin 104
aminoaziderge Mechanismen 18
Aminosäuren 3
Amitriptylin 106, 111, 113, 116
Amnesie 67
Amobarbital 32, 54
Amoxapin 89
AMP, zyklisches 94
Amphetamin 13, 92, 153, 154
Amphetaminantagonismus 138
Anfälle, epileptiforme 172
Angiotensin II (ANG) 22, 24f.
Angst 43
Antagonisten, D_1- 136
–, D_2- 136
anticholinerge Wirkung 148
Anticholinergika 105, 106, 146, 152
Antidepressiva 36, 42, 85ff., 92
–, atypische 86, 87, 88, 90, 103, 117
–, Chemie 88
–, Einteilung 86
–, Nebenwirkungen 117
–, tetrazyklische 86, 87–91
–, Tiermodelle für 92
–, trizyklische 86–89, 97, 98, 102, 103, 104, 111
–, Wirkung auf Azetycholin 105
–, – Dopamin 103
–, – noradrenerge Transmission 95

–, – den Schlaf
–, – Serotonin 99
–, Wirkungsmechanismen 93, 115
antiemetische Wirkung 153
Antihistaminika 158
Anxiety 43, 62
–, State- 43
–, Trait- 43
Anxiolytika 29ff.
anxiolytische Wirkung 39
Apomorphin 13, 104, 138, 145, 146, 153, 154
Apomorphinantagonismus 138
Aprobarbital 32, 54, 55
arousal-Muster, kortikales 13
arousal reaction 162
Arginin-Vasopressin (AVP) 22, 25
Asparaginsäure (ASP) 18, 21
Ataxie 48, 65
Atropin 105, 106
Ausscheidungsmodus 115
Autorezeptoren 1, 2, 142, 144, 145
Azaperon 36
Azetylcholin (ACH) 2, 4, 51, 100, 105, 135
Azetylierung 56

Barbiturate 32, 42, 44, 48, 53, 54, 66, 69, 86
behavioral despair 92, 112
Benzamide 133, 153, 154, 167
Benzodiazepinantagonisten 48
Benzodiazepine 20, 30, 37, 40, 47, 48, 54, 56, 57, 107
–, Abhängigkeit 70
Benzodiazepin-GABA-Chloridkanal-Rezeptorkomplex 53
Beta-Blocker 37, 43, 47
– Propranolol 112
Beta-Carboline 48, 53
Bicucullin 31
Bindungsteste 39
Bindungsverdrängung 40
Bioverfügbarkeit 56, 115, 117, 163
B-Kerne des Hirnstammes 15
Blutbarbital 32
Blutdruck 18
Bromazepan 38, 40, 56, 57, 59, 64, 71
Bromoprid 151

Brotizolam 38, 56, 57, 59, 60, 72
Buspiron 36, 47, 56, 66, 84
Butaciamol 134
Butaclamol 138, 151, 154, 156, 157
Butalbital 32
Butobarbital 54
Butylbicyclophosphorothionat 53
Butyrophenone 130, 153, 154, 166

Caerulein 160
Ca^{++}-Kanäle 4
Camazepam 57, 72
Carisoprodol 44
Catechol-O-Methyl-Transferase (COMT) 94, 95
Chlomipramin 102, 111
Chloralhydrat 33, 45, 55, 62, 66, 69, 86
Chlordiazepoxid 30, 40, 54, 56–61, 64, 68, 72
Chlorgylin 97, 108
Chloridkanal 30, 50, 53
Chlorimipramin 87, 113
Chlorpenthixol 148
Chlorpromazin 89, 98, 124, 125, 138, 148, 151–156, 159, 161, 162, 164, 166, 167
Chlorprothixen 129, 148, 152f., 162
Cholezystokinin (CCK) 23, 24, 25, 160
cholinerge Funktionen 159
Cholinergika 152
Cholinesterasehemmer 108
Cholinomimetika 105
Cimetidin 61
Cinanserin 158
circadiane Rhythmen 108, 109, 114, 118
clearance 58, 61, 71 ff.
Clobazam 38, 56–59, 73
Clomethiazol 35, 46, 53, 56, 66, 69
Clomipramin 89, 97, 116
Clonazepam 38, 40, 56, 57, 73
Clonidin 70
Clopenthixol 129, 152, 162
Clopomozid 132
Clorazepat 40, 54, 56, 57, 62, 73
Clotiapin 130, 152, 153, 159, 162
Clotiazepam 38, 56, 57, 59, 60, 61, 74
Clozepam 56, 57
Clozapin 125, 130, 148, 151–156, 159, 161, 162, 164, 167, 168, 169, 171, 172
compliance 125
COMT 96, 104
Contamex 75
Cyclobarbital 54
Cytochrom P-450 45

D_1-Antagonisten 136
D_2-Antagonisten 136

DA-Agonisten 144
DA-Hypothese der Schizophrenie 173, 174
DA-Rezeptoren 135
DA-Überempfindlichkeit 144
DAerge Bahnen 139
Dalmadorm 75
delta sleep inducing peptide (DSIP) 41
Demetrin 78
Demoxepam 64
Depotpräparate 128
Deprenyl 104
Depression
–, biologische Grundlage 111
–, endogene 85, 87
–, neurotische 85
–, noradrenerge 112
–, pharmakogene 105
–, serotonerge 112
dermatologische Störungen 173
Desalkylflurazepam 59
Desalkylhalazepam 57
Desipramin 87, 88, 89, 95, 97, 98, 111, 116
Desmethylchlordiazepoxid 64
Desmethylclobazam 57
Desmethyldiazepam 52, 54, 57–64
Desmethylimipramin 87, 88, 113
Diazepam 30, 37, 38, 40, 51, 54, 56–63, 68, 69, 74
diazepam binding inhibitor 52
Dibenzo-epine 130
Diclofensin 104
Dihydroxyphenylessigsäure (DOPAC) 147
Dipenzipin 89
Diphenylbutylpiperidine 130, 132, 153, 166
Dixyrazin 128
Domperidon 151
Dopa-Dekarboxylase 96
Dopamin (DA) 2, 3, 7, 51, 52, 94, 95, 103, 138
– -Synthese 104
dopaminerge Systeme 12
Doppel- und Dreifach-Release 8
Dormicum 77
Dormonoct 76
Dosulepin 89
down-regulation 98, 103, 111, 112
Doxepin 89, 113
Drehratte 169
Drehverhalten 154
Droperidol 131, 157, 158, 167
Durchstreichtest 65
Dyskinesien 160
–, Früh- 169
–, Spät- 169

EEG 39, 42, 63, 64
- -Veränderungen 172
EKG-Veränderung 170
Elektrokrampf 97, 98, 104, 109, 111
Elektroschock 87, 92, 124
Eliminationsgeschwindigkeit 54, 66, 69
Eliminationshalbwertzeit 54, 55, 57, 58, 59, 71 ff.
Emesis, Apomorphin- 153
eminentia mediana 13
endokrine Nebenwirkungen 169
Endorphine 160
Enkephalin 24, 260
Entzugssyndrom 69
Enzyminduktion 45, 61
epileptiforme Anfälle 172
EPS 168
Erregungszustände 35
-, paradoxe 66
escape block 155
Estazolam 57, 74
Etymemazin 127
extrapyramidalmotorische Symptome (EPS) 125, 144, 149, 168
extrapyramidale Motorik 140

feedback activation 135
first pass effect 115, 163
Fluanison 131, 157
Flumazenil (Ro 15-1788) 48, 53, 84
Flunitrazepam 40, 51, 53, 54, 56, 57, 59, 64, 74
Flupenthicol 129, 138, 153, 157, 167
Fluphenazin 128, 138, 151, 152, 153, 155, 157
Fluphenazapin 162, 164, 167
Flurazepam 38, 40, 56, 57, 58, 64, 75
Fluspirilen 132, 157
Fluvoxamin 88, 90
Frisium 73
Funktionen, cholinerge 159
-, höhere 11, 14
-, vegetative 12
Funktionslage, ergotrope 17
-, trophotrop-endophylaktische 17

GABA 46, 48, 50, 145
- -Rezeptoren 19, 20, 30, 31
GABAerge Aktivität 7
- Signalübermittlung 19
Gammaamino-Buttersäure (GABA) 4, 18, 19, 106
Gedächtnismechanismen 14
Geschlechtsabhängigkeit 59
Gestagene 150

Glukuronidierung 55, 58, 60, 62
Glukosetoleranz 169
Glutamat (GLU) 18, 21, 50
Glutaminsäure 4
Glutethimid 34, 45, 48, 55, 66, 69
Glyzin (GLY) 18, 21
- -Rezeptoren 21
gonadotropin–releasing–Hormon (LHRH) 22, 25

Halazepam 56, 57, 75
Halbwertszeit 60, 61, 67, 115, 116, 167
Halcion 79
Haloperidol 131, 138, 148, 151–157, 159, 161, 162, 164, 167, 168, 169
- -Rezeptortest 137
Hemmung
-, postsynaptische 20
-, präsynaptische 20
Heptabarbital 54
Hippokampus 156
Histamin (H) 106, 135
Homovanillinsäure (HVA) 96, 104, 147
5-HT-Umsatz 97
Hydroxyalprazolam 57
5-Hydroxyindolessigsäure 100, 101
5-Hydroxytryptophan 88, 100, 101, 102, 111
5-Hydroxytryptopon 101
Hydroxyzin 36, 47, 56, 66
Hypermotilität, amphetamin-induzierte 154
-, apomorphin-induzierte 154
Hyperprolaktinämie 150
Hypophysenhinterlappen 22
Hypophysenhormone 150
Hypothalamus, lateraler 156
Hypnotika (Schlafmittel) 29 ff.
hypnotische Potenz 38

ICSS s. intrakranielle Selbststimulation
Imipramin 87, 88, 89, 91, 93, 95, 97, 108, 113, 114, 116
Impulsfrequenz, DAerger Neurone 144
innere Uhr 25
Interaktion 55
Interaktionstest, sozialer 39
Insulin 150
- intrakranielle Selbststimulation (ICSS) 13, 25, 92, 93, 156
inverse Agonisten 48, 53
Iprindol 97, 113
Iproniazid 87, 91
Isocarboxazid 87, 91
Isoiazid 87

Kalzium 110
Kalziumantagonisten 87
Katalepsie 125, 151, 152
Katecholamine 43
–, Mangel an 112
Katecholaminsynthese, Blocker der 105
Ketazolam 57, 75
Klettern, Apomorphin-induziertes 153
Kokain 114
Konfliktsituation 39
Koordination, motorische 38
kortikales arousal-Muster 13
kortikales EEG, Aktivierungsmuster im 14
Kortikosteroide 150
Kortikotropin (ACTH) 22
Kreuztoleranz 149, 152

Lipidlöslichkeit 32
lateraler Hypothalamus 156
L-Dopa 92, 93, 95, 104
learned helplessness 92
Leberfunktion 172
LEU-Enkephalin (LEU-ENK) 22, 23, 24
Leukozytopenie 172
Levomepromazin 127, 152, 162, 167
Lexotanil 71
Librium 72
Lichttherapie 109, 114
Liganden 5
limbisches System 49, 51
Lithium 86, 87, 103, 108, 110, 114
locus coeruleus 10, 12, 21, 98
Loprazolam 57, 76
Lorazepam 38, 40, 54, 56–61, 69, 76
Lormetazepam 38, 54, 57, 58, 60, 65, 76
Loxapin 130, 151–154, 157, 159, 161, 162, 166
L-Tryptophan 7

Manie 112
MAO 96, 104
– -Hemmer 86, 877 90, 95, 97, 102, 104, 108, 111, 117
Maprotilin 88, 89, 90, 97, 116
Mechanismen, aminoaziderge 18
–, analgetische 24
Medazepam 40, 56, 57, 68, 77
mediales Vorhirnbündel 10, 12, 15, 17, 156
Melperon 151
Membranpotentiale 41
Mephobarbital 32, 44, 54
Meprobamat 31, 44, 48, 55, 65, 69
Mesoridazin 128
mesokortikales System 140
mesolimbisches System 12, 13, 140

Metabolisierung 115
Metaboliten 57, 67
–, aktive 116
Metaclazepam 77
Met-Enkephalin (MET-ENK) 22, 24, 25
Methaqualon 33, 45, 49, 55, 66, 69
Metharbital 32
Methohexital 32
Methylparatyrosin (α-Methylparatyrosin) 105
Methyprylon 34, 46, 56, 66, 69
Metoclopramid 133, 151
Metoprolol 37, 47
MHPG-Ausscheidung 111
Mianserin 88, 89, 90, 95, 97, 158
Midazolam 38, 54, 56, 57, 59, 60, 61, 65, 68, 77
Moclobemid 88, 91
Mogadan 77
Molindon 134
Monoamine 88
Monoaminoxidase (MAO) 95, 96, 100
– –Hemmer (MAO-Hemmer) 87
Moperon 131, 157
Motorik, extrapyramidale 140
motorische Initiative 12
– Koordination 38
– Vigilanz 13
Musaril 79
Muscimol 31, 53

NA-Umsatz 97, 98
Nc. accumbens 156, 160
Nebenwirkungen 55
–, anticholinerge 117, 171
–, endokrine 169
–, hämatologische 172
–, kardiovaskuläre 170
– von NL 168
Neuroleptika 36
– -Bindungsstellen, regionale Verteilung 140
–, Blutspiegel 163
–, Chemie der 126
–, Elimination 167
–, endokrinologische Wirkung 150
–, Metabolismus 164
–, Pharmakokinetik 162
–, Plasmakonzentration 164
–, Resorption 163
–, Verteilung 163
–, Wirkung auf cholinerge Transmission 156
–, – – DA-Umsatz 147
–, – – EEG 161

193

–, – – elektrische Aktivität 144
–, – – GABAerge Transmission 156
–, – – histaminerge Transmission 156
–, – – Neuropeptide 160
–, – – noradrenerge Transmission 156
–, – – Rezeptorendichte 143
–, – – Serotonerge Transmission 156
–, – – Verhalten 150
Neuromodulatoren 1
Neuron, cholinerges 105
–, dopaminerges 104
–, noradrenerges 104
–, präsynaptisches 94
–, serotonerges 102
Neuronographie 21
Neuropeptide 22, 107
Neurotensin 9, 160
Neurotransmitter 1
–, Freisetzung 4, 7
–, Inaktivierung 6
–, parmakologische Manipulation 6
–, polypeptiderge 22, 24
–, Rezeptoren 5
–, Speicherung 4, 7
–, Synthese 3, 7
Neurotransmitter-Systeme, aminerge 9
–, aminoaziderge 9
–, cholinerge 9
–, polypeptiderge 9
Nialamid 113
Nigro-Striatum-System 12, 13
nigrostriäres System 140, 154
Nisoxetine 98
Nitrazepam 38, 40, 56, 57, 59, 60, 61, 64, 68, 77
Nobrium 77
Noctamid 76
Nomifensin 87, 88, 90, 104, 117
Noradrenalin (NA) 1, 3, 7, 8, 51, 52, 87, 88, 93, 95, 96, 97, 102, 109, 113, 114
– -Synthese 95
–, Überfunktion 112
Noradrenalinmangel-Hypothese 111
noradrenerges Bündel, dorsales aszendierendes 10
– –, ventrales aszendierendes 10
– System 10, 109
Noradrenolytikum 146
Nordiazepam 56
Normetaneprin 96
Nortriptylin 87, 88, 89, 97, 113, 116
nozizeptive Afferenzen 12
NREM-Schlaf 16, 42, 44, 67
nucleus cuneiformis 13

Östrogene 150
Opiate 86, 152
Opiat-Rezeptoren 24
Opipranol 89
ophthalmologische Störungen 173
Oxazepam 30, 38, 40, 54, 56, 58, 59, 60, 61, 62, 65, 78
Oxazolam 56, 57, 78
2-Oxoquazepam 57
Oxpertin 162
Oxprenolol 47
Oxypertin 134
Oxytocin 150

Parachlorophenylalanin (PCPA) 103, 107
Paraldehyd 33, 45, 55, 66, 69
Pargylin 97
Paxipam 75
Penfluridol 132, 157
Pentobarbital 32, 54
Perazin 127
Periciazin 128
Perphenazin 128, 148, 152, 161, 162
Pharmakokinetik 115
Phenazine 128
Phenelzin 87, 91, 97
Phenobarbital 32, 44, 54, 55
Phenothiazine 128, 153, 154, 172
Phenyläthylamin 95
Phenylalanin 104
Phobie 43
Physostigmin 105
Piflutixol 129
Pimozid 132, 138, 148, 152, 153, 154, 156, 157, 161
Pinazepam 56, 57, 78
Pipamperon 131, 157
Piperidinophenazine 128
Planum 79
Plasmaproteinbindung 60
Polypeptide 2, 22, 23
Ponto-genikulo-okzipitale (PGO) Wellen 92, 107, 108, 114
Porphyrie 46
postsynaptische Hemmung 20
Potenz, hypnotische 38
Prämedikation 48
präsynaptische Hemmung 20
Praxiten 78
Prazepam 54, 56, 57, 78
Premazepam 57
Procainamid 133
Prochlorperazin 127
prodrugs 54
Prolaktin (PRL) 150, 170

Promazin 124, 127, 138, 157, 162
Promethiazin 138
Propizepin 89
Propranolol 37, 47, 70
Prostigmin 108
Protriptylin 97

Quazepam 57, 79

Rauwolfia serpentina 124
Reaktion, allergische 66
Reaktionszeit 65, 66
Reaktivität 16
rebound-Phänomen 42
recognition sites 5, 30
reinforcement, negatives 155
–, positives 155
releasing hormone 22
Remestan 79
REM-Latenz 107, 108, 114
– -rebound 45, 46
– -Schlaf 11, 42, 44, 66, 67, 108
– -Schlafentzug 104
–, selektiver Entzug 110
Renshaw-Schleife 21
Reserpin 92, 107, 111, 114, 124, 125, 134, 171
Reserpinantagonismus 92
Resorptionsquote 115
reward-System 11, 13, 18, 25
Rezeptoren 1
–, α_1- 93, 99
–, α_2- 7, 94, 95, 112
–, Auto- 1, 142
–, Benzodiazepin- 30, 31, 40, 50
–, D_1- 12, 136
–, D_2- 137, 139, 141, 158
–, D_3- 139
–, D_4- 139
–, DA- 106, 135, 139, 141, 142, 154, 158
–, GABA- 19, 20, 30, 31, 50, 51, 53, 144
–, Glyzin- 21
–, H_1- 17, 18
–, H_2- 17, 18
–, Histamin- 106, 158
–, NA- 158
–, Neurotransmitter 5
–, Opiat- 24
–, Peptid- 23
–, Serotonin- 100, 102, 112, 139
–, adrenerge 5
–, aminoaziderge 18
–, beta-adrenerge 110
–, cholinerge 108, 110
–, dopaminerge 5, 110
–, histaminerge 5
–, muskarinische 5
–, nikotinische 5
–, postsynaptische 100, 103, 109
–, präsynaptische 103
–, serotonerge 5
β-Rezeptoren 93, 98, 113
–, Subsensitivität 98
–, postsynaptische 111, 112
Rezeptorenbindung 156, 157
Rezeptorenblocker 7
Rezeptorendichte 144
Rhythmus, circadianer 41, 108, 109, 114, 118
Rimcazole 134
Rivotril 73
Rohypnol 75
Rückverteilung 54

Salbutamol 112
Salivation 171
SCH 23390 134
Schlaf 26, 42
Schlafentzug 110, 114
Schlaffaktoren (DSIP und FS) 23, 25
Schlafregulation 14
Schlafstörungen 107
Schlaf-Wach-Verhalten 38, 41, 50
Schwangerschaft 61, 68
Secobarbital 32, 54
second messenger-Mechanismen 5, 6
Sedationsindex 65
sekundärer »messenger« 98
Selbstreizung 18
–, intrakranielle 13, 25
Selbststimulierung, intrakranielle (ICSS) 92, 93, 105, 156
Septum 156
Serotonin (5-HT) 2, 3, 16, 46, 51, 52, 87, 95, 100, 101, 102, 109, 113, 114, 135
–, Abbau von 100
–, Aufbau von 100
–, Mangel an 112
– -Rezeptoren 100
–, Synthese von 100
– -Synthesehemmer 103
–, Wiederaufnahme 111
Serumspiegel 116
Setoperon 134
Sexualverhalten 25
Sidman, avoidance 155
–, blockade 155
–, continuous 155
–, discrete trial 155
Skopolamin 105

195

sleep promoting substance (SPS) 41
Somatostatin (SST) 22, 24
Spätdyskinesien 160
Spiperon 131, 138, 148, 151–154, 156–158
Stereoselektivität 138
Stereotypie 153, 154
Störungen, dermatologische 173
–, ophthalmologische 173
Streß 43
Subsensitivität 98, 111, 112
– der β-Rezeptoren 98
Substantia nigra 12, 160
Substanz P (SP) 22, 141, 160
Sulforidazin 128
Sulpirid 133, 148, 151–154, 157, 167
Sultoprid 133, 151–153
Supersensitivität 98, 141, 154, 159
–, DA 145
Sympathikusfaser 12
Sympathomimetika 105
Symptome, extrapyramidal-motorische 125
Synapsen, adrenerge 93
–, noradrenerge 97, 98
–, serotonerge 99
Syndrom, neuroleptisches malignes 171
Synthese von Serotonin 100
System, adrenerges 10
–, aminoaziderges 18, 21
–, cholinerges 13
–, dopaminerges 12
–, histaminerges 17
–, limbisches 49, 51
–, mesokortikales 140
–, mesolimbisches 12, 13, 140
–, nigrostriäres 140, 154
–, noradrenerges 159
–, serotonerges 15
–, tuberoinfundibuläres 140

Talbutal 32
Talis 77
Taurin (TAU) 18
Tavor 76
Tegmental-Areal, ventrales 19
Tegmentalfeld, ventrales 12
tegmentales Bündel, dorsales 13
Temazepam 38, 54, 57–60, 65, 79
Tetrabenazin 92, 107
Tetrabenazinantagonismus 92
Tetrazepam 56, 57, 79
therapeutisches Fenster 163
Thiamylal 32
Thio-Barbiturate 32
Thiopental 32

Thioproperazin 127
Thioridazin 128, 138, 151–157, 159, 161, 162, 164, 169
Thiothixen 129, 138, 157, 164, 167
Thioxanthene 128, 153, 154
Thioxanthen-Depotpräparate 129
Tianeptin 89
Tiaprid 133, 151–153
Tiermodell 91, 92
Thrombophlebitis 68
Thyreotropin-releasing-Hormon (TRH) 22
Toleranz 45, 46, 63, 69, 143, 149, 152, 159
Toloxaton 88
Tranquilizer 29 ff.
–, Abhängigkeit 69
–, elektrophysiologische Modelle 40
–, Hypnotika (Tiermodelle) 38
–, Nebenwirkungen 65
–, Pharmakokinetik 53
–, Stoffwechsel 54
–, Wirkungsmechanismen 48
Tranquit 78
Transmission, cholinerge 156
–, dopaminerge 104, 143
–, GABAerge 106, 156
–, histaminerge 156
–, noradrenerge 98, 99, 107, 109, 111, 156
–, serotonerge 100, 102, 107, 109, 156
Transmitter, Störung 115
Tranxilium 73
Tranylcypromin 87, 91, 97, 113
Trazodon 87, 88, 90, 113
Trazolon 90
Trialamid 87
Triazolam 38, 57, 59, 61, 67, 79
Trifluoperazin 127, 152, 155, 157, 167
Triflurperidol 131, 157, 158
Triflupromazin 127
Trimipramin 89
Trizyklus 126, 165
Trizyklische Antidepressiva, Klassifikation der 89
Tryptophan (L-Tryptophan, Try) 16, 35, 46, 66, 86, 88, 100, 101, 102, 111
– -Hydroxylase 107
tuberoinfundibuläres System 140
Tyramininteraktion 88
Tyrosin 94, 95, 101, 104
– -Hydroxylase 96

Überfunktion, cholinerge 106
–, noradrenerge 106
unexpected sudden death 170
Uskan 78

Valium 74
Vanillinmandelsäure 96, 97
vasoaktives intestinales Peptid (VIP) 23, 25
Vasopressin 23, 24, 150
Vasotocin 41
vegetative Funktionen 12
ventrales Tegmentalfeld 12
ventrales Tegmental-Areal 19
Verhalten 20, 24, 38, 39
–, aggressives- 16
–, konditioniertes 154
–, Konflikt- 16
–, operantes 16
–, soziales 39
Verhaltensaktivität 16
Verteilung 54
Verteilungsvolumen 59, 60, 61, 71 ff., 115, 116
Vigilanz 11, 16, 25, 41
Viloxazin 87

Viloxazon 88, 90
VIP 24
Vinylbital 54
Vorhirnbündel, mediales 12, 15, 17, 156

Wachstumshormon 22
– -releasing Hormon 25
Weckreaktionen 39
–, elektrographische 162
Wiederaufnahmehemmer 86, 88, 92, 97, 111, 112
Wirkdauer 54, 55
Wirkung, anxiolytische 39
Wirkungseintritt 53

Yohimbin-Potenzierung 92

Zimelidin 87, 90, 97, 117
zirkadianer Rhythmus 41
Zolpidem 35, 46, 53, 56, 80
Zopiclon 35, 46, 53, 56, 66, 80
Zyklische AMP 94

Eine Auswahl zum Thema:

Wolfersdorf/Witznick
Therapie mit Antidepressiva
1985. X, 139 S., 10 Abb., 36 Tab., DM 36,-

Pöldinger/Wider
Tranquilizer und Hypnotika
(2. Auflage in Vorbereitung)

Laux
Psychopharmaka
2. A. 1988. X, 161 S., div. Abb. u. Tab., DM 18,80

Russi
Opiatmißbrauch
1986. VIII, 134 S., 26 Abb., 26 Tab., DM 44,-

Friedberg/Rüfer
Opiate und opiatähnliche Verbindungen
1988. VIII, 71 S., 10 Abb., 9 Tab., DM 28,-

Faust
Depressionsfibel
1987. X, 118 S., DM 16,80

Schwabe/Paffrath
Arzneiverordnungs-Report '88
1988. XII, 503 S., DM 28,-

Koella
Die Physiologie des Schlafes
1988. VIII, 260 S., 40 Abb., 11 Tab., DM 58,-

Koella
Sleep '86
1988. XVIII, 466 pp., 87 fig., 65 tab., DM 228,-

Schied/Heimann/Mayer
Der chronische Alkoholismus
1989. XII, 319 S., 95 Abb., 27 Tab., DM 76,-

Soyka
Chronische Kopfschmerzsyndrome
1988. X, 204 S., 32 Abb., 34 Tab., DM 44,-

Sayk et al.
Therapie neurologischer Krankheiten
1988. 376 S., 5 Abb., 18 Tab., DM 58,-

Rüther
Wirkungsverlauf der neuroleptischen Therapie
1986. XII, 132 S., 52 Abb., 35 Tab., DM 58,-

Preisänderungen vorbehalten

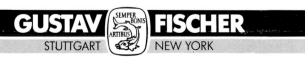

GUSTAV FISCHER
STUTTGART · NEW YORK